食品機能学 脂質

和田　俊／後藤 直宏　共著

丸善出版

序　文

　世の中にある情報の質や内容を吟味することは難しい．とくに最近ではインターネットの発達に伴って，情報が巷にあふれている．しかし，精査してみるとそれらの情報は不確実であったり，突然ホームページがなくなっていたり，顔が見えないゆえの不安定な要素が多い．困ったことに間違った情報も数多く存在している．

　食の安全・安心が叫ばれている今日，本書のテーマである食品機能学については多くの関連分野の情報が必要であることが認識されるようになってきた．食品に関係する多くの諸兄にとって，多種多様の分野の情報をそのつど集めるのは大変である．となると，やはり食品機能学を網羅した教科書を座右に用意しておきたい．教科書は知識の整理と，新たな展開に結び付けていく手助けになる．

　このような観点から，本書は，食品機能学なかでも脂質に関して専門的に学ぶ学生に適する教科書として同分野の基礎的事項と最近の知見をまとめたものである．食を学ぶものにとって，脂質はきわめて大切な主要栄養成分であることに異論はないと思う．しかし，これを化学的に理解するには骨が折れる．

　そこで本書は，脂質機能の入門的な解説事項を含めながら専門的なことを網羅した教科書として，学部および大学院の両方で用いることができるように構成した．すなわち，本文のほかに，図表を多くし，必要に応じてそれぞれの項目の中で談話室を設け，内容理解がいっそうよくできるように工夫した．

　ところで，食品の三大栄養素といえば，"タンパク質"，"脂質"，"糖質"であり，五大栄養素はこれらに"ビタミン"と"ミネラル"を加えたものである．食品機能学ではこれらの栄養成分の単独の機能さらには相互に働く機能について正しく知る必要があるが，そのためにはまず個々の栄養成分の特性と機能を明確にしなければならない．ここで，食品機能という言葉の誕生について，歴史的背景をひもといておく．

　文部省（現文部科学省）は昭和59（1984）年〜61（1986）年に，国の特定研究として"食品機能の系統的解析と展開"を推し進めた．この中で食品のもつ機能を"一次"，"二次"，"三次"の3つに分け，その中で一次機能は"身体構成素材および

食品の栄養・エネルギー源に関する機能"，二次機能は"食品の味やにおいなどヒトの感覚や嗜好性に及ぼす機能"，三次機能は"免疫賦活やアレルギー防御など生体調節に関する機能"とする概念付けを行った．なかでも，三次機能については"食品成分には生体調節機能がある"という考えを世の中に初めて示したものであり，その後の"機能性食品"ブームのきっかけとなった．

　食品のもつ3つの機能を脂質に照らし合わせてみると，リン脂質やコレステロールは細胞膜を構成する基本成分であり，トリアシルグリセロールを中心とする脂質はおよそ9 kcal/gのエネルギーをもつ栄養素（第3章）である．これらが一次機能といえる．また脂質は，舌の上に広がり味の伝え方を防御するなど，食品の味に多様性をもたせることが可能となるし，脂質から二次的に生成するフレーバー（におい）成分が食品の品質に関与する．これらのことは二次機能に相当する．さらに脂質は様々な生体調節機能因子と深く関係している．たとえば，アラキドン酸やEPA由来のエイコサノイド（イコサノイド）は，生体の恒常性維持に必要欠くべからざるものである（第4章）．これらが三次機能に相当する．

　このように脂質には3種類の機能が備わっていて，"からだを構成するため"，"食生活を豊かにするため"，"体調を維持するため"に非常に大切である．近年，脂質の摂取過多が，生活習慣病発症の観点より懸念され，ダイエットなどが注目されている．しかし，脂質は決してからだに悪いものではなく，生命を維持するのに必要不可欠なものである．本書では，この点をふまえ食品機能学を生体との関わりから整理して私たちの健康を科学的にとらえ，より身近な問題として脂質の機能を学べるように配慮した．現在，食品の機能，特に保健的機能に関する情報は非常に多く，世の中にあふれかえっている．なかには機能の検証がないままにブーム的な宣伝が先行し，大きな混乱を招いているケースも見受けられる．

　本書は食品機能学を学ぶ諸兄が教科書として座右に置けるように想定したが，至らない点は著者の非才とするところである．読者のご指摘をいただき，今後の機会に改善したいと思っている．本書をまとめるにあたり，丸善出版事業部の中村俊司氏，長見裕子氏にお世話になった．謝意を表したい．

　　2004年　早春

　　　　　　　　　　　　　　　　　　　　　　　　　　　和　田　　俊

著者の紹介

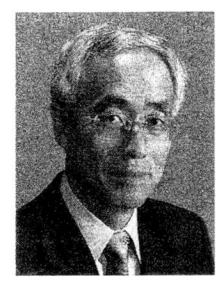

和田　俊（わだ・しゅん）
東京海洋大学海洋科学部教授，農学博士
　【学会活動】日本油化学会（理事，国際交流委員会委員長，IUPAC日本代表），International Society of Fat (ISF)（アジア代表），日本油脂物性研究会（副会長），日本水産学会（監事），日本脂質栄養学会（評議委員），アメリカ油化学会員など
　【学　会　賞】日本油化学会奨励賞，日本脂質栄養学会ランズ賞，アメリカ油化学会 Outstanding presentation 賞，日本油化学会優秀 Poster 賞
　【最近の著書】"かつお節"幸書房（1999），"だからイワシは体にいい！"成山堂書店（2001），"第4版 油化学便覧"丸善（2001），"機能性脂質の新展開"シーエムシー（2001），"新しいNMR分析技術を応用して―食品中のn-3系・n-6系脂肪酸"日本学会事務センター（2003），"健康から見た応用食品学"アイ・ケイコーポレーション（2004），"水産栄養学"技報堂出版（2004），"油化学辞典"丸善（2004）など多数

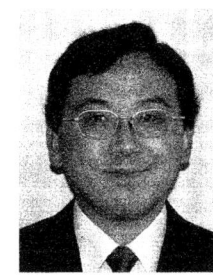

後藤直宏（ごとう・なおひろ）
東京海洋大学海洋科学部助手，工学博士
　【学会活動】日本油化学会（編集委員），アメリカ油化学会員など
　【学　会　賞】日本油化学会エディター賞
　【最近の著書】"第4版 油化学便覧"丸善（2001），"機能性脂質の新展開"シーエムシー（2001），"油化学辞典"丸善（2004）など

目　　次

第1章　食品脂質成分の分類と存在 —— *1*

1.1　脂質の分類と定義 —— *1*
1.2　各種脂質の構造と存在 —— *2*
　　1.2.1　脂肪酸 —— *2*
　　1.2.2　中性脂肪（油脂，中性脂質，トリアシルグリセロール）—— *9*
　　1.2.3　ジアシルグリセロール，モノアシルグリセロール —— *10*
　　1.2.4　リン脂質，糖脂質 —— *12*
　　1.2.5　ステロール —— *16*

第2章　脂質の消化・吸収・体内輸送 —— *19*

2.1　脂質の消化・吸収 —— *19*
　　2.1.1　トリアシルグリセロールの消化・吸収 —— *19*
　　2.1.2　リン脂質の消化・吸収 —— *25*
　　2.1.3　コレステロールの消化・吸収 —— *25*
　　2.1.4　中鎖脂肪の消化・吸収 —— *25*
2.2　脂質の体内輸送 —— *28*
　　2.2.1　小腸由来のリポタンパク質 —— *28*
　　2.2.2　肝臓由来のリポタンパク質 —— *32*
　　2.2.3　門脈を経由した脂肪酸の輸送 —— *32*

第3章　脂質の代謝と体内合成 —— *33*

3.1　トリアシルグリセロールの代謝と体内合成 —— *33*
　　3.1.1　エネルギー源としての脂質（β酸化）—— *33*
　　3.1.2　脂肪酸とトリアシルグリセロールの体内合成 —— *36*

   3.1.3 n-6 系列脂肪酸および n-3 系列脂肪酸の
     鎖長延長反応と不飽和化酵素反応——————————40
   3.1.4 貯蔵トリアシルグリセロール（体脂肪）の利用——————42
   3.1.5 ケトン体の生成と利用——————43
 3.2 リン脂質の体内合成——————43
 3.3 コレステロールの代謝と体内合成——————46
   3.3.1 コレステロールの体内合成——————46
   3.3.2 コレステロールからのステロイドおよび胆汁酸合成——————46
 3.4 脂肪酸からのエイコサノイド合成——————50
 3.5 脂質を介した情報伝達機構——————55

第4章 脂質の栄養とその生理機能——————57

 4.1 脂肪酸の生理機能——————57
   4.1.1 飽和脂肪酸——————57
   4.1.2 モノ不飽和脂肪酸——————58
   4.1.3 多価不飽和脂肪酸——————58
   4.1.4 その他の脂肪酸——————61
 4.2 トリアシルグリセロールの生理機能——————62
 4.3 リン脂質の生理機能——————63
   4.3.1 グリセロリン脂質——————63
   4.3.2 スフィンゴリン脂質——————65
 4.4 ステロール——————66
   4.4.1 コレステロールの生理機能——————66
   4.4.2 植物性ステロールの生理機能——————66

第5章 脂溶性ビタミンとその生理機能——————69

 5.1 ビタミンの発見と種類——————69
   5.1.1 ビタミン名の由来——————69
   5.1.2 脂溶性ビタミン類の発見——————70
 5.2 ビタミン A——————71
   5.2.1 ビタミン A——————71

5.2.2　カロテン————————————————————72
　　5.2.3　レチノールの体内輸送————————————74
　　5.2.4　視覚作用への影響——————————————75
　　5.2.5　細胞の増殖・分化への影響—————————77
　　5.2.6　抗酸化作用—————————————————78
　　5.2.7　欠乏症，過剰症———————————————78
　5.3　ビタミンD————————————————————79
　　5.3.1　分　類———————————————————79
　　5.3.2　体内代謝——————————————————80
　　5.3.3　体内作用——————————————————82
　　5.3.4　欠乏症，過剰症———————————————83
　5.4　ビタミンE————————————————————84
　　5.4.1　体内輸送——————————————————84
　　5.4.2　体内での役割————————————————86
　　5.4.3　所要量，欠乏症，過剰症———————————88
　5.5　ビタミンK————————————————————88
　　5.5.1　分　類———————————————————88
　　5.5.2　役　割———————————————————91
　　5.5.3　所要量，欠乏症，過剰症———————————91

第6章　食品脂質の酸化とその機構　　　　　　　　　　　　93

　6.1　過酸化脂質の生成機構———————————————94
　　6.1.1　ラジカル——————————————————94
　　6.1.2　脂質のラジカル連鎖反応———————————94
　　6.1.3　ene（エン）反応———————————————100
　　6.1.4　酵素反応——————————————————100
　6.2　脂質二次酸化生成物の生成機構———————————101
　　6.2.1　過酸化脂質を介した脂質二次酸化物生成機構———102
　　6.2.2　エンドペルオキシドを介した脂質二次酸化物生成機構——104
　6.3　脂質酸化物重合体の生成機構————————————105
　6.4　食用油の自動酸化—————————————————108
　6.5　におい物質の生成—————————————————109

第7章　食品中のフリーラジカル ——————————— *113*

7.1　酸素分子 ———————————————————— *113*
7.2　活性酸素 ———————————————————— *113*
 7.2.1　スーパーオキシド ———————————————— *114*
 7.2.2　過酸化水素 —————————————————— *116*
 7.2.3　ヒドロキシラジカル ——————————————— *117*
 7.2.4　一重項酸素 —————————————————— *119*
7.3　活性酸素種 ——————————————————— *120*
 7.3.1　脂質ヒドロペルオキシド ————————————— *120*
 7.3.2　脂質アルコキシラジカル ————————————— *121*
 7.3.3　脂質ペルオキシラジカル ————————————— *121*
 7.3.4　オゾン ———————————————————— *121*

第8章　抗酸化剤と抗酸化機構 ——————————— *123*

8.1　ラジカル捕捉剤（ラジカルスカベンジャー）——————— *123*
8.2　一重項酸素の消去剤（クエンチャー）————————— *125*
8.3　抗酸化剤評価の考え方 ——————————————— *126*
8.4　キレート剤（キレーター）—————————————— *128*
8.5　電子供与物質（エレクトロンドナー）————————— *129*

第9章　食用油の製造 ———————————————— *133*

9.1　植物油の製造 —————————————————— *134*
 9.1.1　代表的な植物油の製油工程 ————————————— *136*
 9.1.2　ゴマ油の製造 —————————————————— *140*
 9.1.3　オリーブ油の製造 ———————————————— *140*
9.2　動物油脂の製造 ————————————————— *142*
 9.2.1　牛脂の製造 —————————————————— *142*
 9.2.2　豚脂（ラード）の製造 —————————————— *143*
 9.2.3　水産油脂の製造 ————————————————— *143*

9.3　水素添加 —— 144
9.4　レシチン（リン脂質）精製 —— 145
9.5　植物性ステロール（ステリン）およびトコフェロール精製 —— 145

第10章　油脂代替物 —— *147*

10.1　多糖類ベースの油脂代替物 —— 147
10.2　タンパク質ベースの油脂代替物 —— 149
10.3　脂肪酸を分子構造中にもつ油脂代替物 —— 149
　10.3.1　低カロリー油脂・低蓄積性油脂 —— 150
　10.3.2　非吸収性油脂代替物 —— 152
　10.3.3　ジアシルグリセロール —— 154

第11章　食品脂質と健全性 —— *159*

11.1　栄養と脂質 —— 161
　11.1.1　脂肪エネルギー比率 —— 163
　11.1.2　脂肪酸摂取比率 —— 163
　11.1.3　コレステロール —— 165
　11.1.4　脂質過酸化物 —— 165
　11.1.5　その他（トランス酸, 中鎖脂肪酸, 構造脂質） —— 168
11.2　脂質機能の表示問題 —— 169
　11.2.1　特定保健用食品の誕生 —— 169
　11.2.2　特定保健用食品の表示許可申請 —— 170

第12章　脂質分析の基礎と分子種分析 —— *173*

12.1　食品からの脂質の抽出・定量 —— 173
　12.1.1　クロロホルム—メタノール混液による抽出法 —— 175
　12.1.2　ジエチルエーテル抽出法 —— 176
　12.1.3　酸分解抽出法 —— 176
　12.1.4　その他の溶媒による抽出法 —— 176

12.2 脂質の精製 —— 177
12.2.1 分配法 —— 177
12.2.2 透析法 —— 177
12.2.3 カラム法 —— 177
12.3 脂質の分画 —— 177
12.3.1 溶媒法 —— 178
12.3.2 カラム法 —— 178
12.4 脂質の分析に使用する装置および機器 —— 180
12.4.1 薄層クロマトグラフィー —— 180
12.4.2 TLC—水素炎イオン化検出器分析法 —— 183
12.4.3 ガスクロマトグラフィー —— 184
12.4.4 高速液体クロマトグラフィー —— 188
12.5 脂質の分子種分析 —— 190
12.5.1 トリアシルグリセロール —— 190
12.5.2 ジアシルグリセロール，モノアシルグリセロール —— 195
12.5.3 リン脂質 —— 195
12.6 各種分子種の定量 —— 197
12.7 脂質の劣化指標の分析 —— 198

付録
付表1 オレイン酸-リノール酸型の脂肪酸組成 —— 201
付表2 低・中鎖脂肪酸含有植物油脂の脂肪酸組成 —— 203
付表3 水産動物油脂の脂肪酸組成 —— 204
付表4 乳脂肪の脂肪酸組成 —— 205
付表5 陸産動物油脂の脂肪酸組成 —— 205
付表6 脂質代謝関連の特定保健用食品一覧 —— 206
参考文献 —— 216

索引 —— 221

1

食品脂質成分の分類と存在

　脂質を定義すると，"脂質とは，原則として有機溶媒に溶けるが水には溶けず，分子中に鎖状の炭化水素をもち，かつ生物体に存在するかまたは生物体に由来する天然物質のことをいう"とされている．研究者によりその概念が多少異なるところもあるが，おおむねこの定義が受け入れられている．この"脂質"とは，非常に多くの物質を含む総称名であるため，食品から摂取する脂質（食品脂質）の体内での機能・役割を考慮する際，たんに"脂質の機能・役割"という言葉のみでは混乱をきたすことになる．たとえば，"脂質の機能・役割"と一言でいっても，エネルギー源としての役割，からだの構成成分としての役割，からだの恒常性を維持するために必須な成分としての役割などがある．さらに，各脂質には様々な保健機能が存在し，ある脂質は血中コレステロール値を下げるが，ある脂質は血中コレステロール値を上げるなど，同じ脂質の中でも効果が正反対のものもある．つまり，生体内で生じる食品脂質の機能とその役割の認識には，各脂質成分独自の物理的，化学的な特性や機能を明らかにし，食品となった場合の各成分間の結合や複雑な化学変化を理解することが大切である．

　本章では，食品脂質を正しく認識するための第一段階として，食品脂質成分を分類し，それぞれの構造的特徴，存在場所に関してまとめる．

1.1　脂質の分類と定義

　一般に脂質を分類する際，"単純脂質"と"複合脂質"に分け，さらにこれら脂質を構成する成分（"誘導脂質"）に分ける．しかし，食品の脂質の分類では，そのような分け方で表示した例はあまり見当たらない．たとえば，『五訂日本食品標準成分表』の説明を見ると，"脂質は，有機溶媒に溶ける食品中の有機化合物の総称であり，中性脂肪のほかに，リン脂質，ステロイド，ろう，脂溶性ビタミン等も含んで

いる……"のように分類している．そこで，本章においても食品脂質をおもに『五訂日本食品標準成分表』の分類に従い，中性脂肪，リン脂質，ステロイドに分類して取り扱うこととする．脂溶性ビタミン類に関しては第5章でまとめて取り扱う．

食品脂質のほとんどは，分子の構成単位をグリセロール（グリセリン）として，これに脂肪酸がエステル結合した形で存在している．そこでまず，脂質の重要な構成因子である脂肪酸についてまとめることとする．

1.2 各種脂質の構造と存在

1.2.1 脂肪酸（Fatty acid）

脂肪酸は，鎖状の炭化水素の末端にカルボキシル基を有する構造をもち，その炭化水素部分の構造の違いによりさらに細かく分類される（図1.1）．また，食品脂質中のほとんどの脂肪酸が偶数個の炭素より構成されている．

『五訂日本食品標準成分表』中では，食品中の脂肪酸を飽和脂肪酸と不飽和脂肪

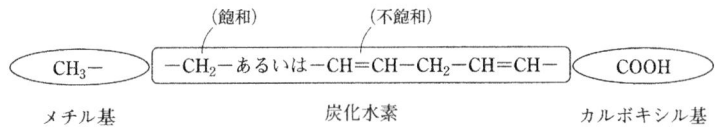

図1.1 脂肪酸の構造

━━■ 談話室 ■━━

脂肪酸構造の表し方

脂質の構造を簡単に表す方法として数値で表す方法がある．たとえば，オレイン酸は炭素数18の脂肪酸で，その中に二重結合を1つもつ構造をとる．よってこのような場合，"18：1" もしくは "C18：1" のように表す．しかしこれでは二重結合の存在位置が不明である．そこで脂肪酸の系列を横に付して二重結合位置を示す．オレイン酸はn-9系列であるので，"18：1n-9"，"C18：1n-9" などのように表記される．

同様のことをパルミチン酸とアラキドン酸で行ってみる．パルミチン酸は炭素数16の飽和脂肪酸である．よって二重結合は存在せず，系列を示す必要もない．そこでパルミチン酸は "16：0" もしくは "C16：0" のように示される．アラキドン酸は，炭素数20で二重結合を4つもつ，n-6系列の脂肪酸である．よってアラキドン酸は "20：4n-6" もしくは "C20：4n-6" のように表記される．

この表記は本書中で各脂肪酸の名前と同じように使用されている．

表 1.1 おもな飽和脂肪酸

名　前	慣用名	主鎖炭素数：二重結合数	構造式	所　在
メタン酸	ギ酸	C1：0	HCOOH	赤アリ
エタン酸	酢酸	C2：0	CH_3COOH	酢
プロパン酸	プロピオン酸	C3：0	CH_3CH_2COOH	乳製品，発酵パルプなど
ブタン酸	酪酸	C4：0	$CH_3(CH_2)_2COOH$	乳脂
ヘキサン酸	カプロン酸	C6：0	$CH_3(CH_2)_4COOH$	乳脂，パーム油
オクタン酸	カプリル酸	C8：0	$CH_3(CH_2)_6COOH$	乳脂，やし油，パーム核油，にれ種子油など
デカン酸	カプリン酸	C10：0	$CH_3(CH_2)_8COOH$	乳脂，やし油，パーム核油，にれ種子油など
ドデカン酸	ラウリン酸	C12：0	$CH_3(CH_2)_{10}COOH$	乳脂，やし油，パーム核油，月桂樹核油，担子菌類
テトラデカン酸	ミリスチン酸	C14：0	$CH_3(CH_2)_{12}COOH$	乳脂，陸産動物脂，やし油，パーム核油，水産動物油，接合菌類，糸状菌，細菌，藻類
ヘキサデカン酸	パルミチン酸	C16：0	$CH_3(CH_2)_{14}COOH$	生物全般
オクタデカン酸	ステアリン酸	C18：0	$CH_3(CH_2)_{16}COOH$	生物全般
イコサン酸	アラキジン酸	C20：0	$CH_3(CH_2)_{18}COOH$	生物全般（微量）
ドコサン酸	ベヘン酸	C22：0	$CH_3(CH_2)_{20}COOH$	なたね油，ろうエステル
テトラコサン酸		C24：0	$CH_3(CH_2)_{22}COOH$	生体内（微量）

酸に分け，さらに不飽和脂肪酸は一価不飽和脂肪酸（モノ不飽和脂肪酸）と多価不飽和脂肪酸（ポリ不飽和脂肪酸）に分類している．本章においても同様の分類にしてあるが，多価不飽和脂肪酸においては，モノエン酸，ジエン酸，トリエン酸，高度不飽和脂肪酸のようにさらに細かく分けることも行われている．"モノ"，"ジ"，"トリ"はそれぞれ"1"，"2"，"3"の数を，"エン"は二重結合を意味する．なお，各食品中に含まれる油脂を構成する脂肪酸の種類は，『五訂日本食品標準成分表』，『魚介類の脂肪酸組成表』，『油脂化学便覧』などを参考にするとよい．

a. 飽和脂肪酸 (Saturated fatty acid)

骨格となる炭化水素の鎖状の部分が飽和結合のみで構成され，しかも直鎖構造をなしている脂肪酸のことである．構成する炭素の数が，C2～C4 を短鎖脂肪酸，C5～C12（研究者によっては C10 まで）を中鎖脂肪酸，C13 以上を長鎖脂肪酸という．これら炭素の数の違いによって，体内における脂肪酸の代謝機構が異なる．飽和脂肪酸は生物界に広く分布し，ヒトにおいても体内合成可能な脂肪酸である．代謝機構の違いに関しては第 3 章で説明する．炭素数が 14 以下の脂肪酸は，ミルク，ココナッツ，パームの中など一部の食品中にしか含まれていない．おもな飽和脂肪酸を表 1.1 に示す．

1 食品脂質成分の分類と存在

■ 談話室 ■

不飽和脂肪酸の系列

- **n-3**

 nは炭素の数を表す．nの表記は，正式（IUPAC*方式）にはイタリック体で表すが，本書では通常のローマン体とした．n-3はエヌマイナス3と読む．これの意味するところは，たとえばn-3系脂肪酸であるDHAの場合では，

 DHAの炭素数（n）は22で，22−3＝19番目（カルボキシル基から教えて）に最後の二重結合があることを表す．

- **n-3系列高度不飽和脂肪酸**（n-3系高度不飽和脂肪酸またはn-3系脂肪酸）

 脂肪酸の中でメチル基末端から数えて3番目に最初の二重結合のある脂肪酸をn-3系列高度不飽和脂肪酸という．n-3系脂肪酸と省略する場合が多い．

 また，n-3系脂肪酸には二重結合を3つもつα-リノレン酸，5つもつEPA，6つもつDHAなどがある．

- **ω3脂肪酸またはω3油（Omega 3）**

 メチル基の炭素を脂肪酸の最後の炭素としてギリシャ文字のω（オメガ）で表したもの．ω3はn-3と同じ意味となる．IUPACではn-3での表記を推奨している．しかし，ωは古くから使用されて来たので，今でもこの表記をすることが多い．とくにヨーロッパで使用されている．

- **n-6**

 nは炭素の数を表す．n-6はエヌマイナス6と読む．リノール酸の炭素数（n）は18で，18−6＝12番目（カルボキシル基の炭素から数えて）に最後の二重結合がある．また，もう1つの意味は末端のメチル基から数えて6番目に最初の二重結合があることを表す．

- **n-6系列高度不飽和脂肪酸**（n-6系高度不飽和脂肪酸またはn-6系脂肪酸）

 脂肪酸の中でメチル基末端から数えて6番目に最初の二重結合のある脂肪酸をいう．n-6系脂肪酸と省略する場合が多い．二重結合を2つもつリノール酸，3つもつγ-リノレン酸，4つもつアラキドン酸などがある．

- **ω6脂肪酸またはω6油（Omega 6）**

 表記の意味するところは，ω3の場合と同じでありω6はn-6と同じ意味となる．

---

* IUPAC：国際純正応用化学連合（International Union of Pure and Apllied Chemistry）の略称．1919年に設立．評議会および理事会より運営されており，元素名や化合物名などについての国際基準を決めている．IUPACには食品・油脂部会も存在し，そこでは各種食品や油脂の基準分析法の制定を行っている．

b. 不飽和脂肪酸 (Unsaturated fatty acid)

骨格となる炭化水素の鎖状の部分に不飽和結合（二重結合）をもつ直鎖構造の脂肪酸のことで，二重結合の数，位置によりさらに細かく分類される．

二重結合の位置を示す方法は，有機化学的命名法ではカルボキシル基から数えて何番目の炭素に二重結合がついているかで表す．また不飽和脂肪酸の系列を表す方法として，生物化学的命名法では"n-6"（エヌマイナスシックス），生物化学的命名法では"ω6"（オメガシックス）などのように標記する．これは，カルボキシル基と反対側のメチル基炭素から数えて何番目の炭素に最初の二重結合が結合しているかを意味している．

不飽和脂肪酸中に存在するほとんどの二重結合がシス (*cis*) 体である．トランス (*trans*) 体も存在するが，ごく一部である．また二重結合が2つ以上存在する場合，これらは通常，共鳴しないで，二重結合と二重結合の間にはメチレン (CH_2) が存在 (1,4-ペンタジエン構造) する．

(i) モノ不飽和脂肪酸 (Monounsaturated fatty acid: MUFA)　一価不飽和脂肪酸ともよばれ，脂肪酸中に二重結合が1つだけ存在する．おもなMUFAとしては，オレイン酸，パルミトオレイン酸，エルカ酸などがある（表1.2）．オレイン酸はn-9系列不飽和脂肪酸である．

(ii) 多価不飽和脂肪酸 (Polyunsaturated fatty acid: PUFA)　脂肪酸中に二重結合が2つ以上存在する脂肪酸．おもに2つの系列に分かれる．

(1) n-6系列不飽和脂肪酸：末端のメチル基から6番目の炭素に最初の二重結合が位置する不飽和脂肪酸．おもな脂肪酸としてリノール酸，γ-リノレン酸，ジホモ-γ-リノレン酸，アラキドン酸がある（表1.3）．

(2) n-3系列不飽和脂肪酸：末端のメチル基から3番目の炭素に最初の二重結合が位置する不飽和脂肪酸．おもな脂肪酸としてα-リノレン酸，エイコサペンタエン酸 (EPA)，ドコサヘキサエン酸 (DHA) がある（表1.4）．

■ 談話室 ■

EPA と IPA

IUPAC正式名称では，1976年に eicosa（ギリシャ語で20を表す）が，icosa に変更された時点から，eicosapentaenoic acid (EPA) は icosapentaenoic acid (IPA) が推奨されはじめたが，本書では，一般に流通し，広く認知されているEPAを用いている．

表1.2 おもなモノ不飽和脂肪酸

名前	慣用名	主鎖炭素数:二重結合数	構造式	所在
cis-9-テトラデセン酸	ミリストオレイン酸	C14:1	$CH_3(CH_2)_3CH=CH(CH_2)_7COOH$	Kombo nut 油, 鯨浮き袋油, 鮫肝油, 鰻など
trans-3-ヘキサデセン酸		C16:1	$CH_3(CH_2)_{11}CH=CHCH_2COOH$	Helenium bigelouki (キク科) 木, クレンソウの葉, Scenedesmus obliquus (淡水産水草)
cis-7-ヘキサデセン酸	cis-7-パルミトオレイン酸	C16:1	$CH_3(CH_2)_5CH=CH(CH_2)_5COOH$	糸状菌
cis-9-ヘキサデセン酸	cis-9-パルミトオレイン酸	C16:1	$CH_3(CH_2)_5CH=CH(CH_2)_7COOH$	生物全般
trans-9-ヘキサデセン酸	trans-9-パルミトオレイン酸	C16:1	$CH_3(CH_2)_5CH=CH(CH_2)_5COOH$	ヒトの毛など
cis-6-オクタデセン酸	ペトロセライジン酸	C18:1	$CH_3(CH_2)_{10}CH=CH(CH_2)_4COOH$	コエンドロ油, ウイキョウ油など
cis-8-オクタデセン酸		C18:1	$CH_3(CH_2)_8CH=CH(CH_2)_6COOH$	ヒト毛髪油, オリーブ油など
cis-9-オクタデセン酸	オレイン酸	C18:1	$CH_3(CH_2)_7CH=CH(CH_2)_7COOH$	生物全般
trans-9-オクタデセン酸	エライジン酸	C18:1	$CH_3(CH_2)_7CH=CH(CH_2)_7COOH$	乳脂, 牛脂, 人乳など
trans-10-オクタデセン酸		C18:1	$CH_3(CH_2)_6CH=CH(CH_2)_8COOH$	乳脂, 牛脂
cis-11-オクタデセン酸	cis-バクセン酸	C18:1	$CH_3(CH_2)_5CH=CH(CH_2)_9COOH$	陸産動物脂, 水産動物油, 植物油に広く存在
trans-11-オクタデセン酸	trans-バクセン酸	C18:1	$CH_3(CH_2)_5CH=CH(CH_2)_9COOH$	乳脂, 牛脂, 羊の脂肪, バター
trans-12-オクタデセン酸	cis-12-オレイン酸	C18:1	$CH_3(CH_2)_4CH=CH(CH_2)_{10}COOH$	大豆油
trans-16-オクタデセン酸		C18:1	$CH_3CH=CH(CH_2)_{14}COOH$	乳脂, 牛脂
cis-9-イコセン酸	ガドレイン酸	C20:1	$CH_3(CH_2)_9CH=CH(CH_2)_7COOH$	天然油脂, タラ, サメ, 鯨など
cis-13-ドコセン酸	エルカ酸	C22:1	$CH_3(CH_2)_7CH=CH(CH_2)_{11}COOH$	アブラナ科種子油, カラシ, アボガドなど
cis-15-テトラコセン酸	ネルボン酸	C24:1	$CH_3(CH_2)_7CH=CH(CH_2)_{13}COOH$	水産動物油, 陸産動物脂, 脳スフィンゴリピッド脂肪酸

1.2 各種脂質の構造と存在　7

表 1.3 n-6 系列不飽和脂肪酸

名前	慣用名	主鎖炭素数：二重結合数	構造式	所在
cis-9, cis-12-オクタデカジエン酸	リノール酸	C18:2	$CH_3(CH_2)_4(CH=CHCH_2)_2(CH_2)_6COOH$	生物全般
trans-9, trans-12-オクタデカジエン酸	リノライジン酸	C18:2	$CH_3(CH_2)_4(CH=CHCH_2)_2(CH_2)_6COOH$	Chilopsis linearis（ノウゼンカズラ科）
cis-6, cis-9, cis-12-オクタデカトリエン酸	γ-リノレン酸	C18:3	$CH_3(CH_2)_4(CH=CHCH_2)_3(CH_2)_3COOH$	月見草種子油、カエデ、アネモネ、ブランクトン、海草、接合菌類、藻類、動物脂など
cis-8, cis-11, cis-14-イコサトリエン酸	ジホモ-γ-リノレン酸	C20:3	$CH_3(CH_2)_4(CH=CHCH_2)_3(CH_2)_5COOH$	陸産動物類、トクサ類
cis-5, cis-8, cis-11, cis-14-イコサテトラエン酸	アラキドン酸	C20:4	$CH_3(CH_2)_4(CH=CHCH_2)_4(CH_2)_2COOH$	動物全般、コケ、シダ、接合菌類、藻類など
cis-7, cis-10, cis-13, cis-16-ドコサペンタエン酸		C22:5	$CH_3(CH_2)_4(CH=CHCH_2)_5CH_2COOH$	水産動物、藻類など

表 1.4 n-3 系列不飽和脂肪酸

名前	慣用名	主鎖炭素数：二重結合数	構造式	所在
cis-9, cis-12, cis-15-オクタデカトリエン酸	α-リノレン酸	C18:3	$CH_3CH_2(CH=CHCH_2)_3(CH_2)_6COOH$	植物油全般、酵母、糸状菌類、藻類など
cis-5, cis-8, cis-11, cis-14, cis-17-イコサペンタエン酸	エイコサペンタエン酸 (EPA)	C20:5	$CH_3CH_2(CH=CHCH_2)_5(CH_2)_2COOH$	コケ、シダ、水産動物、藻類など
cis-7, cis-10, cis-13, cis-16, cis-19-ドコサペンタエン酸	ドコサペンタエン酸 (DPA)	C22:5	$CH_3CH_2(CH=CHCH_2)_5(CH_2)_4COOH$	水産動物、藻類など
cis-4, cis-7, cis-10, cis-13, cis-16, cis-19-ドコサヘキサエン酸	ドコサヘキサエン酸 (DHA)	C22:6	$CH_3CH_2(CH=CHCH_2)_6CH_2COOH$	水産動物、藻類など

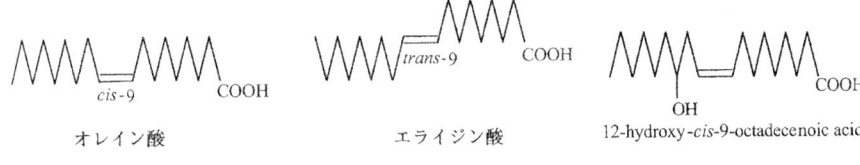

図1.2 モノエン酸の二重結合の違い　　図1.3 リシノレイン酸

(iii) トランス脂肪酸（Trans fatty acid）

不飽和脂肪酸のうち，トランス二重結合をもつ不飽和脂肪酸を，"トランス脂肪酸"，あるいはたんに"トランス酸"とよぶ（図1.2，表1.2，表1.3）．トランス脂肪酸は，おもに多価不飽和脂肪酸が水素添加工程を経ることにより生成する脂肪酸（食用硬化油）で，マーガリン，ショートニングなどに多く含まれる．また自然界においてもわずかに存在する．トランス酸は反芻動物の胃の中で生成することが知られていて，これら動物の脂肪中にも存在する．

c. ヒドロキシ酸

脂肪酸の鎖部分に水酸（ヒドロキシル）基をもつ脂肪酸である．炭素数が16〜25のヒドロキシ飽和脂肪酸で，多くは野菜の脂質に含まれている．ヒマシ油に多く含まれるリシノレイン酸もヒドロキシ酸である（図1.3）．リシノール酸は，トウダイグサ科の1年草であるヒマの種子を圧搾して得られる油脂中に含まれ，ヒマシ油中には90％程度も含有されている．

d. オキソ脂肪酸

オキソ脂肪酸（オキソ酸）はヒドロキシ酸より一般的ではないが，乳脂肪の約1％が飽和オキソ脂肪酸である．これは，炭素数が10〜24の偶数鎖のもので，5番目〜13番目がカルボニルとなっている．

e. フラン脂肪酸

フラン脂肪酸（フラン酸）は分子内にフラン構造をもつ脂肪酸で，数種の淡水魚の肝油中に1〜6％程度から，多いものでは25％の割合で含有されている．また，

──■ 談話室 ■──

ヒマシ油

下剤や潤滑油などとして使用されるが，通常の食品として摂取することは許可されていない．ただし，ポリグリセリン縮合リシノレイン酸エステルの形にしたものは食用乳化剤（食品添加物）として使用が許可されている．

一部の植物油やバターにもわずかに含まれている．レモン，イチゴ，キャベツ，ジャガイモ，にも含有される．

f. 奇数鎖脂肪酸

天然に存在するほとんどの脂肪酸は偶数個の炭素原子をもつが，反芻動物の胃中の微生物などには奇数個の炭素原子により構成される奇数鎖脂肪酸が生成している．実際に食品中に含まれる奇数鎖脂肪酸としては，バレリアン酸 (C5:0)，エナント酸 (C7:0)，ペンタデカン酸 (C15:0)，ヘプタデカン酸 (C17:0) などが知られ，ミルクや植物油に存在している．魚油にもわずかであるが存在している．

1.2.2 中性脂肪（油脂，中性脂質，トリアシルグリセロール）

中性脂肪はトリアシルグリセロール (triacylglycerol：TG) のことで，脂肪や油脂という言葉に相当するものでもある．天然界にもっとも多く存在する脂質の形態であり，グリセロールに脂肪酸が3つエステル結合した構造を取る（図1.4）．その

■ 談話室 ■

Fisher の投影式

たとえば乳酸は，炭素のまわりに，水素，水酸基 (OH)，メチル基 (CH_3)，カルボキシル基 (COOH) が結合した構造をもつが，その結合の仕方の違いにより L-乳酸と D-乳酸が存在する．乳酸の立体配置を考える場合，正四面体の中心位置に4つの置換基が結合した炭素が位置し，各4つの頂点にそれぞれの置換基が位置することとなる．しかしこれは三次元構造であるため，紙の上で L-乳酸と D-乳酸を区別して表すことは難しい．そこで約束ごとを設けて三次元構造を二次元で示すこととした．

① 炭素の両脇に出ている共有結合の手は，実際は手前方向に伸びている（実線で示した線）ものとする．

② 炭素の上下に存在する共有結合の手は，実際は向こう側に折れ曲がって存在する（点線で示した線）ものとする．

このようにすると，正四面体の三次元構造も二次元で示すことが可能になる．たとえば L-乳酸は，以下のように示される．有機化合物の立体配置を二次元で示すときに使用する方法を"Fisher の投影式"という．

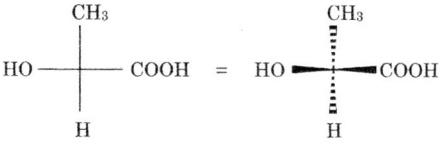

L-乳酸の構造(Fisher の投影式)

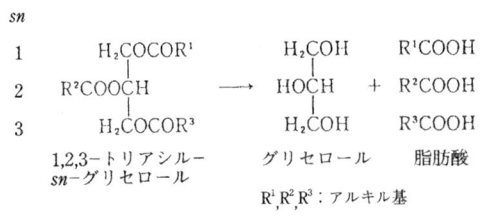

```
sn
1   H₂COCOR¹        H₂COH         R¹COOH
2   R²COOCH    →    HOCH    +     R²COOH
3   H₂COCOR³        H₂COH         R³COOH
    1,2,3-トリアシル-  グリセロール      脂肪酸
     sn-グリセロール
                    R¹,R²,R³：アルキル基
```

図 1.4　トリアシルグリセロールの構造

ため TG は，グリセロールに結合する脂肪酸の組み合わせにより数多くの分子種が存在する．さらに，同じ脂肪酸の組合わせであっても，それぞれの脂肪酸がグリセロールのどの位置に結合するかにより，数多くの異性体が存在することになる．

TG に結合する脂肪酸の立体特異的な位置づけにおいて，L-グリセロール分子は，Fisher の投影式で 2 番目の水酸基が左側に位置する形で示される（図 1.4）．このとき 1 番上に位置する炭素 1 位を sn-1 とし，真ん中の炭素 2 位を sn-2，一番下の炭素 3 位を sn-3 とする．ここにたとえば，パルミチン酸 (P)，オレイン酸 (O)，リノール酸 (L) が，この順番で sn-1 の炭素から結合する場合の TG を POL とする．グリセロール自体は完全な対称分子だが，両端の水酸基の 1 つ（sn-1 あるいは sn-3）あるいは片端と中心の水酸基の 2 つが異なる脂肪酸とエステル結合すれば，中心の炭素原子はキラル（非対称）となる．つまり POL の場合，sn-1 および sn-3 に結合する脂肪酸が異なるため，sn-2 が不斉炭素となる点は注意が必要である．すなわち，同じ P，O，L の組み合わせであっても，結合する位置の違いにより，POL，OPL，LOP，PLO，OLP，LPO の 6 種の結合パターンが存在することとなる．これらは位置異性体として区別される．位置異性体の英語による標示の，stereospecific numbered の頭文字をイタリックで示し sn-POL のように記して，各結合位置の脂肪酸を明確に示すことが行われる．これに対して，sn-1 と sn-3 を α 位炭素，sn-2 を β 位炭素として区別する場合，考えられる異性体は，POL，LPO，OLP の 3 種となる．この場合，β 位に結合する脂肪酸を明確に示す意味から，β-POL と表示することもある．天然には多くの脂肪酸が存在するので，これらを組み合わせた TG には同じ脂肪酸が結合している場合でも，多くの異性体が存在することがわかる．

1.2.3　ジアシルグリセロール（ジグリセリド，DG），モノアシルグリセロール（モノグリセリド，MG）

油脂中には TG のほかに，TG の加水分解物である，DG (diacylglycerol) や MG (monoacylglgcerol) が存在する（図 1.5，図 1.6）．これらは製油工程に発生するもので，精製過程で MG のほとんどは除かれるが，DG の多くは精製油脂中に残る．また，MG と DG の混合物は，古くから食用乳化剤，パンの老化防止剤とし

談話室

位置異性体を考慮したTG分子種の数

n 種類の脂肪酸をもつTGの分子種は，表のように理論的計算がなされている．ここで立体異性体を考慮すれば n^3 個の分子種が存在するが，α 位と β 位のみを区別した場合や，組合わせだけを考慮した場合もあり，それぞれ理論的に考えられる分子数の数は異なることがわかる．

異性体	理論式*	例（n=2）	（n=6）
すべてを区別	n^3	SSS *sn*-SSU，*sn*-SUS，*sn*-USS *sn*-SUU，*sn*-USU，*sn*-UUS UUU	216
光学異性体は区別せず	$\frac{n^3+n^2}{2}$	SSS β-SSU，β-SUS β-SUU，β-USU UUU	126
区別せず	$\frac{n^3+3n^2+2n}{6}$	SSS SSU SUU UUU	56

*　n 種類の脂肪酸が存在した場合

sn：Stereospecific numbered system（立体特異的番号法）を意味する

1,2−ジアシル−*sn*−グリセロール（α，β−異性体）　1,3−ジアシル−*sn*−グリセロール（α，α'−異性体）　2,3−ジアシル−*sn*−グリセロール（α'，β−異性体）

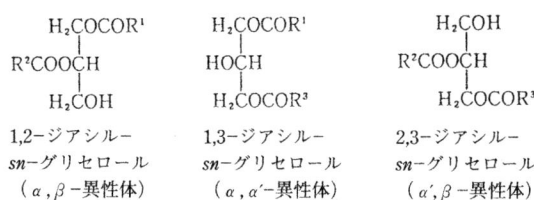

R^1,R^2,R^3：アルキル基

図 1.5　ジアシルグリセロールの構造

1−モノアシル−*sn*−グリセロール（α−異性体）　2−モノアシル−*sn*−グリセロール（β−異性体）　3−モノアシル−*sn*−グリセロール（α'−異性体）

R^1,R^2,R^3：アルキル基

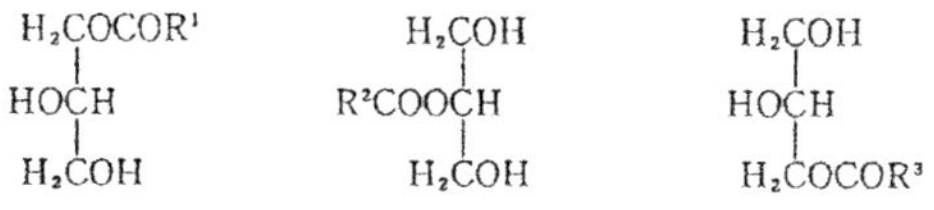

図 1.6　モノアシルグリセロールの構造

表1.5 動植物，微生物のリン脂質組成分析（%）

	動物								植物	
	肝		平滑筋			卵	乳		トウモロコシ	大豆
	ヒト	ウシ	ヒト	ウシ	ニワトリ	ニワトリ	ヒト	ウシ		
PC*	44	56	56	47	59	77	26	34	26	45
PE*	28	13	22	27	20	16	28	43	14	15
PS	3	4	4	4	1	—	6	2	—	1
PI	9	8	6	6	4	—	4	4	7	25
CL	4	4	5	9	2	—	—	—	14	4
PG	—	—	—	—	—	—	—	—	28	—
Sph	5	6	6	5	—	2	31	18	—	—
その他**	8	9	2	4	9	2	—	—	—	—
リン脂質 mg/g 湿重量	33	20	13	10		4	4	4		

*PC, PE はプラズマローゲン型を含む. **未同定も含む.
PC：ホスファチジルコリン　　PE：ホスファチジルエタノールアミン　　PS：ホスファチジルセリン　　PI：ホスファチジルイノシトール　　CL：カルジオリピン　　PG：ホスファチジルグリセロール　　Sph：スフィンゴミエリン
[矢沢，増沢，油化学，**40**(10)，847 (1991)]

て使用されてきている．

DG も脂肪酸の結合位置の違いによる分子種が存在する．考え方は TG の場合と同じである．ただし α 位と β 位で区別する場合，1,2-DG と 2,3-DG を同じに扱い，合わせて 1,2-DG とよんでいる場合もあるので注意が必要である．

1.2.4 リン脂質，糖脂質

リン脂質と糖脂質は，タンパク質とともに，細胞膜の構築成分である．したがって，動物性，植物性食品のすべてに必ず存在する成分であり，これらリン脂質と糖脂質の骨格に注目すると大きく 2 つに分けることができる．1 つはグリセロールを骨格とするもので，これにはグリセロリン脂質とグリセロ糖脂質が含まれる．もう 1 つはスフィンゴシンを骨格としたものである（図 1.9 参照）．スフィンゴシンを骨格とするものには，スフィンゴリン脂質とスフィンゴ糖脂質が含まれる．生体や食品中に存在する代表的なリン脂質と糖脂質を表 1.5，表 1.6 に示した．

a. グリセロリン脂質

グリセロリン脂質は，1,2-DG の 3 位にリン酸基を結合する構造をもつリン脂質で，リン酸の構造の違いによりおもに以下のような種類に分けられる．

以下に示すグリセロリン脂質は，ホスファチジン酸 (Phosphatidic acid：PA) か

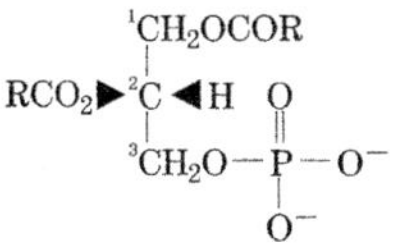

ホスファチジン酸（PA）

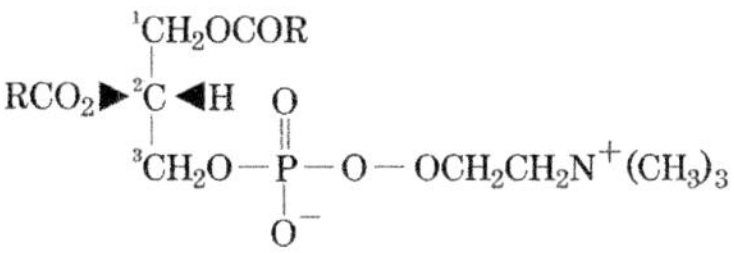

ホスファチジルコリン（PC）

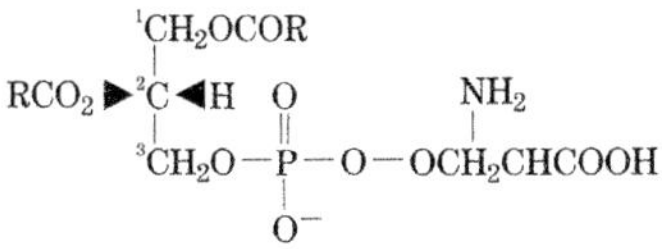

ホスファチジルセリン（PS）

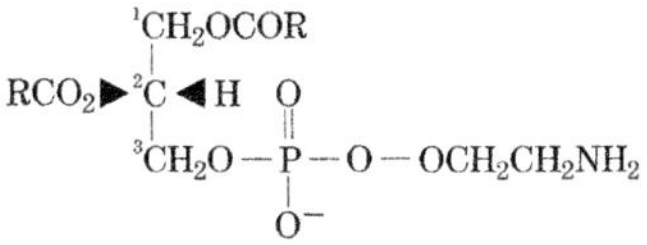

ホスファチジルエタノールアミン（PE）

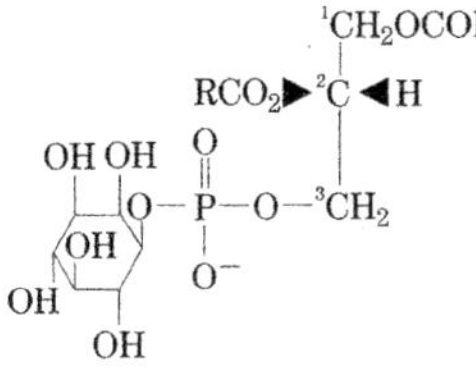

ホスファチジルイノシトール（PI）

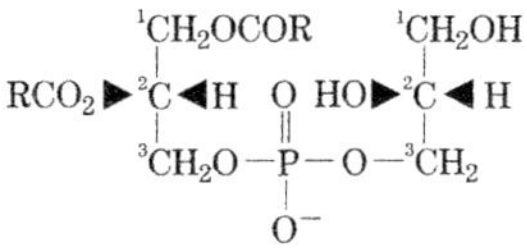

ホスファチジルグリセロール（PG）

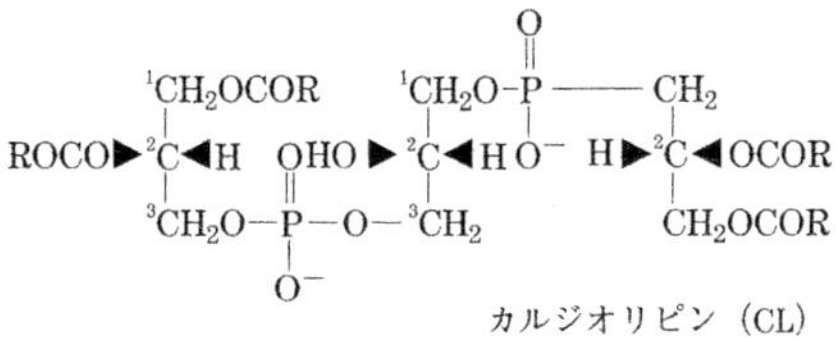

カルジオリピン（CL）

図 1.7　グリセロリン脂質

ら誘導される（図 1.7）.

(i)　ホスファチジルコリン（Phosphatidylcholine：PC）　PA 中のリン酸基が，コリンの水酸基とエステル化した構造をもつ．細胞膜中に広く分布する．PC をレシチンとよぶ場合があるが，詳細は第 9 章に示す．

(ii)　ホスファチジルセリン（Phosphatidylserine：PS）　PA 中のリン酸基が，アミノ酸のセリンの水酸基とエステル化した構造をもつ．

(iii)　ホスファチジルエタノールアミン（Phosphatidylethanolamine：PE）　PA 中のリン酸基が，エタノールアミンの水酸基とエステル化した構造をもつ．

(iv)　ホスファチジルイノシトール（Phosphatidylinositol：PI）　PA 中のリ

表1.6 魚類筋肉の脂質含量 (mg/100 g 筋肉)

魚種	全脂質(%)	TG	FFA	ST SE	PE PS	PC	Sph	Lyso PL	Uk**
サ ケ	7.4	5 270		930	110	360	50	—	740
ニジマス	1.3	302	20	251	166	414	—	53	115
ニシン O*	7.5	5 666	465	355	208	470	—		310
ニシン D	23.8	18 159	1 016	847	904	1 276	—	—	1 395
サンマ ♂	15.7		14 931				769		
サンマ ♀	16.4		15 678				722		
マアジ O*	7.4	6 170	64	—	140	410	71	10	
マアジ D	20.0	16 800	200	—	540	970	110	51	
マグロ	1.6	731	69	134	171	366	—	2	26
マダラ	1.0	98	—	38	253	390	6.5	—	213
スケソウダラ	0.8	60	—	90	170	330	—	20	90
ホッケ	7.0	5 310	—	470	400	490	—	—	170
ヒラメ	1.6	740	—	240	180	290	—	40	120
アカガレイ	2.8		2 340				480		
スズキ	2.8	1 986	—	113			538		283

* O：普通肉, D：血合肉　　** Uk：未同定脂質
TG：トリアシルグリセロール　　FFA：遊離脂肪酸　　ST：ステロール　　SE：ステロールエステル　　PE：ホスファチジルエタノールアミン　　PS：ホスファチジルセリン
PC：ホスファチジルコリン　　Sph：スフィンゴミエリン　　Lyso PL：リゾリン脂質

ン酸基が，イノシトールの水酸基とエステル化した構造をもつ．

　(v) ホスファチジルグリセロール (Phosphatidylglycerol：PG)　　PA 中のリン酸基が，グリセロール中の1つの水酸基とエステル化した構造をもつ．ホスファチジルグリセロールは，とりわけ，緑色植物の葉緑体中に必ず見られるが，動物の生体膜中には存在しない．

　(vi) カルジオリピン (Cardiolipin：CL)　　PA 中のリン酸基が，グリセロール中の2つの水酸基と1つずつエステル化した構造をもつ．いわゆる，ジホスファチジルグリセロールである．カルジオリピンは最初，牛の心臓からその存在が確認された．これもまた，緑色植物脂質の構成成分である．

b. グリセロ糖脂質

　1,2-ジアシルグリセロールと，グリセロールの3位に結合するモノサッカロイド，ジサッカロイド，また希であるが，トリサッカロイド，テトラサッカロイドからなる．ガラクトースは植物のグリセロリン脂質にとって主要な構成成分である．これら脂質は葉緑体中にとくに多く含まれることが知られている（図1.8）．

　(i) グリセロ糖脂質　　グリセロ糖脂質のおもなものである，モノガラクトシルジアシルグリセロール (MGDG) とジガラクトシルジアシルグリセロール

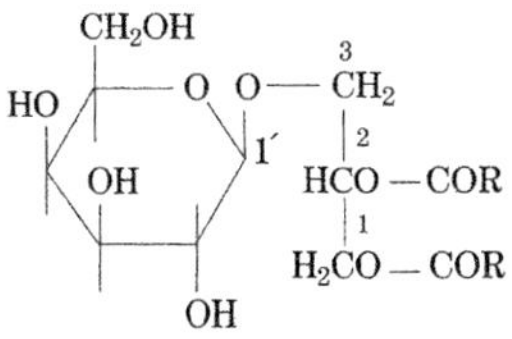

1.2 各種脂質の構造と存在

モノガラクトシルジアシル
グリセロール(MGDG)

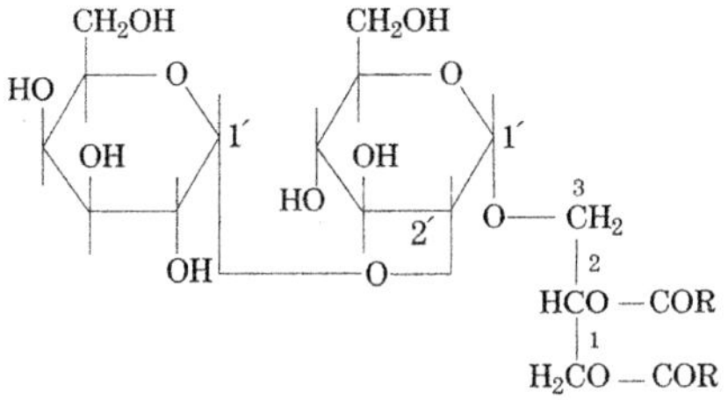

ジガラクトシルジアシルグリセロール
(DGDG)

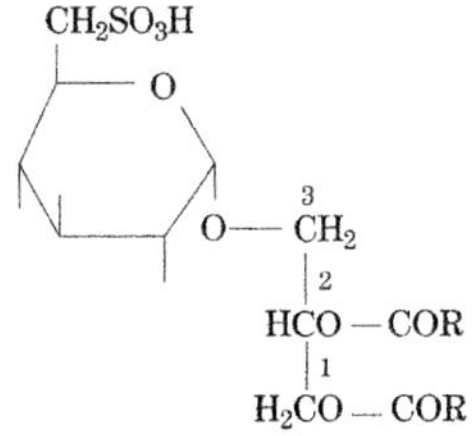

硫脂質

図 1.8　グリセロ糖脂質の構造

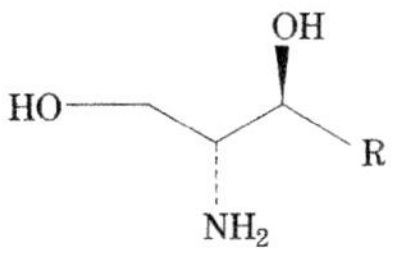

R：炭化水素

図 1.9　スフィンゴシンの構造

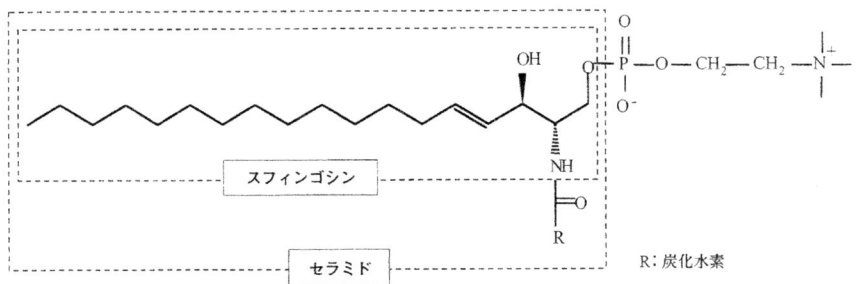

R：炭化水素

図 1.10　スフィンゴミエリンの構造

(DGDG) の構造を図 1.8 に示す.

 (ii) 硫脂質 グリセロ糖脂質の糖部分が，硫酸によりエステル化された構造を有する（図 1.8）．そのため水への溶解性が高い．糖部分は，6-スルホキノボースである．硫脂質は葉緑体中に存在し，ジャガイモの塊茎中からも検出されている．

c. スフィンゴリン脂質

長鎖不飽和の炭化水素鎖をもつスフィンゴシン（図 1.9）を骨格とし，極性基にリン酸をもつ．スフィンゴシン中のアミノ基と脂肪酸が結合したものをセラミドとよぶ．スフィンゴリン脂質の代表はスフィンゴミエリン（sphingomyelin：SM, Sph）であり，セラミドの 1 位の水酸基にコリンリン酸が結合した構造をとる（図 1.10）．スフィンゴミエリンは動物組織中に広く分布し，とくに脳に多く含まれる．

d. スフィンゴ糖脂質

セラミドの 1 位の水酸基にグリコシド結合した糖鎖をもつものをスフィンゴ糖脂質という（図 1.11）．動物組織や乳，植物（とくに穀物）の中に存在する．糖鎖の構造としては，グルコース，ガラクトース，マンノース，キシロース，N-アセチルグルコサミン，N-アセチルガラクトサミンなどがある．

さらに糖鎖の置換基の構造により，中性糖脂質，硫脂質，ガングリオシドに分類される．硫脂質は硫酸基が結合した糖鎖をもち，ガングリオシドはシアル酸やヘキソサミンが糖鎖に結合した構造をもつ．これらの構造は非常に複雑であり，詳細は他の成書に譲る（たとえば，宮川高明著，『脂質ときがたり』，幸書房）．

1.2.5 ステロール

ステロール骨格（図 1.12）をもつ分子で，おもに動物性ステロールと植物性ステロールがある．

a. 動物性ステロール

動物性ステロールはコレステロールのことをさす．コレステロールは食品脂質中にそのままの形でも存在するが，コレステロールと脂肪酸のエステル体としても存在する．細胞を構成する重要な成分であると同時に，性ホルモンや胆汁酸の前駆体であるため，動物脂中には必ず含まれる．コレステロールの構造を図 1.13 に示す．

b. 植物性ステロール

植物由来の植物性ステロールは，コレステロールと同じステロール骨格をもつが，側鎖構造が異なる．植物の細胞膜を構成する成分と考えられ，β-シトステロール，カンペステロール，スチグマステロールなどがおもに知られている（図 1.14）．

1.2 各種脂質の構造と存在

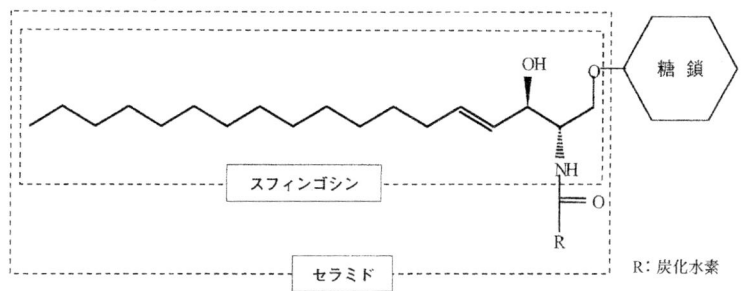

図1.11 スフィンゴ糖脂質の基本構造

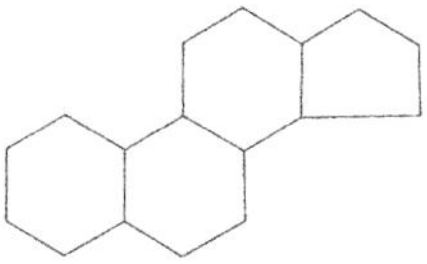

図1.12 ステロール骨格

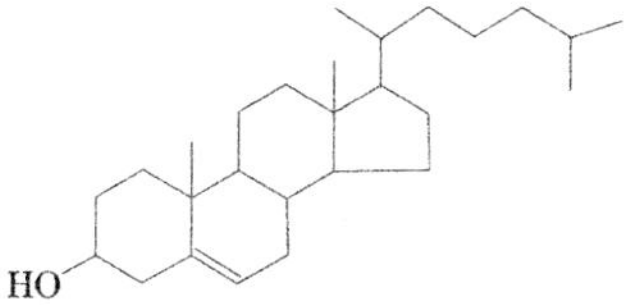

図1.13 コレステロールの構造

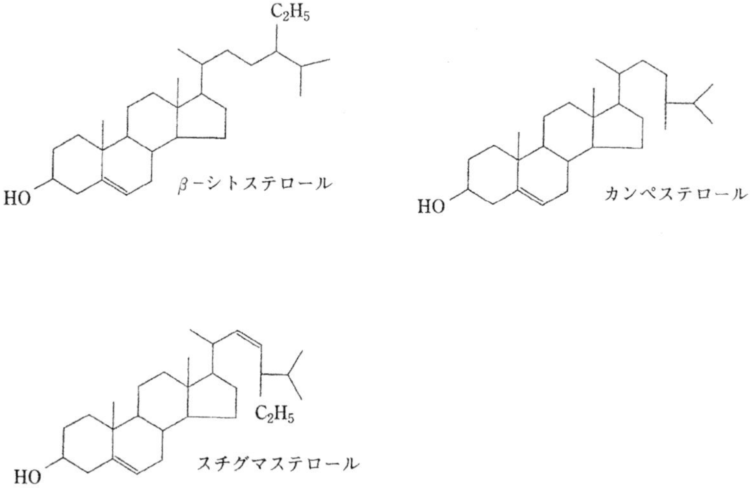

図1.14 各種植物ステロールの構造

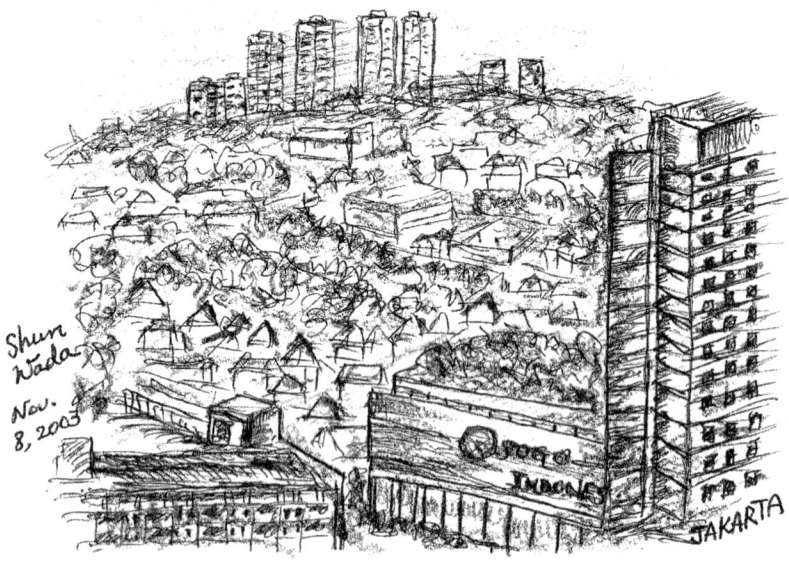

2

脂質の消化・吸収・体内輸送

　脂質は生体にとって重要なエネルギー源であり，しかもからだを構成する成分でもある．また，生体内ホルモン，胆汁酸，エイコサノイドの前駆体，さらには情報伝達物質などとしても使用され，多岐にわたり生体の恒常性を維持する役割を担っている．

　ヒトは脂質を食品として摂取することにより体内に取り込み，巧妙な輸送手段で体内の各部位に移送する．移送された脂質はそれぞれの目的に応じて分子修飾され，種々の目的のために使用される．余剰となった脂質は体内の蓄積部位に貯蔵され，必要に応じて使用できるようにしている．一方，体内で各種脂質を合成することも可能であり，必要に応じて生合成される．ただし，脂質成分によっては体内で合成不可能なものもあり，そのような成分は生体外から摂取するしかない．たとえば，リノール酸は体内に $\Delta 12$ 不飽和化酵素が存在しないため生合成することはできない．このように生体外から摂取しなければならない脂質（脂肪酸）を，必須脂肪酸（essential fatty acid：EFA）とよぶ．昔はビタミンFとよばれていたこともあった．

　本章には，脂質代謝を知るうえで重要な事項である各種脂質の消化，吸収，体内輸送に関してまとめる．

2.1　脂質の消化・吸収

2.1.1　トリアシルグリセロール（TG）の消化・吸収

　TG（triacylglycerol）の消化は，酵素であるリパーゼ（lipase）により，TGのエステル結合の部位が加水分解され，モノアシルグリセロール（monoacylglycerol：MG）と2つの遊離脂肪酸（free fatty acid：FFA）に分かれる（図2.1）ことから

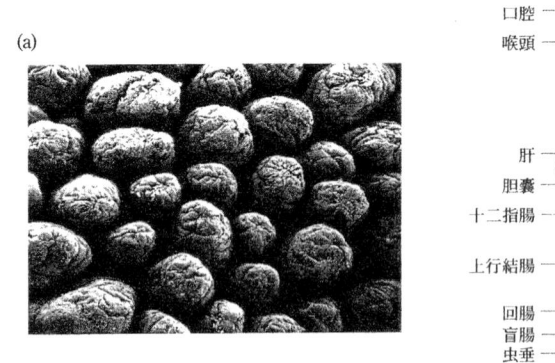

図 2.1　トリアシルグリセロールの加水分解

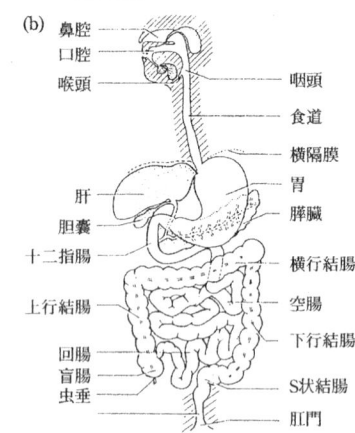

図 2.2　(a) 小腸の走査電子顕微鏡写真（ヒトの十二指腸）と (b) 消化器系の模式図
　　[(a) 栄養機能化学研究会 編,"栄養機能化学", p.11, 朝倉書店(1996),
　　(b) 武藤泰敏,"消化・吸収－基礎と臨床－", p.18, 第一出版(2002)]

始まる．TG の消化においてもっとも重要なリパーゼは膵（膵臓）リパーゼであるが，そのほかにも，舌下リパーゼ，胃リパーゼなどが存在し，それぞれ重要な役割を演じている．

　TG は摂取後食道，胃を通過し，ほとんどの消化は十二指腸で行われる（図2.2）．そこで作用するのが膵液に含まれる膵リパーゼやコリパーゼである．十二指腸には膵液を分泌する膵管と胆汁を分泌する胆管がつながっていて，ここで胃から流れてきた食塊と膵液や胆液が混ざる．膵液中には炭酸イオンと種々の消化酵素が含まれている．炭酸イオンは，胃酸で酸性状態となっている食塊をアルカリ性にし，腸内で消化酵素が働きやすい pH に調節する役割を担っている（小腸内で働く消化酵素の至適 pH は 7～9）．ところが TG の消化には，たんに膵リパーゼやコリパーゼだけでは TG が十分に加水分解されない．すなわち，膵リパーゼは油と水の界面で働いて TG を加水分解する酵素であるので，膵リパーゼを効率よく働かせるため

■ 談話室 ■

各種リパーゼ

舌下リパーゼはとくに乳幼児に多く存在する．このリパーゼは消化機能の発達とともに消滅するので，乳幼児における脂質消化の補助的役割を担っていると考えられている．母乳（人乳）中の TG は sn-3 位に中鎖脂肪酸（牛乳の場合は短鎖脂肪酸と中鎖脂肪酸）を多く結合している（表 2.1）．この sn-3 位の脂肪酸を舌下リパーゼが選択的に加水分解すると考えられている．短鎖脂肪酸および中鎖脂肪酸の一部は，胃粘膜から吸収され，門脈経由で肝臓まで送られたのちに，効率よくエネルギーに変換される．このような消化・吸収機構は，消化器が十分に発達していない乳幼児にとっては非常に有効なエネルギー獲得経路であると考えられている．

表 2.1 乳脂のトリアシルグリセロールの分子種

脂 肪 酸 (mol%)	人 乳			牛 乳		
	1	2	3	1	2	3
酪　　　　酸　4:0				5.0	2.9	43.3
カ プ ロ ン 酸　6:0				3.0	4.8	10.8
カ プ リ ル 酸　8:0				0.9	2.3	2.2
カ プ リ ン 酸　10:0	2.0	0.2	1.8	2.5	6.1	3.6
ラ ウ リ ン 酸　12:0	1.3	2.1	6.1	3.1	6.0	3.5
ミリスチン酸　14:0	3.2	7.3	7.1	10.5	20.4	7.1
パルミチン酸　16:0	16.1	58.2	6.2	35.9	32.8	10.1
パルミトオレイン酸　16:1	3.6	4.7	7.3	2.9	2.1	0.9
ステアリン酸　18:0	15.0	3.3	2.0	14.7	6.4	4.0
オ レ イ ン 酸　18:1	46.1	12.7	49.7	20.6	13.7	14.9
リ ノ ー ル 酸　18:2	11.0	7.3	2.0	1.2	2.5	0.5
リ ノ レ ン 酸　18:3	0.4	0.6	1.6			
20:1	1.5	0.7	0.5			
20:4	微	0.9	0.3			

1, 2, 3 はトリアシルグリセロールにおける位置を示す（山内による）．
[鴇田文三郎，"ミルク博士の本"，p.66，地球社（1981）]

胃リパーゼも TG の sn-3 位の脂肪酸を選択的に加水分解するリパーゼであることから，舌下リパーゼと同様の働きを担っていると考えられている．ただし，このリパーゼは成人においても存在するため，生成した遊離脂肪酸により脂質の乳化を容易に起こさせることで，十二指腸から始まる膵リパーゼによる加水分解の補助的役割を担っていると考えられている．

膵リパーゼは，膵液中に含有するリパーゼで，TG の消化はこの酵素でほとんど行われる．この酵素は，TG の α 位を加水分解し，2-モノアシルグリセロール（2-MG）と遊離脂肪酸（FFA）を生じる．

コリパーゼは，加水分解酵素ではないが，乳化した脂質に膵リパーゼを引きずり込むアンカー的役割を担っている．

には，油である TG を細かく乳化し，酵素を働かせる界面を多くつくり出す必要がある（図 2.3）．この役割を担っているのが胆汁酸である．胆汁酸は肝臓においてコレステロール（cholesterol：Ch）から合成される非常に強い乳化力をもつ物質の総称である．その中には，コール酸やケノデオキシコール酸（一次胆汁酸）が存在する．（詳細は第 3 章）．

胆汁酸により乳化された TG は，小腸内で，コリパーゼ，Ca^{2+}，胆汁酸によって活性化された膵リパーゼの作用により加水分解を受け，2-MG と FFA を生じる．これら分解物も強い乳化力をもつため，2-MG，FFA と胆汁酸の複合ミセルが腸管内で形成される（図 2.3）．これらミセルの粒径は 40〜60 ナノメートルといわれている．

生成した複合ミセルは小腸から吸収される．小腸の表面には絨毛とよばれる突起が多数存在し（図 2.2），単層の上皮細胞で被われている（小腸上皮細胞）．さらにその

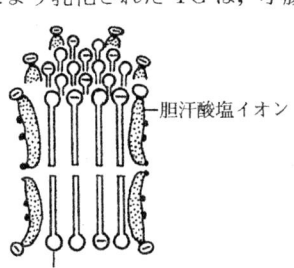

図 2.3 胆汁酸と脂質分解物の複合ミセル
[D.M.Small, *Gastroenterology*, **52**, 609 (1967)]

■ 談話室 ■

胆汁酸

胆汁酸は，ビリルビン，リン脂質，Ch，Na^+，K^+，Ca^{2+}，Mg^{2+}，Cl^-，HCO_3^- などとともに胆汁として胆嚢に貯蔵され，消化ホルモンのコレシストキニンの刺激により十二指腸へ放出される．

■ 談話室 ■

微絨毛膜の周辺環境

微絨毛は食品を消化するたびに傷つき，脱落する．そのため絨毛の付け根部分のクリプト部（腸腺窩）ではつねに細胞増殖が起こり，新しい細胞を絨毛先端部へ押し出している．微絨毛周辺には不動水層とよばれる層が存在する．ミセル状態ならばこの水層を通過できるが，油の状態では微絨毛膜表面に近づくことができない．ミセル中の 2-MG や FFA は（ミセルにはそのほかにも Ch やリゾリホスファチジルコリン（Lyso-PL）が含まれている），不動水層を通過したのち単分子としてミセルから分かれ，微絨毛膜へ取り込まれる．この際，2-MG と FFA のみが拡散によって膜を通過するが，胆汁酸はイオン化しているために通過できず腸管内に残ってしまう．

■ 談話室 ■

生体内におけるTGの再合成

　微絨毛膜を通過し，小腸上皮細胞に取り込まれた2-MGとFFAは，細胞内の小胞体に移送される．この際，これら加水分解物は，輸送タンパク質により運ばれるものと考えられている．脂肪酸は，細胞内の滑面小胞体表面に存在するアシルCoA合成酵素によりアシルCoAに変換される．その後，小胞体内で2つのアシルCoAと2-MGからTGに再合成される（図2.5）．ただし，この再合成の際，2-MG（図2.5中ではβ-MG）に結合するFFAは，元来結合していたFFAであることは少なく，再合成はランダム（不規則）に行われる．

　小腸上皮細胞内にはTGの再合成経路がもうひとつ存在する．しかし，その役割は小さい．この経路は，α-グリセロリン酸経路とよばれ，本来はPLの合成経路であり，PLからジアシルグリセロール（DG）を経由してTGを合成する．このα-グリセロリン酸経路はクリプト部において，細胞増殖に必要なPLを合成するために，活性が高いものと考えられている（PLは細胞膜を構成する主要な成分である）．

補酵素A（Coenzyme A, CoA）

　脂肪酸（アシル基）の転移反応に関与する補酵素．ビタミンB群のパントテン酸から合成される．補酵素AのAはacetylationを意味する．末端のSHにアシル基をチオエステル結合させ，アシル-CoA状態となる．アシルCoAは，脂肪酸のβ酸化，脂肪酸の合成，TGの再合成などの途中に出現する重要な代謝中間体である．

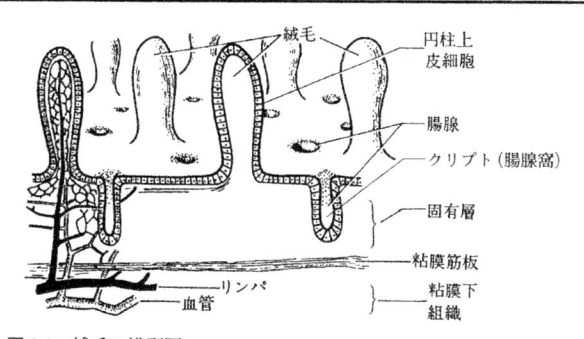

CoAの構造

図2.4　絨毛の模型図
[武藤泰敏，"消化・吸収―基礎と臨床―"，p.75，第一出版 (2002)]

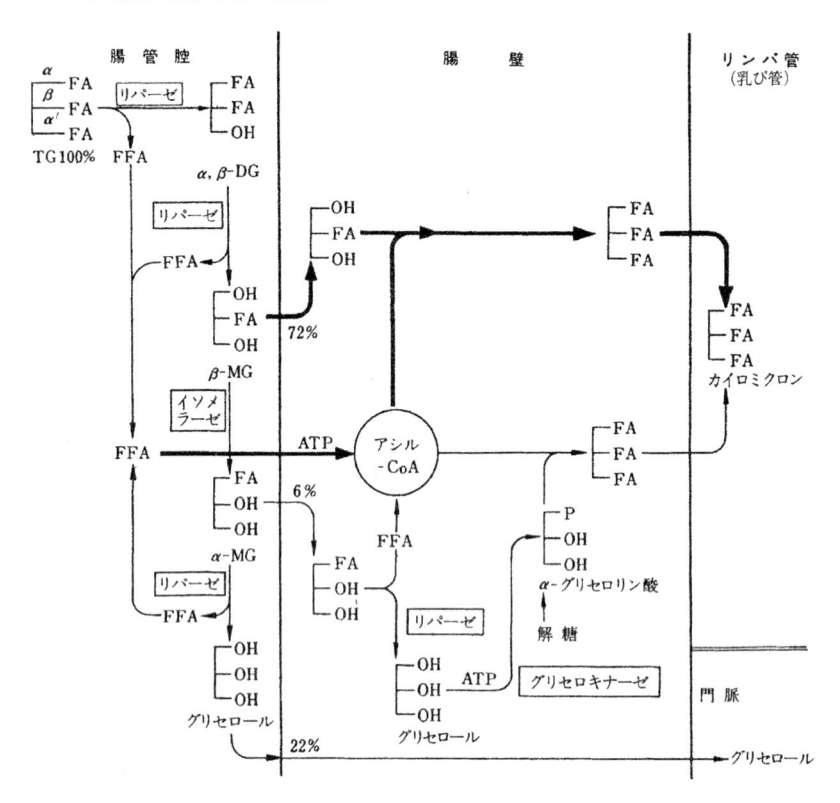

FFA：遊離脂肪酸　　FA：脂肪酸　　MG：モノアシルグリセロール
DG：ジアシルグリセロール　　TG：トリアシルグリセロール

図 2.5　トリアシルグリセロールの再合成経路
[Mattson, F.H., Volpenheim, R.A., *J. Biol. Chem*, **239**, 2772 (1964)]

■ 談話室 ■

MCT（Medium chain triacylglycerol）

　短鎖脂肪酸および中鎖脂肪酸は，エネルギーに変換されやすい特徴がある（第3章）．そのため中鎖脂肪酸を用いて人工的に合成された MCT が，長年にわたり世界中で臨床栄養の場で使用されている．MCT は人工合成物でありながら，このように使用経験が十分であることから，米国・食品医薬品局（Food and Drug Administration：FDA）の GRAS（Generally Recognized as Safe）物質（食経験上安全と認められる物質）として取り扱われている．

表面は，微絨毛とよばれる小突起で覆われている（図2.4）．小腸は，表面を細かく突起させることによりその表面積を大きくし，効率よい栄養吸収が行えるようになっている．

微絨毛膜を通過し，小腸上皮細胞に取り込まれた2-MGとFFAは，1分子の2-MGに対し，2分子のFFAがエステル結合する反応によりTGへ再合成される．これら一連の反応を図2.5に示す．

2.1.2 リン脂質（PL）の消化・吸収

PL（phospholipid）の消化は小腸で行われる．膵液に含まれるホスホリパーゼA_2はPLのsn-2位の脂肪酸を加水分解し，Lyso-PLとFFAを生成する（図2.6）．この分解物も腸管内で複合ミセルに取り込まれ，小腸上皮細胞に吸収される．Lyso-PLの一部は小腸内でさらに加水分解され，脂肪酸とリン酸塩基とになり小腸から吸収される．

小腸上皮細胞に吸収されたLyso-PLは，細胞内でアシルCoAと反応し，PLに再合成されるか，さらに分解され，門脈経由で肝臓に運ばれたのち，PLに再合成される．たとえば，PCの場合はリゾホスホリパーゼおよびグリセロホスホコリン・ジエステラーゼによって，ホスホコリンを経由しコリンにまで分解される（図2.7）．

2.1.3 コレステロール（Ch）の消化・吸収

食事から摂取するChのほとんどは遊離型であるが，エステル型のものは小腸において膵液に含まれるコレステロール・エステラーゼにより加水分解される（図2.8）．Chも胆汁酸塩との複合ミセルを形成し，小腸上皮細胞に吸収される．吸収されたChの多くは，小腸上皮細胞の小胞体内で，アシルCoAコレステロールアシルトランスフェラーゼ（acyl-CoA cholesterol acyltransferase：ACAT）の作用によりアシルCoA（脂肪酸）と反応し，コレステロールエステル（ChE）に合成される．このエステル化反応の際，不足する脂肪酸は細胞内の脂肪酸として蓄積した部位からまかなわれる．

2.1.4 中鎖脂肪（MCT）の消化・吸収

短鎖および中鎖脂肪酸は特殊な脂肪酸で，おもに乳脂に含まれるため，乳製品を摂取した場合に消化・吸収されるものと考えられる．

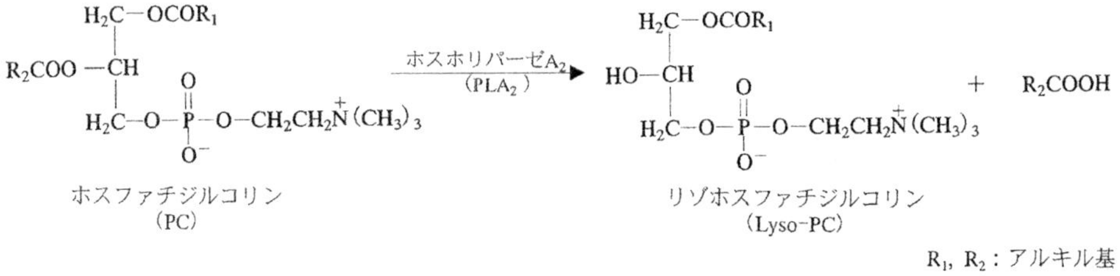

26　2　脂質の消化・吸収・体内輸送

図2.6　ホスファチジルコリン(PC)のホスホリパーゼA_2(PLA$_2$)による加水分解反応

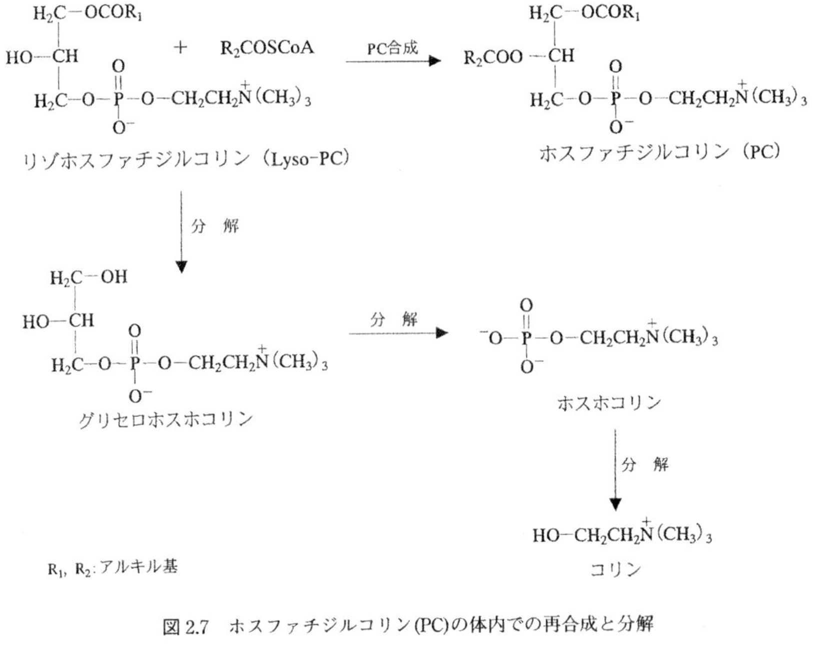

図2.7　ホスファチジルコリン(PC)の体内での再合成と分解

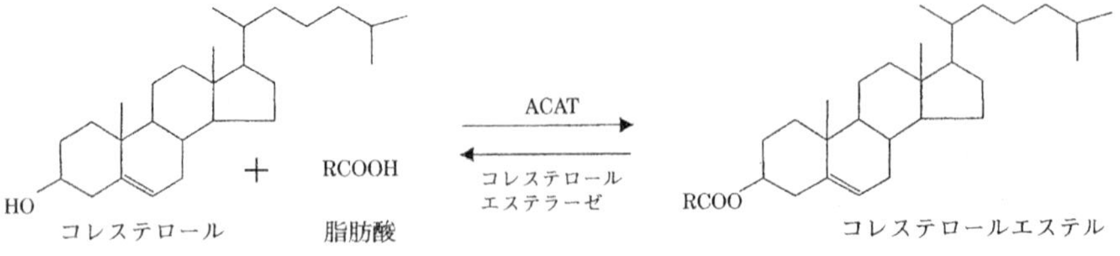

図2.8　コレステロールエステルの合成と加水分解反応

■ 談話室 ■

細胞内でのカイロミクロンの構成

　小腸内で消化され、小腸上皮細胞中で再合成された各種脂質は、細胞内の粗面小胞体で合成されたタンパク質であるアポ B-48 と滑面小胞体においてミクロソームトリアシルグリセロール輸送タンパク質（microsome triacylglycerol transfer protein : MTP）の作用により融合する。さらにアポ A-I とよばれるアポタンパク質とも一緒になり、原始 CM とよばれる状態のリポタンパク質を構成する。この際 MTP は、アポ B-48 の N 末端に結合した形で作用する。リポタンパク質は球状の脂質輸送体であり、表面が極性の高い PL、Ch およびアポタンパク質で覆われ、内部に脂溶性の TG、コレステロールエステル（ChE）、脂溶性ビタミンをもつ化学構造体である（図 2.9）。この中に含まれる Ch はそのほとんどが ChE である。これは、Ch 自体が界面活性物質であるため、そのままでは CM 表面に位置し、多くの Ch を輸送できないからである。なお、原始 CM の合成、組み立て、分泌には、アポ B-48 の存在が必要である。

　原始 CM は小腸上皮細胞から乳び管に分泌され、リンパ管を介して鎖骨下大静脈に流れ込み、体内を血流に乗って循環する。原始 CM は血液循環中、HDL）からアポ E、アポ C-II などを受け取り、成熟 CM となる。

表 2.2　リポタンパク質代謝に関係する主要なアポタンパク質

アポタンパク質	分子量	アミノ酸残基数	染色体	おもな生成部位	血清濃度 (mg/dL)	機能
A I	28 300	243	11	肝・腸	120～140	HDL 形成, HDL 受容体に結合 LCAT 活性化
A II	8 700×2	77×2	1	肝	35～50	HTGL 活性化？
A IV	46 000	376	11	腸	<5	脂肪の吸収？
B 100	549 000	4 536	2	肝	70～90	VLDL の分泌, LDL 受容体に結合
B 48	246 000	2 152	2	腸	<5	カイロミクロンの分泌
C I	6 500	57	19	肝	5～8	LCAT 活性化
C II	8 800	73	19	肝	3～7	LPL 活性化
C III	8 700	79	11	肝	10～12	レムナントの取り込みは抑制？
D	22 700	169	3	肝	8～10	LCAT/CE 交換反応
E	34 000	299	19	肝, 脳, マクロファージ	3～5	アポ E 受容体に結合, コレステロール逆転移

［板倉弘重 編，"脂質の科学"，p. 33, 朝倉書店（1999）］

　MCT の消化吸収は、通常の TG（長鎖脂肪酸により構成されている TG）と大きく異なる。MCT は、消化管内での消化が不完全でも容易に小腸上皮細胞に吸収されるといわれている。たとえば、膵リパーゼ、胆汁酸塩が十分に働かず、消化管内でミセル形成ができない場合でも MCT は小腸上皮細胞内に取り込まれる。取り込まれた MCT は TG に再合成されず、細胞内で加水分解されて遊離の中鎖脂肪酸と

なり，門脈へ放出される．門脈へ放出された中鎖脂肪酸は，血液中のアルブミンと結合して肝臓まで運ばれ，肝細胞中のミトコンドリアでβ酸化を受ける（第3章参照）．

2.2 脂質の体内輸送

2.2.1 小腸由来のリポタンパク質

小腸内で消化され，小腸上皮細胞中で再合成された各種脂質は，リポタンパク質（図2.9）の一つであるカイロミクロン（キロミクロン，chylomicron：CM）に組み込まれ，小腸上皮細胞から乳び管に分泌され，リンパ管を介して鎖骨下大静脈に流れ込み，体内を血液に乗って循環する．CMは体内循環過程で，細胞に存在するリポタンパク質リパーゼ（lipoprotein lipase：LPL）の作用により，内部に含有するTGが加水分解を受ける（図2.10）．

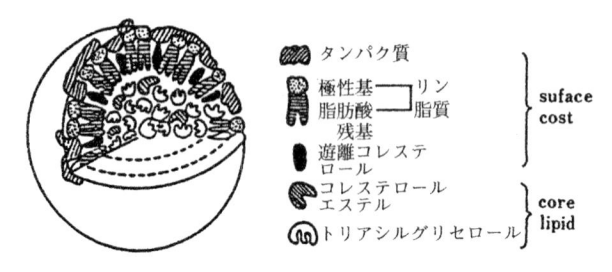

図2.9 リポタンパク質の基本構造
[山本（鹿山光 編），総合脂質科学, p.361, 恒星社厚生閣(1989)]

━━■ 談話室 ■━━

アポC-II と LPL

LPLは，CM中のアポC-IIが補酵素的に作用して活性化される．よってアポC-IIの構造に異常がある際は，TGの加水分解が進行せず，高TG血症となる．

アポC-II と HTGL

IDLにはアポC-IIが存在しないが，HTGLはアポC-IIにより活性化される必要がない．この点がLPLと大きく異なる．

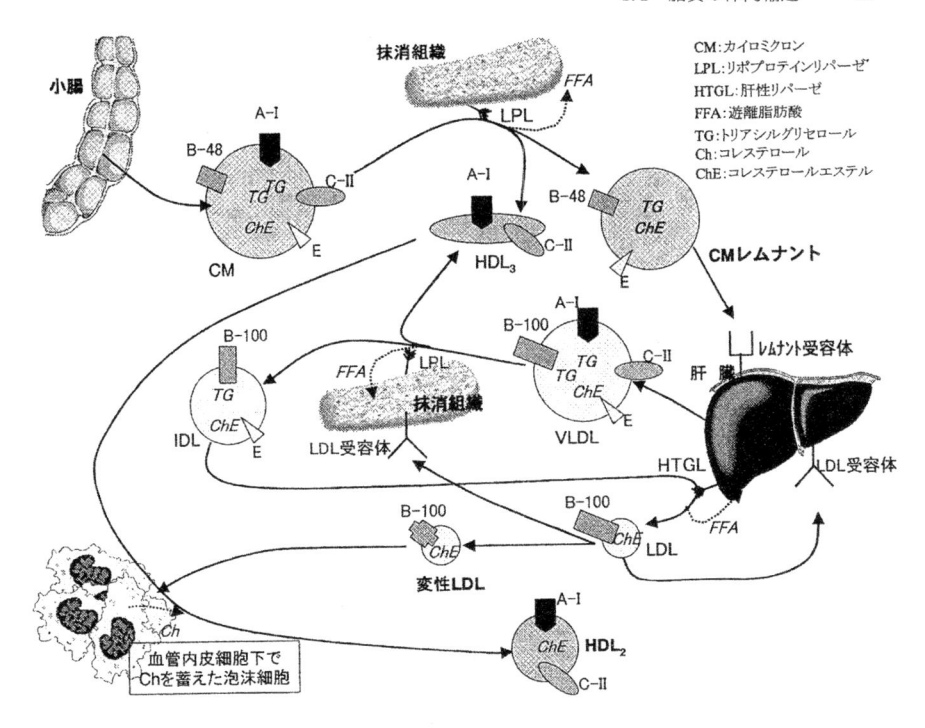

図 2.10　リポタンパク質の体内移動

　加水分解を受けた脂肪酸は各細胞に取り込まれ，エネルギー源として使用されるか，もしくはエネルギーの貯蔵用脂質である TG へ変換される．CM は LPL による加水分解で，CM 中心部の TG が減少することに伴い，表面を覆う PL とアポ A-I，アポ C-II が CM から離れて高密度リポタンパク質（high density lipoprotein：HDL）となる．HDL は俗に"善玉コレステロール"ともよばれている．CM から離れた HDL は，内部に TG や ChE をほとんど含まないため円盤状の構造となっている．この HDL をとくに HDL_3 とよぶ（図 2.10）．

　一方，LPL の作用により中心部の TG が減り，比重が高くなった CM をカイロミクロンレムナントとよぶ．レムナント（remnant）とは，"残物"という意味である．この CM レムナントは，最終的には肝臓表面に存在するレムナントレセプター（受容体）の作用により肝臓に取り込まれ，分解される（図 2.10）．

--- 談話室 ---

リポタンパク質と動脈硬化

　コレステロール (Ch) を多く含む LDL は，LDL 受容体（レセプター）を介して各細胞に取り込まれるが，LDL 受容体の構造に欠陥がある場合，LDL は LDL 受容体に認識されなくなる．このような場合，血液中に LDL が滞留することとなり，血中 Ch 値の増加が起こる．LDL 受容体の構造欠陥は遺伝的に受け継がれる．ヒトは LDL 受容体の遺伝子を両親から 1 つずつ，合計 2 つ受け継いでいて，片方の LDL 受容体遺伝子に欠陥があると，肝臓における LDL の処理能力が半減する．このようなヒトをヘテロ型の家族性高コレステロール血症 (familial hypercholesterolemia：FH) とよぶ．このヘテロ型 FH のヒトの血中 Ch は 300mg/dL 以上であり，健常人の血中 Ch 値：180mg/dL 程度の倍以上になる．ヘテロ型 FH は，500 人に 1 人の割合で存在するといわれている．一方，両方の LDL 受容体遺伝子に欠陥がある場合をホモ型 FH という．ホモ型 FH 者は，100 万人に 1 人存在するといわれている．ホモ型 FH はヘテロ型 FH と異なり，血液中の LDL を処理できないため，血中 Ch 値が 500mg/dL を超え，成人する前に動脈硬化を起こし，死に至るケースも珍しくない．

◆

　動脈硬化とは文字どおり"動脈が硬化した状態"のことであり，これが原因として起こる病気としては，心筋梗塞，脳梗塞などが知られている．動脈（血管）の硬化は，血管への Ch 沈着と石灰化により起こり，LDL が血管内皮細胞下で酸化変性されることが原因となると考えられている（図 2.11）．LDL は体内で Ch を輸送するという大切な役割を担っているが，血中の LDL 量が増加（＝血中 Ch 値の増加）すると，動脈硬化生成の原因となってしまう．

　血流中の LDL は，何らかの原因で血管内皮細胞下に入り込むと，その場で酸化を受け，酸化 LDL となる．この際，血管内皮細胞下に入り込む原因としては，能動的輸送，血圧による内皮細胞間隙からの進入，血流による内皮細胞損傷による進入などが考えられている．LDL の酸化原因には，金属イオン，スーパーオキシド (O_2^-)，ペルオキシナイトライト ($ONOO^-$)，酵素であるリポキシゲナーゼなど様々なものが考えられているが，特定されてはいない．ペルオキシナイトライトは，一酸化窒素 (NO) と O_2^- との反応で生成する物質で，非常に強い脂質酸化能をもつ．NO は，内皮由来血管弛緩因子 (endothelium derived relaxing factor：EDRF) として知られ，内皮細胞で生成され，血管平滑筋細胞に作用し，血管を弛緩させるための情報伝達物質である．内皮細胞下で酸化変性を受けた LDL 中のアポ B-100 は，LDL 受容体に認識されなくなり，代わりにマクロファージ中のスカベンジャー受容体に認識されるようになる．マクロファージはスカベンジャー受容体を介し，酸化変性した LDL を多量に取り込み，自らは泡沫細胞へと変化する．泡沫細胞は動脈硬化の初期病変である．以上のように Ch を多く含む LDL は，Ch を体内に運搬する重要な役割を担ってはいるが，動脈硬化の原因となるため，現在，"悪玉コレステロール"として悪者扱いされている．

◆

HDLの逆輸送能力は，動脈硬化巣の生成を考慮する際，非常に重要となる．血管内皮細胞下に沈着したLDL由来のChは，ATPバインディングカセットプロテインA_1（$ABCA_1$）の作用によりHDL（HDL_3）へ渡されて運び出される．HDLは，CMやVLDLより発生するが，そのほかにも肝臓や小腸でも生成される．HDLにはアポタンパク質のアポA-Iとレシチンコレステロールアシル転移酵素（lecithin cholesterol acyl transferase：LCAT）が存在し，アポA-IはLCATの補酵素として働く．LCATは，PLの2位の脂肪酸をChにエステル結合させ，ChEを合成する酵素である．この際，PLから転移される一般的な脂肪酸はリノール酸がおもだといわれている．HDL_3はLCATの作用で合成したChEを自らの内部に蓄積する．この状態のHDLをHDL_2とよぶ．ChをChEに変換する理由は，カイロミクロンの場合と同じである．したがって，アポA-Iに欠陥がある場合は，LCATが活性化されず，Ch蓄積組織からのCh逆輸送ができなくなる．以上のような機構でHDLが体内で働くことより，HDLは"善玉コレステロール"とよばれている．

HDL_2中のChEは，血漿中に存在するコレステロールエステル輸送タンパク質（cholesterolester transfer protein：CETP）の作用により，他のリポタンパク質へ移送される．

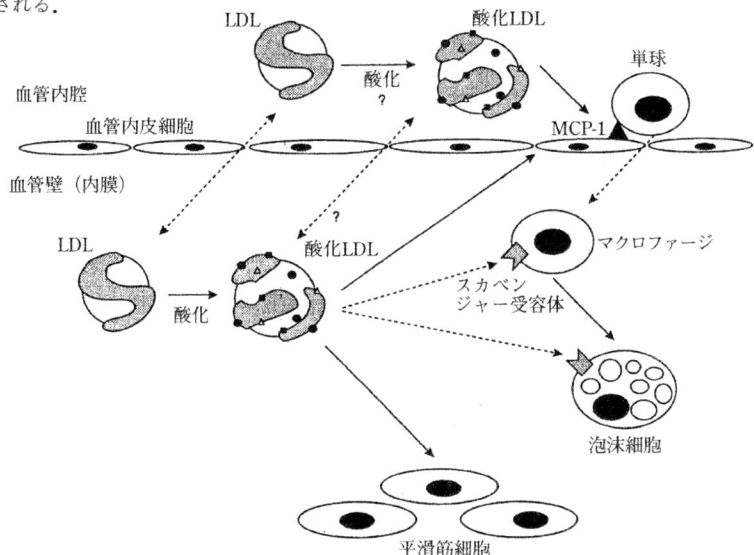

図2.11 低密度リポタンパク質（LDL）の変性と泡沫細胞の生成
[奥山治美,菊川清見 編,"脂質栄養と脂質過酸化—生体内脂質過酸化は傷害か防御か—",p.123,学会センター関西(1998)]

2.2.2 肝臓由来のリポタンパク質

　肝臓では，CM レムナントにより運び込まれた各種脂質と，肝臓内で合成された各種脂質より，超低密度リポタンパク質（very low density lipoprotein：VLDL）の構成が行われる．この際，CM と同様の過程で構成が行われるが，VLDL を形づくるリポタンパク質はアポ B-100 である．

　肝臓から血流に放出された VLDL は，CM と同様に，各組織の LPL により，TG の加水分解を受け，中間密度リポタンパク質（intermediate density lipoprotein：IDL）と HDL_3 を生成する．IDL は，肝臓に存在する肝性リパーゼ（hepatic triglyceride lipase：HTGL）の作用により，内部に存在する TG が加水分解を受ける．HTGL は，LPL とは異なるリパーゼであり，肝臓のみに存在する．

　HTGL により TG を失い，さらに高比重となった肝臓由来リポタンパク質を低密度リポタンパク質（low density lipoprotein：LDL）という．このリポタンパク質は，内部の TG をほとんど失っているため，ChE 含量が高いという特徴をもつ．LDL は各組織の細胞表面に存在する LDL 受容体に感知され，細胞内へ取り込まれる．この取り込みにより細胞に Ch とリン脂質が輸送される．リン脂質はおもに細胞膜構成因子として使用され，Ch は細胞膜構成因子やホルモン合成原料として使用される．そのため，ホルモン原料として Ch を多く必要としている副腎皮質には多くの LDL 受容体が発現している．各組織に取り込まれなかった LDL は，最終的に肝臓の LDL 受容体に認識されて処理される（図 2.10 参照）．なお LDL 受容体は，LDL 表面に存在するアポ B-100 を認識している．

　各細胞で余剰となった Ch は，HDL により運び出される（逆輸送）．

2.2.3 門脈を経由した脂肪酸の輸送

　通常の脂肪酸は，小腸から吸収されたのちに TG に再合成され，CM 中に組み込まれて乳び管を経てリンパ管へ放出される．MCT を摂取した場合は TG に再合成されず，遊離の中鎖脂肪酸のまま，門脈へ放出される．門脈へ放出された中鎖脂肪酸は，アルブミンと結合して肝臓まで運ばれ，肝細胞中のミトコンドリアで β 酸化を受け，アセチル CoA に変換される．また，1,3-DG を摂取した際も，小腸上皮細胞で TG へ再合成されず，FFA の形で門脈中へ流れ込むことが報告されている（第 10 章参照）．

3

脂質の代謝と体内合成

　脂質は，それ自身がもつ機能はもとより，タンパク質など他の物質とも相互に関連して体内で様々な役割を果たしている．脂質の役割は，エネルギー源をつくり出す化学物質，細胞を構成する要素としての物質，あるいは生体内のホルモンの原料であったりする．第2章では食品より摂取した脂質の消化・吸収および体内輸送に関してまとめた．そこで本章では，体内の各細胞に運び込まれた脂質がどのように利用されるのか，さらには，どのような機構でこれら脂質が体内で合成されるかに関してまとめる．

3.1　トリアシルグリセロール（TG）の代謝と体内合成

3.1.1　エネルギー源としての脂質（β酸化）

　三大栄養素は，脂質，タンパク質，糖質のことである．この場合の脂質とは中性脂肪のことであり，中性脂肪の"中性"とは，酸性基をもつリン脂質やアルカリ性基をもつスフィンゴ脂質などを含まないことを強調した用語である．中性脂肪といった場合，一般にトリアシルグリセロール（TG）のことを意味する．先の章でも示したが，TGは1つのグリセロールと3つの脂肪酸から構成されていて，三大栄養素中では単位重量当たりのエネルギーが約9 kcal/gともっとも高い．これは，タンパク質や糖質と比較して，脂肪は分子当たりの酸素含量が少ない（酸化程度が低い）ため，酸化によってCO_2とH_2Oへ分解される際，大きなエネルギーを生み出すからである．なお，TGからのエネルギーの生成は，TGから直接エネルギーを取り出すのではなく，まず脂肪酸に加水分解して，その脂肪酸を使用してエネルギー変換が行われる．

　血中のリポタンパク質から，リポタンパク質リパーゼ（LPL）の作用により細胞

内に取り込まれた脂肪酸（遊離脂肪酸，FFA）は，ミトコンドリア内でβ酸化される．この際FFAは，細胞質でアシルCoAに活性化され，さらにカルニチンアシル転移酵素でアシルカルニチンとなる．これはアシルCoAの状態ではミトコンドリア二分子膜（内膜および外膜）を通過できないためである（図3.1）．ミトコンドリアに取り込まれたアシルカルニチンは，ミトコンドリア内で再びアシルCoAに変換され，β酸化を受ける．

β酸化とは，アシルCoAからアセチルCoAを転換する反応で，2炭素単位でアシルCoAから炭素を切り出す反応である（図3.2）．たとえば，炭素数18のステアリン酸がβ酸化されるときを考えると，計算上9分子のアセチルCoAが生成することになる（図3.3）．ここで生成したアセチルCoAは，TCA回路に入りオキザロ酢酸と反応し，クエン酸を生じる．このクエン酸は，細胞内でエネルギーが不足している状態ではTCA回路，電子伝達系を経てエネルギー生産（アデノシン三リン酸（ATP）生産）に回る（図3.4）．

炭素数が10以下の脂肪酸（短鎖脂肪酸，中鎖脂肪酸）の場合は，アシルCoAの状態で直接ミトコンドリアに取り込まれることが知られている．そのためこれら脂肪酸を摂取した場合，体内で急激なβ酸化が起こりアシルCoAを生産する．このような代謝的特性より，短鎖脂肪酸や中鎖脂肪酸は，エネルギーに変換されやすく，体内に蓄積しにくいエネルギー源といえる（第10章参照）．

脂肪酸の炭素数が20，22などの長鎖脂肪酸は，ミトコンドリア内では酸化されにくく，同じく細胞内器官であるペルオキシソームで炭素数が8になるまでβ酸化され，そののちにミトコンドリアでさらなるβ酸化を受けるといわれている．

■ 談話室 ■

不飽和脂肪酸と奇数鎖脂肪酸のβ酸化

不飽和脂肪酸の場合は，不飽和脂肪酸アシルCoAの状態でβ酸化を受け，二重結合の位置までβ酸化されると，イソメラーゼにより二重結合の転換と立体構造の変換を受けた後，さらにβ酸化される．

脂肪酸は通常，偶数個の炭素により構成されるが，奇数個の炭素で構成される奇数鎖脂肪酸も食品にはわずかながら含有されている．これら脂肪酸はヒト体内へ取り込まれると，偶数個の炭素原子をもつ脂肪酸と同様にβ酸化を受けるが，最終生成物はアセチルCoAではなく，プロピオニルCoAとなる．プロピオニルCoAはその後，メチルマロニルCoAを経てスクシニルCoAになる．その後，オキザロ酢酸を経て，ブドウ糖に変換される（図3.5）．この代謝は，脂質から糖が生成する数少ない例である．

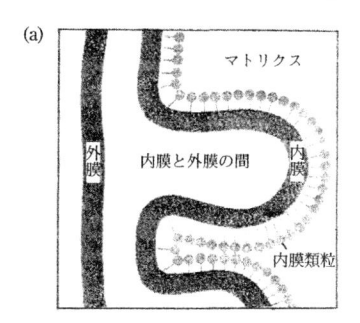

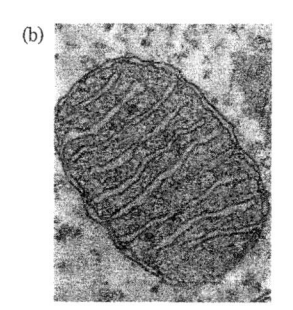

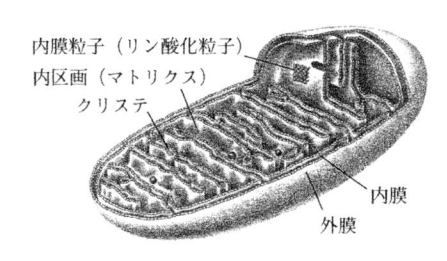

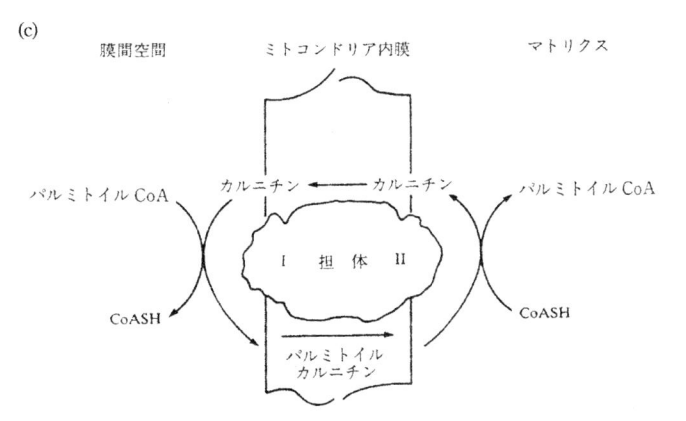

3.1 トリアシルグリセロール（TG）の代謝と体内合成   35

図3.1 (a) ミトコンドリア二分子膜　　(b) ミトコンドリアの電子顕微鏡像（左）と模式図（右）
(c) パルミチン酸由来のパルミトイルCoAの細胞質とミトコンドリアマトリクス間の移動のようす
担体ⅠとⅡは2つのカルニチンパルミトイルトランスフェラーゼである．担体はパルミトイルカルニチンを膜の内側に通し，反対に遊離カルニチンを膜の外側に出す．遊離CoAは膜を透過しない．
[(a) E.E.Conn, P.K.Stumpf, "Outlines of Biochemistry", wiley & Sons(1976)],
[(b) M.M.Bloomfield, "Chemistry and the Living Organism", Jhon wiley & Sons(1992)],
[(c) P.W.kuchel, G.B.Ralston, "Schaums Outline of Theory, and Problems of Biochemistry McGraw‐Hill(1988)]

$$\text{反応1：} \quad CH_3(CH_2)_nCH_2CH_2COSCoA + FAD \xrightarrow{\text{アシル CoA デヒドロゲナーゼ}} CH_3(CH_2)_nCH=CHCOSCoA + FADH_2$$

$$\text{反応2：} \quad CH_3(CH_2)_nCH=CHCOSCoA + H_2O \xrightarrow{\text{エノイル CoA ヒドラターゼ}} CH_3(CH_2)_nCH(OH)CH_2COSCoA$$

$$\text{反応3：} \quad CH_3(CH_2)_nCH(OH)CH_2COSCoA + NAD^+ \xrightarrow{\text{3-ヒドロキシアシル CoA デヒドロゲナーゼ}} CH_3(CH_2)_nCOCH_2COSCoA + NADH_2^+$$

$$\text{反応4：} \quad CH_3(CH_2)_nCOCH_2COSCoA + CoASH \xrightarrow{\text{チオラーゼ}} \underline{CH_3(CH_2)_nCOSCoA} + \underline{CH_3COSCoA}$$

反応1へ戻る ←　　　　　　　　アセチル CoA

図 3.2　脂肪酸の β 酸化反応機構

ステアリン酸（$C_{17}H_{35}COOH$）1分子からアセチルCoA（$CH_3COSCoA$）が9分子生成する

計算1
アシルCoAへの変換反応で2ATPを消費する
　　　　　$C_{17}H_{35}COOH \longrightarrow C_{17}H_{35}COSCoA$　　　　　−2 ATP

計算2
β 酸化で生じたアセチルCoAは，TCA回路，電子伝達系で12 ATPを生成する．
ステアリン酸からは9分子のアセチルCoAが生じることより，
　　　　　12×9＝108 ATPが生成　　　　　　　　　　　108 ATP

計算3
β 酸化の過程で生成するFADH$_2$より電子伝達系で2 ATPが生成．ただし β 酸化が起こる回数は8回
　　　　　2×8＝16 ATPが生成　　　　　　　　　　　　16 ATP

計算4
β 酸化の過程で生成するNADH$_2^+$より電子伝達系で2 ATPが生成．ただし β 酸化が起こる回数は8回
　　　　　3×8＝24 ATPが生成　　　　　　　　　　　　24 ATP

1分子のステアリン酸から生成するATPの数は，108＋16＋24−2＝146

図 3.3　ステアリン酸の β 酸化より生成するエネルギーの計算結果

3.1.2　脂肪酸と TG の体内合成

エネルギー過剰状態では，脂肪酸は β 酸化を受けず，TG の形で白色脂肪細胞に蓄積され，貯蔵型エネルギーとなる．白色脂肪細胞は体内のいたるところに存在し，皮下に多量に存在すると"皮下脂肪"とよばれ，内臓周囲に蓄積すると"内臓脂肪"とよばれるようになる．

体内でエネルギー的に余剰となった糖質（ブドウ糖）も脂肪酸に変換され，最終的には TG の形で白色脂肪細胞に蓄積される．この過程は脂質生合成とよばれてい

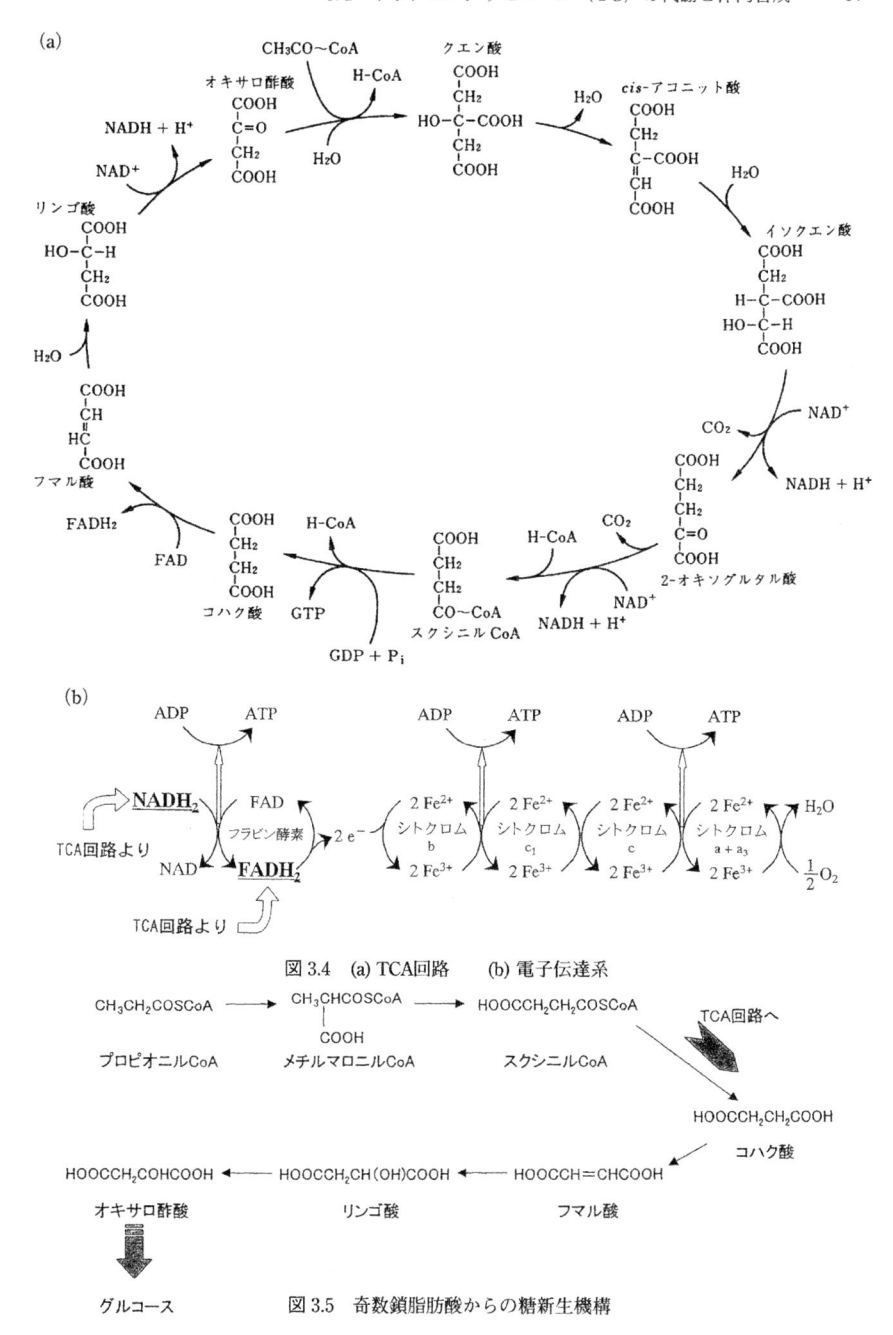

3.1 トリアシルグリセロール (TG) の代謝と体内合成　37

図3.4 (a) TCA回路　(b) 電子伝達系

図3.5 奇数鎖脂肪酸からの糖新生機構

て，おもに，小腸，肝臓，脂肪組織で行われている．ブドウ糖は，ブドウ糖量が十分で，ミトコンドリア中でクエン酸回路の必要量を上回る際，過剰のクエン酸が脂肪酸合成の細胞質に運び出され，細胞質中でアセチル CoA に変換される（図3.6）．アセチル CoA はアセチル CoA カルボキシラーゼの作用により，マロニル CoA に転換される．マロニル CoA の生成は，脂肪酸合成の開始シグナルとなり，多機能酵素複合体である脂肪酸合成系上で脂肪酸合成が起こる（図3.7）．

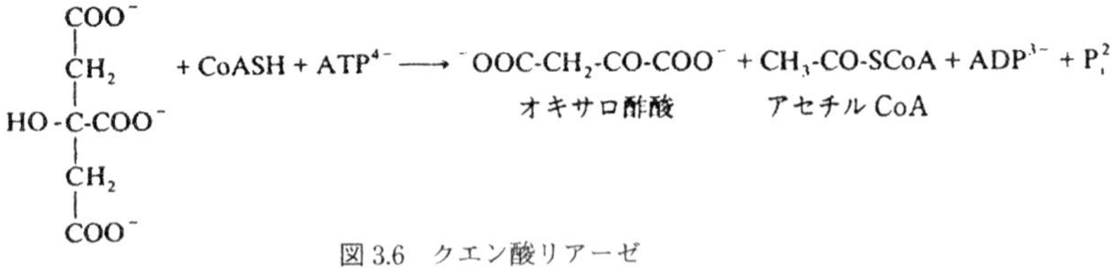

$$\begin{array}{c}COO^-\\|\\CH_2\\|\\HO-C-COO^-\\|\\CH_2\\|\\COO^-\end{array} + CoASH + ATP^{4-} \longrightarrow {}^-OOC-CH_2-CO-COO^- + CH_3-CO-SCoA + ADP^{3-} + P_i^{2-}$$

オキサロ酢酸　　　　アセチル CoA

図 3.6　クエン酸リアーゼ

━━▌談話室▐━━

体内貯蔵型エネルギー

　体内で TG は貯蔵型のエネルギーとして白色脂肪細胞中に蓄積される．脂肪 10 kg のカロリー値は約 90 000 kcal であり，このエネルギーで計算上 40〜50 日間の完全絶食に絶えることができる．同じ貯蔵型エネルギーとして，肝臓と骨格筋に貯蔵されるブドウ糖由来のグリコーゲンがあるが，これはエネルギー量としては少なく 3〜6 時間程度で枯渇する．

━━▌談話室▐━━

生体内における不飽和脂肪酸の合成

　アセチル基とマロニル基が脂肪酸合成系に結合すると，7 回酵素反応が起こり，パルミチン酸を生じ，多機能酵素複合体からパルミチン酸 (16 : 0) が離れる．生体内ではこの後，鎖長延長反応によりステアリン酸 (18 : 0) が生成し，さらにステアリン酸に Δ9 不飽和化酵素が作用して，オレイン酸 (18 : 1n-9) が生成する（図3.8）．しかし，Δ12 不飽和化酵素がヒトには存在しないため，オレイン酸からリノール酸 (18 : 2n-6) へ変換は行われない．

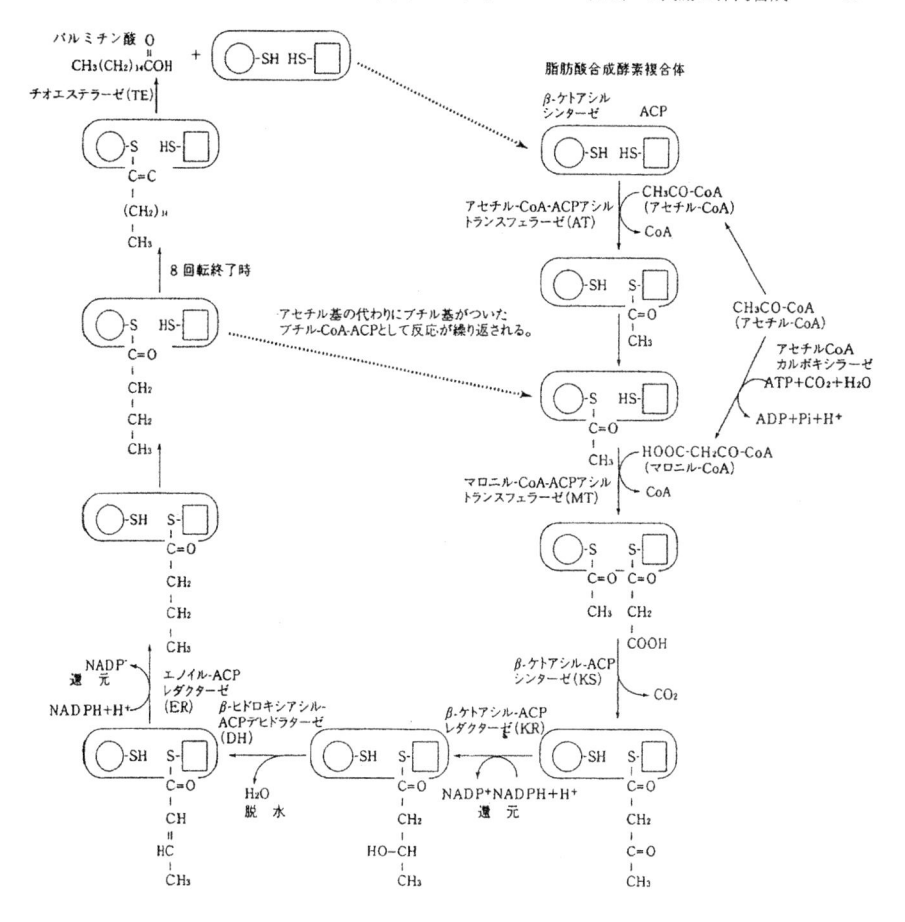

3.1 トリアシルグリセロール（TG）の代謝と体内合成　39

図3.7　脂質の生合成反応
[日本油化学会 編, "油化学便覧", 第4版, p. 168, 丸善(2001)]

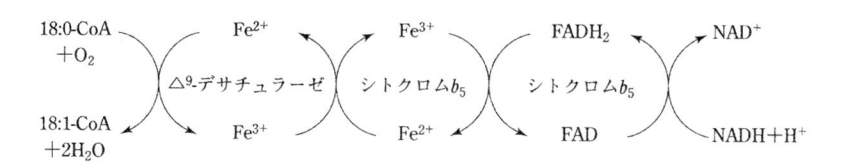

図3.8　ステアリン酸からのオレイン酸生成反応

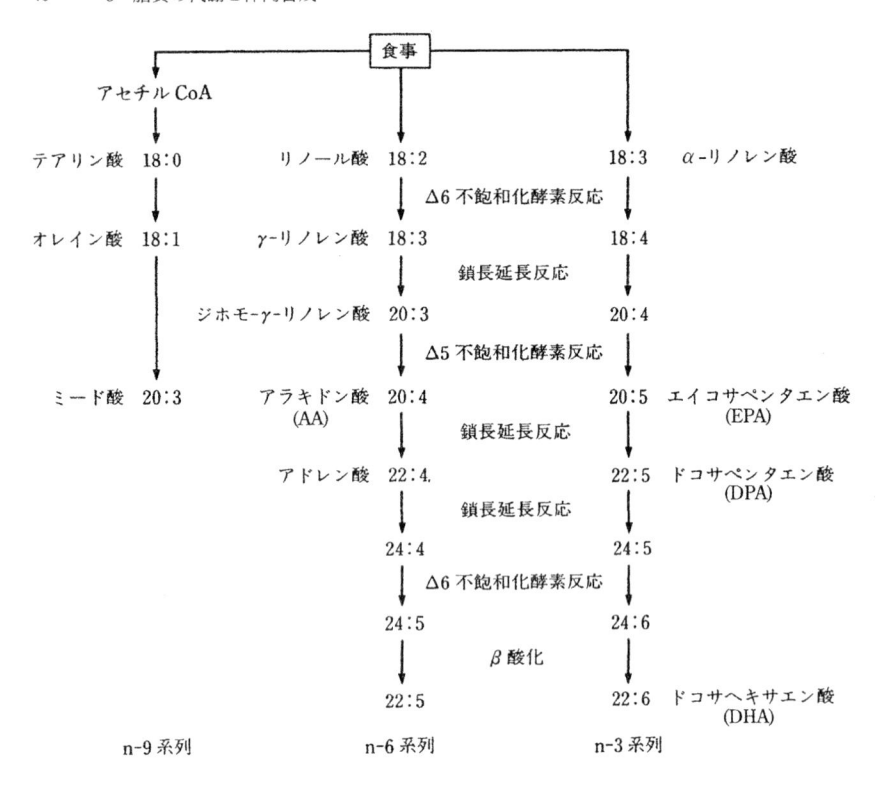

```
                            食事
        ┌───────────────────┼───────────────────┐
     アセチルCoA              ↓                   ↓
        ↓
 テアリン酸 18:0       リノール酸 18:2           18:3 α-リノレン酸
        ↓                   ↓ Δ6不飽和化酵素反応    ↓
 オレイン酸 18:1       γ-リノレン酸 18:3         18:4
        ↓                   ↓ 鎖長延長反応         ↓
                    ジホモ-γ-リノレン酸 20:3      20:4
        ↓                   ↓ Δ5不飽和化酵素反応    ↓
 ミード酸 20:3         アラキドン酸 20:4          20:5 エイコサペンタエン酸
                           (AA)                      (EPA)
                            ↓ 鎖長延長反応         ↓
                     アドレン酸 22:4             22:5 ドコサペンタエン酸
                                                     (DPA)
                            ↓ 鎖長延長反応         ↓
                          24:4                  24:5
                            ↓ Δ6不飽和化酵素反応
                          24:5                  24:6
                            ↓ β酸化              ↓
                          22:5                  22:6 ドコサヘキサエン酸
                                                     (DHA)
    n-9系列             n-6系列                n-3系列
```

図 3.9 n-9, n-6 および n-3 系列脂肪酸の生合成経路
  [日本栄養食糧学会 監修, "脂肪酸栄養の現代的視点", p. 91, 光生館(1998)]

3.1.3 n-6系列脂肪酸およびn-3系列脂肪酸の鎖長延長反応と不飽和化酵素反応

　ヒトには，Δ12不飽和化酵素やΔ15不飽和化酵素が体内に備わっていないため，オレイン酸から，リノール酸 (C18：2n-6) や α-リノレン酸 (C18：3n-3) を合成することはできない．一方，Δ6不飽和化酵素，Δ5不飽和化酵素，鎖長延長酵素は存在するため，リノール酸 (C18：2n-6) は，それらの酵素により，鎖長延長反応と不飽和化反応を介してアラキドン酸を生成する．すなわち，γ-リノレン酸 (C18：3n-6) →ジホモ-γ-リノレン酸 (C20：3n-6) →アラキドン酸 (C20：4n-6) のように転換し，アラキドン酸を体内で合成することができる (図3.9)．これら反応に関

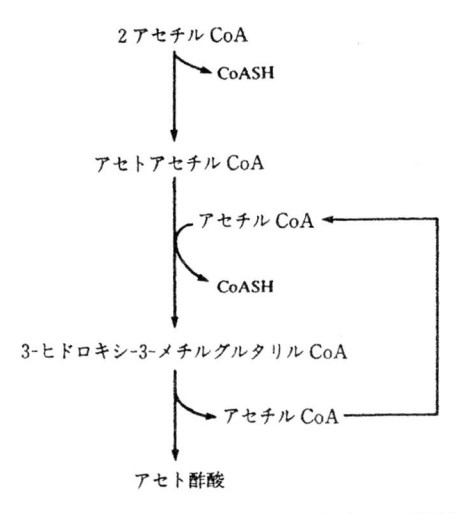

3.1 トリアシルグリセロール（TG）の代謝と体内合成

```
2 アセチル CoA
    │
    │→ CoASH
    ↓
アセトアセチル CoA
    │
    │← アセチル CoA
    │→ CoASH
    ↓
3-ヒドロキシ-3-メチルグルタリル CoA
    │
    │→ アセチル CoA
    ↓
アセト酢酸
```

3-ヒドロキシ酪酸とアセトンはアセト酢酸から誘導される

$CH_3COCH_2COO^-$
アセト酢酸

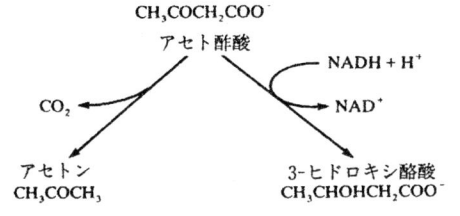

```
      ← CO2        NADH + H+ →
                    NAD+ ←
    ↓                      ↓
アセトン              3-ヒドロキシ酪酸
CH3COCH3             CH3CHOHCH2COO-
```

図 3.10 ケトン体合成の反応経路
[P.W.kuchel, G.B.Ralston, "Schaums Outline of Theory, and Problems of Biochemistry", McGraw-Hill(1988)]

与する不飽和化酵素は膜結合酵素であり，多くの組織細胞中の小胞体に存在することが知られている．アラキドン酸は体内で生合成されるエイコサノイドの主原料であり，生体の恒常性維持に必須の成分である．

同様に，n-3系列脂肪酸は，α-リノレン酸（C18：3n-3）を出発物質として同様の不飽和化反応と鎖長延長反応により，エイコサペンタエン酸（EPA）（C20：5n-3）やドコサヘキサエン酸（DHA）（C22：6n-3）に転換することができる（図3.9）．n-3系列脂肪酸のDHAは，脳神経系の発達には必須な脂肪酸である．

これらn-6系列脂肪酸およびn-3系列脂肪酸は体内で合成することができないため，食事から摂取しなくてはならない．現在，リノール酸，α-リノレン酸，アラキドン酸を体外から摂取する必要がある脂肪酸という意味から，これらを"必須脂肪酸"（essential fatty acid：EFA）とよんでいる．この必須脂肪酸にEPAと

■ 談話室 ■

ホルモン感受性リパーゼ（HSL）の活性化

HSLは低活性型酵素として細胞内に存在するが，細胞表面の受容体にホルモンが結合してアデニル酸シクラーゼが活性化されると，ATPからcAMPが生成してタンパク質キナーゼを活性化し，低活性型のHSLがリン酸化される．このリン酸化によりHSLは活性化され，TGの加水分解を開始する．HSLが感受性を示すホルモンとしては，グルカゴン，エピネフリン，ノルエピネフリンなどが知られている．

DHAを加えるべきであるとする考えもある．［必須脂肪酸に関する文献；*Lipids*, 38, 889（2003）］

ところで，EPA（C20：5n-3）からドコサヘキサエン酸（DHA）（C22：6n-3）への転換は，EPAから直接Δ4不飽和化酵素により転換されるのではなく，EPA（C20：5n-3）→C22：5n-3→C24：5n-3と鎖延長反応を受けた後，Δ6不飽和化酵素によりC24：6n-3が生成し，これがさらにβ酸化を受けることによりDHA（C22：6n-3）が生じる．なお，この際のβ酸化は，細胞内のペルオキシソームで起こる．

3.1.4　貯蔵TG（体脂肪）の利用

体内でエネルギーが不足した場合は，白色脂肪細胞内に蓄積されたTGがホルモン感受性リパーゼ（hormone sensitive lipase：HSL）により加水分解を受け，遊離脂肪酸と2-モノアシルグリセロール（2-MG）を生成する．TGの加水分解により生成した遊離脂肪酸は血液中のアルブミンと結合し，心臓，肝臓，骨格筋に移送され，β酸化を受けてエネルギーに変換される．一方，残った2-MGは，モノアシルグリセロールリパーゼにより脂肪酸とグリセロールに分解される．

■ 談話室 ■

骨格筋とケトン体

骨格筋でケトン体の利用が可能な理由は，筋細胞のミトコンドリア内に3-オキソ酸トランスフェラーゼが存在し，アセト酢酸をアセト酢酸エチルCoAに転換し，最終的にはアセチルCoAに変換することが可能であるからである．

3.1.5 ケトン体の生成と利用

肝臓のミトコンドリアは，脂肪酸の β 酸化で生じたアセチル CoA よりケトン体とよばれる水溶性の脂質燃料を生成することが可能である．ケトン体とは，アセト酢酸，アセトン，3-ヒドロキシ酪酸をさし（図 3.10 参照），これらの物質は，常時，肝臓から血液中に放出されている．これらケトン体はグルコースが十分存在する場合は，その放出量は少ないが（0.1 mmol/L），絶食などで多量の体脂肪が燃焼されると，血中ケトン体量が急激に増加する（8 mmol/L）ことが知られている．ケトン体のアセト酢酸および 3-ヒドロキシ酪酸は，骨格筋や心筋にとって非常に重要なエネルギー源であり，消費するエネルギーの 10% はこれらケトン体から得ているとされている．肝臓はケトン体をエネルギー源として使用することはできないが，骨格筋細胞ではその使用が可能である．さらに，ケトン体は脳でも使用することができる．一説によると，脳は必要エネルギーの 70% をケトン体でまかない，残りをグルコース（ブドウ糖）で補っているとされている．なお，体内で使用されなかったケトン体は尿中に排泄される．

3.2 リン脂質（PL）の体内合成

ヒトでは，PL は TG についで摂取量（1～4 g/day）の多い脂質であり，おもに動物性食品から摂取される．PL は，消化・吸収後に細胞内に取り込まれたのち，おもにその細胞膜の構成分子として使用される．しかし，細胞膜を形つくる重要な分子である PL は，食品からだけではなく体内においても必要に応じて合成されている（図 3.11）．

PL の体内合成は，細胞内の小胞体で行われている．合成は，コリンキナーゼの作用によりコリンからコリンリン酸（ホスホコリン）が合成され，さらに，ホスホコリンシチジルトランスフェラーゼにより，シチジン二リン酸コリン（CDP-コリン）が合成される（図 3.11 の (27) (28)）．合成された CDP-コリンは 1, 2-DG と反応し，ホスファチジルコリン（PC）をつくる（図 3.11 の (8)）．ホスファチジルエタノールアミン（PE）も PC と同様の反応機構により体内合成される（図 3.11 の (9)）．なお，ホスファチジルセリン（PS）は，PE のエタノールアミン残基がセリン基と交換反応を起こすことにより生じる（図 3.11 の (17)）．1, 2-DG は TG 合成の前駆体としても使用されるが，小腸上皮細胞においては，TG 合成は第 2 章に示し

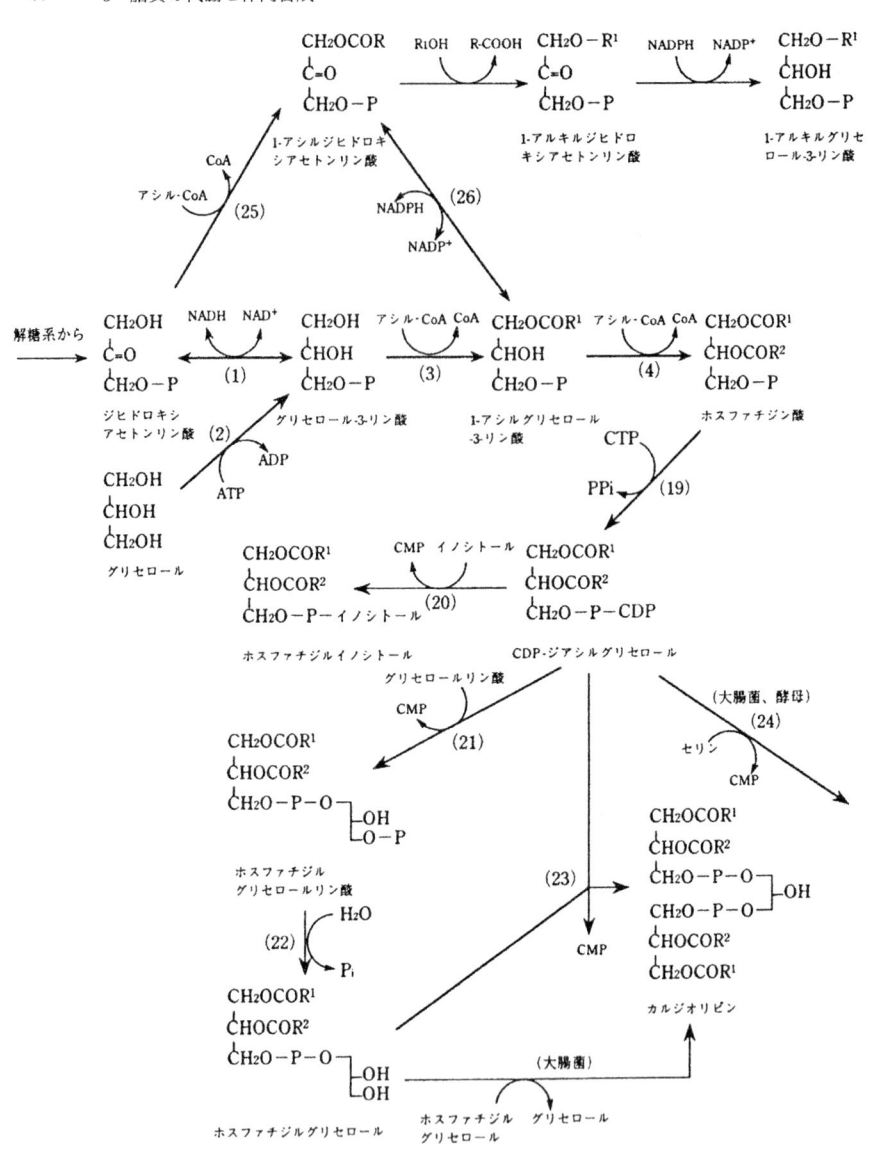

図 3.11　リン脂質の体内合成
　　　　[日本油化学会 編,"油化学便覧", p.172, 丸善(2001)]

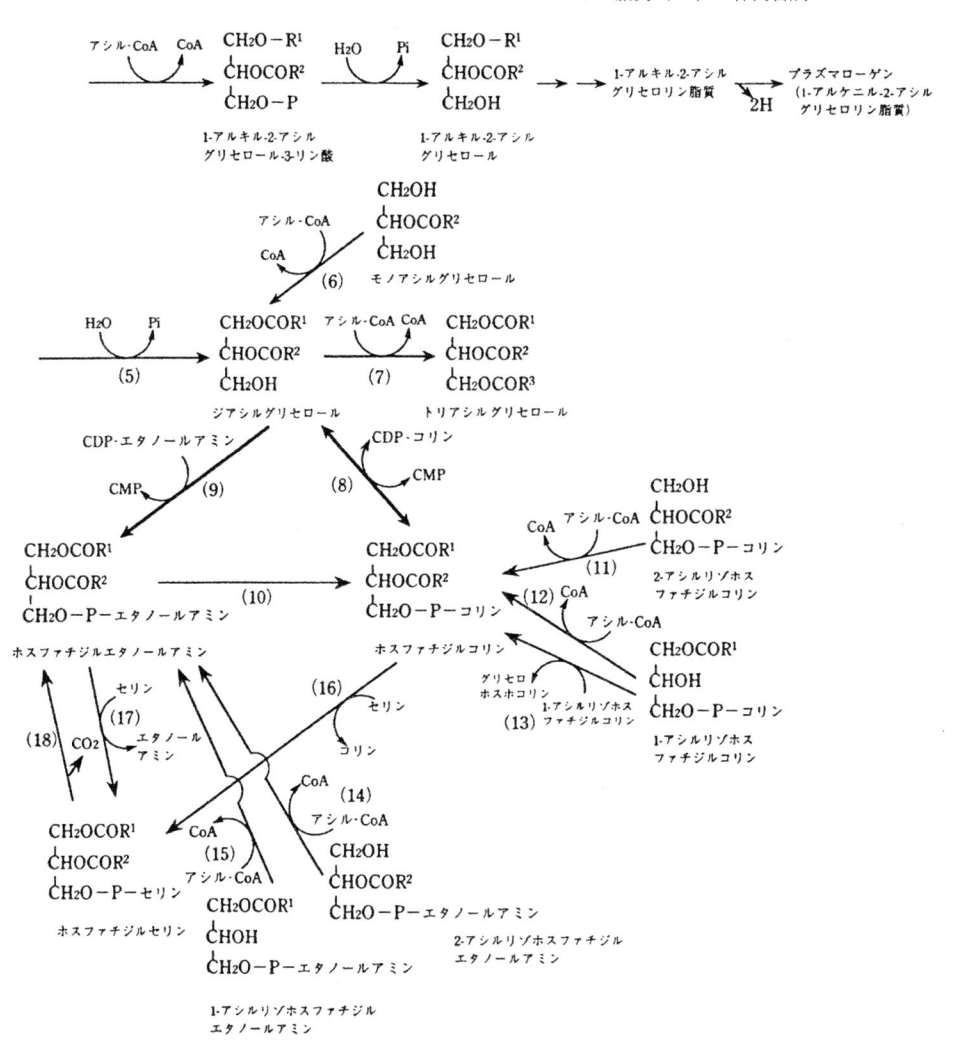

3.2 リン脂質 (PL) の体内合成

$$\xrightarrow{\text{アシル·CoA}\;\;\text{CoA}} \begin{array}{l} CH_2O-R^1 \\ CHOCOR^2 \\ CH_2O-P \end{array} \xrightarrow{H_2O\;\;Pi} \begin{array}{l} CH_2O-R^1 \\ CHOCOR^2 \\ CH_2OH \end{array} \rightarrow \text{1-アルキル-2-アシルグリセロリン脂質} \xrightarrow{2H} \text{プラズマローゲン(1-アルケニル-2-アシルグリセロリン脂質)}$$

1-アルキル-2-アシルグリセロール-3-リン酸 / 1-アルキル-2-アシルグリセロール

$$\xrightarrow{\text{アシル·CoA}\;\;\text{CoA}} \begin{array}{l} CH_2OH \\ CHOCOR^2 \\ CH_2OH \end{array} \;(6)\; \text{モノアシルグリセロール}$$

$$\xrightarrow{H_2O\;\;Pi}_{(5)} \begin{array}{l} CH_2OCOR^1 \\ CHOCOR^2 \\ CH_2OH \end{array} \xrightarrow[(7)]{\text{アシル·CoA}\;\;\text{CoA}} \begin{array}{l} CH_2OCOR^1 \\ CHOCOR^2 \\ CH_2OCOR^3 \end{array}$$

ジアシルグリセロール / トリアシルグリセロール

CDP-エタノールアミン → CMP (9)　　CDP-コリン (8) CMP

$$\begin{array}{l} CH_2OCOR^1 \\ CHOCOR^2 \\ CH_2O-P-\text{エタノールアミン} \end{array} \xrightarrow{(10)} \begin{array}{l} CH_2OCOR^1 \\ CHOCOR^2 \\ CH_2O-P-\text{コリン} \end{array} \xleftarrow[(11)]{\text{CoA}\;\;\text{アシル·CoA}} \begin{array}{l} CH_2OH \\ CHOCOR^2 \\ CH_2O-P-\text{コリン} \end{array}$$

ホスファチジルエタノールアミン / ホスファチジルコリン / 2-アシルリゾホスファチジルコリン

(12) CoA ↑ アシル·CoA

グリセロホスホコリン (13) → 1-アシルリゾホスファチジルコリン

$$\begin{array}{l} CH_2OCOR^1 \\ CHOH \\ CH_2O-P-\text{コリン} \end{array}$$

1-アシルリゾホスファチジルコリン

(16) セリン / コリン
(17) セリン / エタノールアミン
(18) CO_2
(14) CoA / アシル·CoA
(15) CoA / アシル·CoA

$$\begin{array}{l} CH_2OCOR^1 \\ CHOCOR^2 \\ CH_2O-P-\text{セリン} \end{array}$$

ホスファチジルセリン

$$\begin{array}{l} CH_2OCOR^1 \\ CHOH \\ CH_2O-P-\text{エタノールアミン} \end{array}$$

1-アシルリゾホスファチジルエタノールアミン

$$\begin{array}{l} CH_2OH \\ CHOCOR^2 \\ CH_2O-P-\text{エタノールアミン} \end{array}$$

2-アシルリゾホスファチジルエタノールアミン

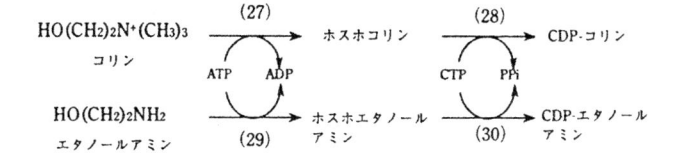

$$HO(CH_2)_2N^+(CH_3)_3 \xrightarrow[\text{ATP}\;\;\text{ADP}]{(27)} \text{ホスホコリン} \xrightarrow[\text{CTP}\;\;PPi]{(28)} \text{CDP-コリン}$$

コリン

$$HO(CH_2)_2NH_2 \xrightarrow{(29)} \text{ホスホエタノールアミン} \xrightarrow{(30)} \text{CDP-エタノールアミン}$$

エタノールアミン

た 2-MG に対する脂肪酸のエステル化反応が主となるため，1, 2-DG はおもにリン脂質合成に使用されると考えられる．

3.3 コレステロール (Ch) の代謝と体内合成

3.3.1 Ch の体内合成

脂質の主要成分の 1 つである Ch は，生体にとって非常に大切な物質である．近年，飽食の時代を迎え，動脈硬化との関係から Ch は悪者扱いされているが，Ch は体内で，細胞膜構成因子，ホルモン合成原料，胆汁酸合成原料として重要な役割を担っている．まさに，生体の恒常性維持に必須な成分である．

Ch は食品から摂取するほかに，肝臓や腸でも合成することができる．体内 Ch のおよそ 8 割は体内で合成されたものといわれている．Ch の体内合成機構を図 3.12 に示す．合成機構は非常に複雑で，全部で 32 種類の酵素が関与する反応である．

3.3.2 Ch からのステロイドおよび胆汁酸合成

Ch は各種ホルモンを生体内で合成するときの前駆体として使用されている．一般に，ステロイドホルモンとよばれるホルモン（性ステロイドホルモン，糖質コルチコイドホルモン，鉱質コルチコイドホルモンなど）は，Ch から側鎖が切断された

■ 談話室 ■

コレステロールの生体内合成

Ch の体内合成反応は，細胞質中でアセチル CoA からチオラーゼ（酵素）の働きでアセトアセチル CoA が生成することから始まる．続けて，ヒドロキシメチルグルタリル (hydroxy methylglutaryl : HMG)-CoA シンターゼ（酵素）によりアセトアセチル CoA とアセチル CoA から 3-ヒドロキシ 3-メチルグルタリル CoA が合成される．3-ヒドロキシ-3-メチルグルタリル CoA は，HMG-CoA レダクターゼ（酵素）の作用によりメバロン酸に変換される．その後，イソペンテニルピロリン酸，スクワレンを経由し，Ch に合成される．

ここで，HMG-CoA レダクターゼによるメバロン酸の合成を抑制すると，体内におけるコレステロール合成が低下し，最終的には血中 Ch 量の低下が起こる．この機構を利用して開発された動脈硬化治療薬が，シンバスタチン，ロバスタチンなどのスタチン系薬剤である．

一方，Ch 合成中間体であるスクワレンを過剰摂取すると，血中 Ch 値が上昇することが知られている．

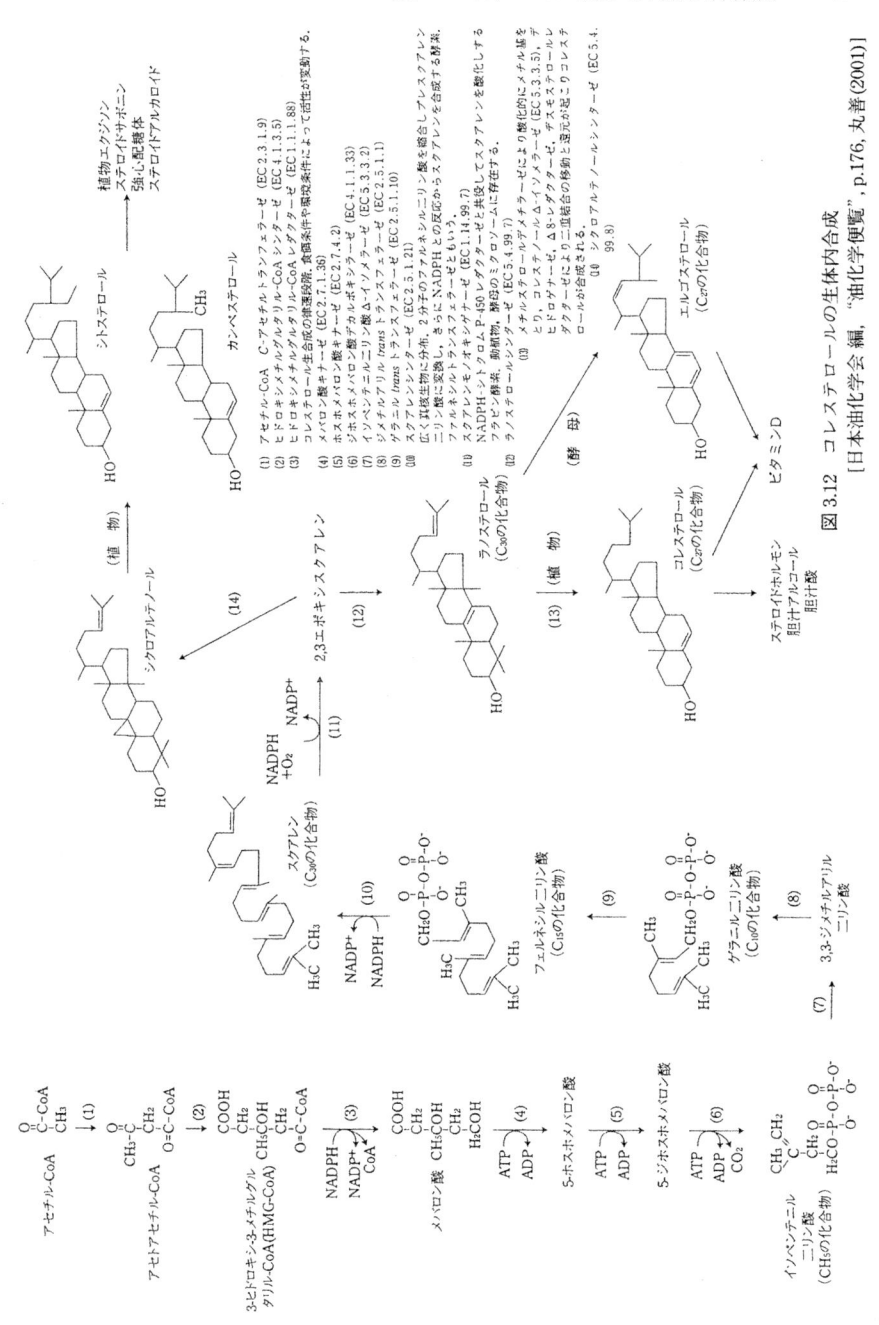

3.3 コレステロール (Ch) の代謝と体内合成　47

図3.12 コレステロールの生体内合成
[日本油化学会編, "油化学便覧", p.176, 丸善 (2001)]

48   3 脂質の代謝と体内合成

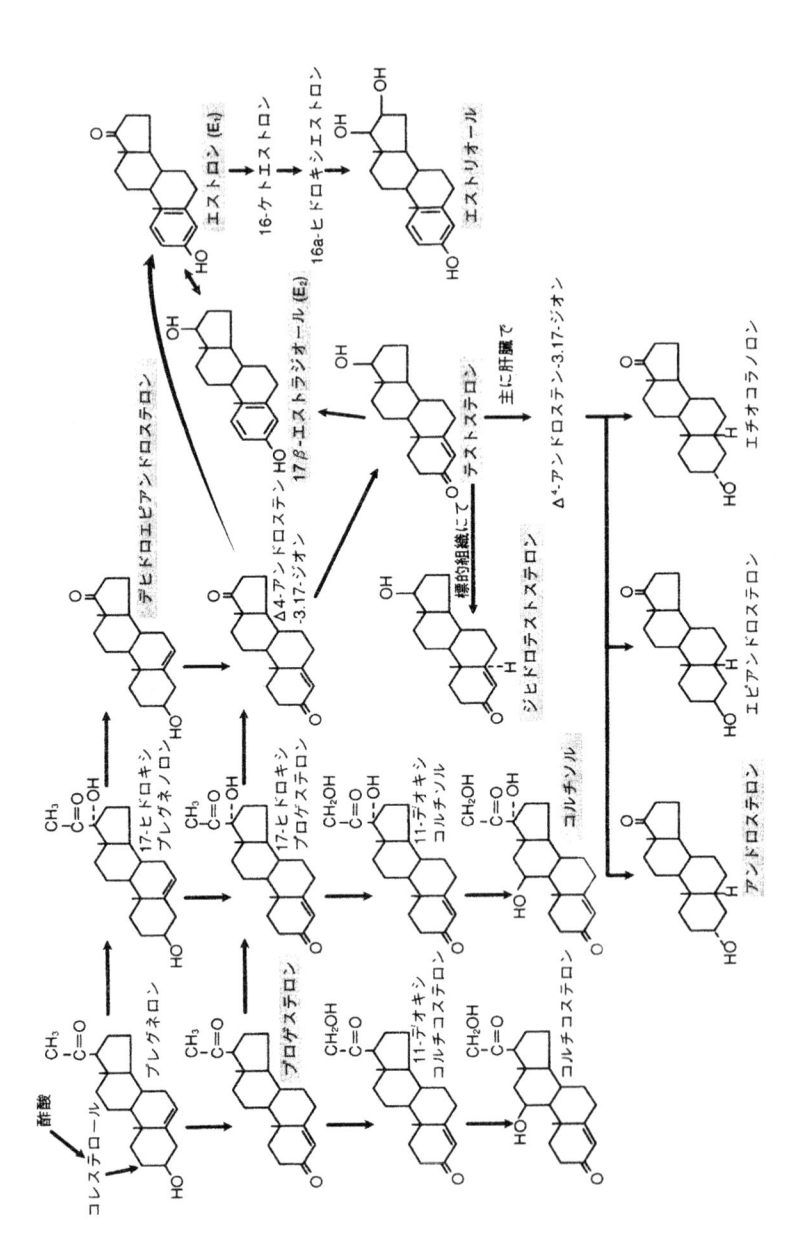

図3.13 ステロイドホルモンの生合成経路
[加藤茂明，"核内レセプターと情報伝達"，p.14, 羊土社 (1994)]

3.4 脂肪酸からのエイコサノイド合成　49

(小胞体内)　　　　　　　　　(ミトコンドリア内)

コレステロール7α-水酸化酵素　　コレステロール

12α-水酸化酵素　　12α-水酸化酵素　　27α-水酸化酵素

27α-水酸化酵素

コール酸

ケノデオキシコール酸

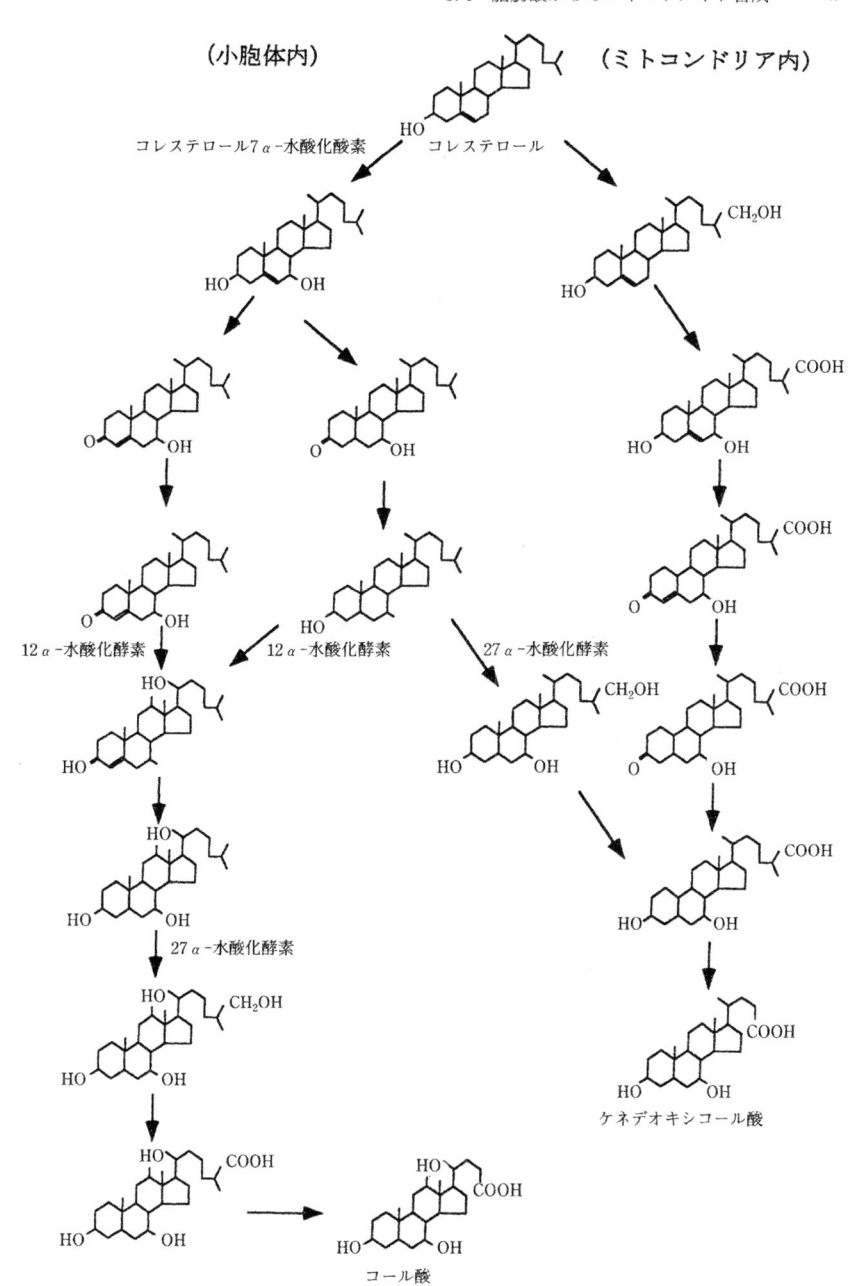

図3.14　ヒトにおける胆汁酸合成経路
[板倉弘重 編,"脂質の科学", p. 55, 朝倉書店(1999)]

プレグネノロンより誘導され，核内でステロイドホルモンレセプターとともに遺伝子の転写を制御している（図3.13）．また，ビタミンDも生体内でChから合成されることが知られている（第5章）．

さらにChは，肝臓においてコール酸（ステロール骨格の3,7,12位が水酸化されたもの）やケノデオキシコール酸（ステロール骨格の3,12位が水酸化されたもの）などの胆汁酸合成の前駆体としても使用される（図3.14）．これら胆汁酸は一次胆汁酸とよばれ，肝内でタウリンあるいはグリシンと結合（抱合）し，胆嚢に貯蔵される．胆嚢に蓄えられたこれら胆汁酸は，濃縮を受け，食物摂取時に十二指腸へ排出される．この際，同時に膵臓から膵リパーゼ，ホスホリパーゼ，コレステロールエステラーゼなどの脂質消化に関与する酵素が十二指腸へ放出される．胆汁酸は強力な界面活性作用を発揮し，脂質を乳化させ，加水分解を効率よく進行させる役割を担っている．一次胆汁酸は界面活性作用が非常に強いため小腸では吸収されず，最終的に結腸で腸内細菌によって，タウリン，グリシンが脱抱合され，その後，コール酸やケノデオキシコール酸の7位の水酸基が還元されてデオキシコール酸，リトコール酸などの二次胆汁酸になった後，腸管より再吸収され，再び肝臓に運ばれ水酸化されて一次胆汁酸にもどる．

3.4　脂肪酸からのエイコサノイド合成

細胞膜PLの2位に結合した脂肪酸は，おもに膜ホスホリパーゼA_2（phospholipase A_2：PLA_2）により切り出され，エイコサノイド原料として使用される（ホスホリパーゼCを介して遊離脂肪酸を生成する経路も存在する）．各種エイコサノイドの生成機構を図3.15に，それぞれの役割を表3.1に示す．

エイコサノイドは局所ホルモンであり，合成された近辺で作用し，すぐに分解されてしまう．たとえば，トロンボキサンA_2（TXA_2）の半減期は30秒，プロスタグランジンI_2（PGI_2）の半減期は5〜10分といわれている．エイコサノイドは大別すると，プロスタグランジン（prostaglandin：G），トロンボキサン（thromboxane：X），ロイコトリエン（leukotriene：LT）に分けられ，PGとTXは，シクロオキシゲナーゼで，LTは，5-リポキシゲナーゼの作用により合成が開始される．なお，シクロオキシゲナーゼは，ヒドロペルオキシゲナーゼ活性も合わせて有することより，これらをPGエンドペルオキシドシンテターゼともよぶ．PGは体内のいたる箇所で生成されるが，LTは，おもにマクロファージ，肥満細胞，単核球，好中球，好酸

球，好塩基球など免疫に関与する箇所で生成される．

　PG は元となる脂肪酸種により，PG_1，PG_2，PG_3 の3系列の異なった PG を生成する．1系列の PG (PG_1) はジホモ-γ-リノレン酸（C18：3n-6）より誘導される PG であるが，生体内ではあまり生成しないと考えられている．2系列の PG (PG_2) は，アラキドン酸（C20：4n-6）由来であり，生体内で生成されるおもな PG である．3系列の PG (PG_3) は，EPA（C20：5n-3）より生成され，魚を多く摂取すると生体内では，n-3系列脂肪酸から PG_3 の生成量が多くなる．TX も PG と同様の系列がある．

　一方，LT も PG と同様にこれら脂肪酸から誘導されるが，系列番号は異なり，ジホモ-γ-リノレン酸（C18：3n-6）由来を3系列（LT_3），アラキドン酸（C20：4n-6）由来を4系列（LT_4），EPA（C20：5n-3）由来を5系列（LT_5）と称する（図3.16）．

　エイコサノイドは，その種類の違いにより，逆の作用をし，からだの恒常性を維持することが多々ある．たとえば，睡眠と覚醒も PG により制御されている．ここで働くのはプロスタグランジン D_2（PGD_2）とプロスタグランジン E_2（PGE_2）である．PGE_2 は"くも膜"で合成され，脳内を満たしている脳脊髄液の中に多く存在する．PGD_2 の量は，睡眠中に増加し，目覚めているときは少なくなるように変化する．PGD_2 は，前脳の基底部表面の非常に狭い部分で働き，アデノシンに引き継がれて脳の内部に伝達され，睡眠中枢を刺激し，覚醒中枢を抑制するという作用をするので，"眠らせる脳"（くも膜）から"眠る脳"（脳みそ）に情報を伝達する局所ホルモンとして知られている．逆の作用は PGE_2 によってコントロールされているという．

　エイコサノイドの系列の相違による作用の違いを説明する例として，PGI_2 と PGI_3，TXA_2 と TXA_3 の4つのプロスタグランジンのバランスの比較がある（図3.17）．TXA_2 は血小板から生成され，血小板凝集能，血管収縮能をもつ．つまり，TXA_2 は，出血時の止血に重要な役割を果たす．一方，血管内皮細胞より分泌される PG にはプロスタグランジン I_2（PGI_2，プロスタサイクリン）がある．PGI_2 は，血小板凝集抑制能，血管弛緩能をもち，TXA_2 による過剰な凝固作用を抑制する作用をもつ．血管の中ではこれらのエイコサノイドがバランスを保ちながら血液循環系の恒常性を維持している．

　一方，EPA より誘導される TXA_3 と PGI_3 にも同様の機能が備わっている．ただしその活性は，PGI_3 は PGI_2 と同等の血小板凝集抑制能，血管弛緩能をもつのに対

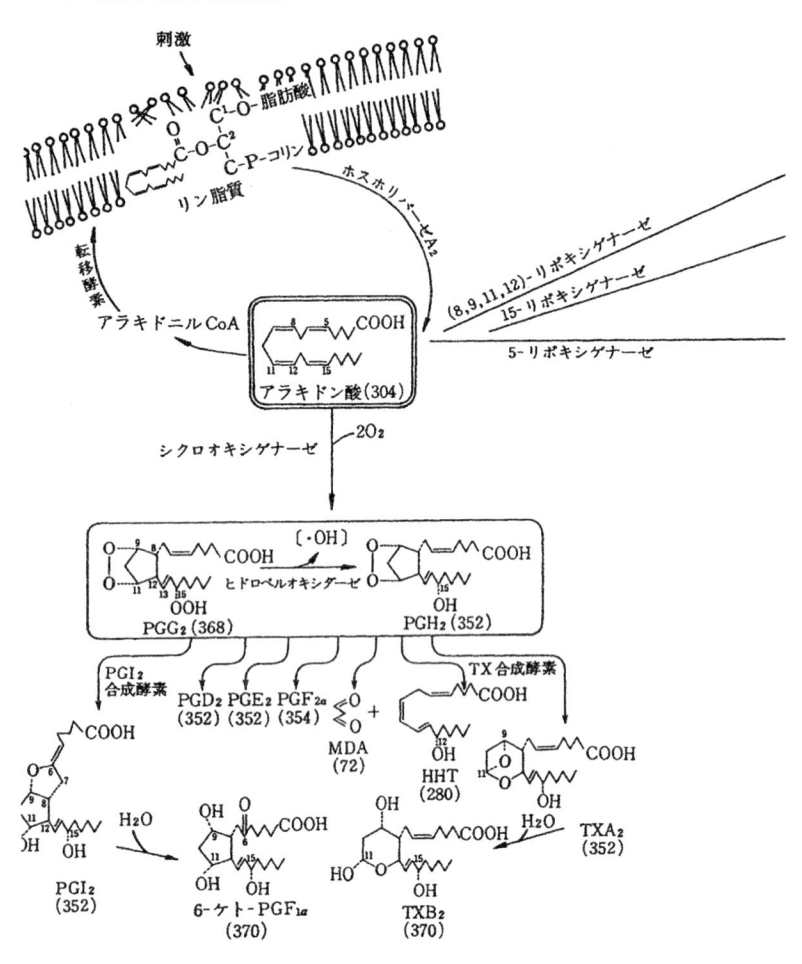

図 3.15　エイコサノイドの生成機構
[金安,森田,室田(島崎弘幸,町田芳章 編),"油脂の栄養と疾病", p.226, 幸書房(1990)]

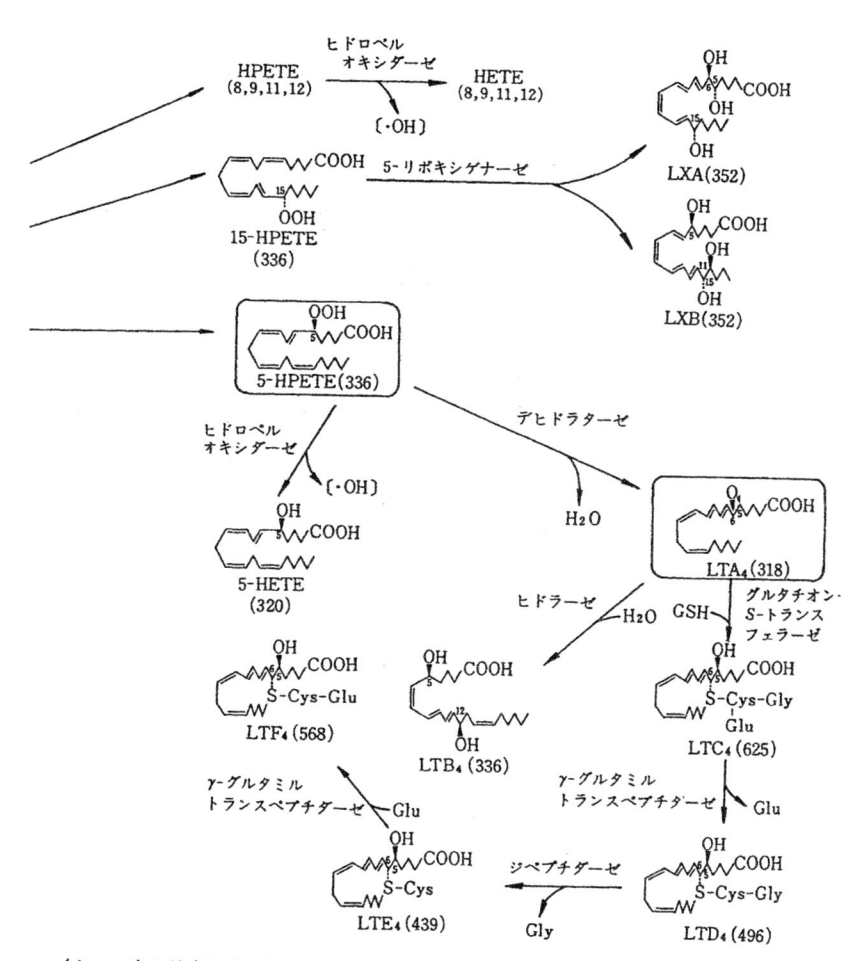

3.5 脂質を介した情報伝達機構   53

(カッコ内の数字は分子量)

表3.1 おもなエイコサノイドの役割

エイコサノイド名	基質となる脂肪酸	生理作用	産生される組織,臓器
TXA_2	アラキドン酸	血小板凝集 血管収縮 気管支収縮	血小板
TXA_3	EPA	TXA_2と同様の作用をもつが活性は弱い	TXA_2と同じ
PGI_2	アラキドン酸	血小板凝集抑制 血管拡張 気管支弛緩	血管内皮細胞 血管中膜平滑筋細胞
PGI_3	EPA	PGI_2と同等の作用	PGI_2と同じ
PGE_2	アラキドン酸	胃粘膜保護 免疫抑制 血管拡張 子宮筋収縮 骨吸収	胃粘膜細胞 **精嚢腺** マクロファージ 線維芽細胞 骨芽細胞 ガン細胞
PGE_1	ジホモγ-リノレン酸	血小板凝集抑制 血管拡張 抗炎症	PGE_2と同じ
PGD_2	アラキドン酸	催眠	脳
LTB_4	アラキドン酸	白血球誘引	白血球
LTB_5	EPA	LTB_4と同様の作用をもつが活性は弱い	白血球
LTC_4 LTD_4 LTE_4	アラキドン酸	アナフィラキシー誘発 気管支筋収縮 血管透過性亢進 炎症 黄体形成ホルモン	白血球
LTC_5 LTD_5 LTD_5	EPA	LTC_4, D_4, E_4と同等の作用	白血球

エイコサノイド名の最後の数字は系列を示し,二重結合の数で分類されている.
TX:トロンボキサン,PG:プロスタグランジン,LT:ロイコトリエン
[栄養機能化学, p.82, 朝倉書店 (1996)]

し,TXA_3の血小板凝集能,血管収縮能は,TXA_2と比較して弱いことが知られている.さらにPGI_3およびTXA_3は,PLA_2によるPLからのアラキドン酸の遊離を抑制し,PGI_2およびTXA_2の生成を抑制する.そのためイヌイットのように魚を多く摂取する生活習慣がある場合,生成されるPGIとTXAは3系列のPGが主となるため,血液が固まりにくくなる.これを血液がサラサラになると表現する場合もあるし,血液が凝固されにくいという場合もある.実際,昔ながらの食事をしているイヌイットの中には歯茎から出血しやすい者が多いという.しかし,血液が

3.5 脂質を介した情報伝達機構　55

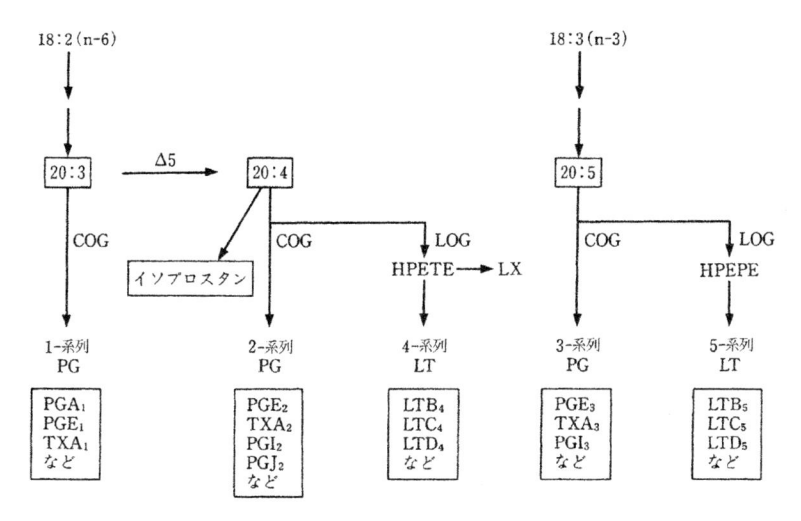

```
18:2(n-6)                                           18:3(n-3)
   ↓                                                   ↓
 ┌────┐    Δ5    ┌────┐                             ┌────┐
 │20:3│ ───────→ │20:4│                             │20:5│
 └────┘          └────┘                             └────┘
   │ COG      ↙ │ COG    ↘ LOG                   COG │    ↘ LOG
   │     ┌──────┐  │         │                       │        │
   │     │イソプロスタン│      HPETE ──→ LX               │       HPEPE
   │     └──────┘  │         │                       │        │
   ↓               ↓         ↓                       ↓        ↓
 1-系列          2-系列      4-系列                   3-系列    5-系列
  PG             PG         LT                      PG        LT
```

1-系列 PG	2-系列 PG	4-系列 LT	3-系列 PG	5-系列 LT
PGA$_1$	PGE$_2$	LTB$_4$	PGE$_3$	LTB$_5$
PGE$_1$	TXA$_2$	LTC$_4$	TXA$_3$	LTC$_5$
TXA$_1$	PGI$_2$	LTD$_4$	PGI$_3$	LTD$_5$
など	PGJ$_2$	など	など	など
	など			

図3.16 各エイコサノイドの系列
　PG：プロスタグランジン　　LT：ロイコトリエン　　TX：トロンボキサン　　LX：リポキシン
　COG：シクロオキシゲナーゼ　　LOG：リポオキシゲナーゼ　　Δ5：Δ5デサチュラーゼ
　HPETE：ヒドロペルオキシエイコサテトラエン酸　　HPEPE：ヒドロペルオキシエイコサペンタエン酸
[日本栄養食糧学会 監修，"脂肪酸栄養の現代的視点"，p. 101，光生館 (1998)]

固まりにくくなっていることから，イヌイットは血栓性動脈硬化の発症率が低い．

3.5 脂質を介した情報伝達機構

　細胞膜を構成するPLは，情報伝達物質としての役割も担っている．とくに，ホスファチジルイノシトール（PI）が関与する情報伝達系は，プロテインカイネーシスC（リン脂質依存性プロテインカイネーシス，プロテインキナーゼC，Cキナーゼ，PKC）とよばれ，生体内の様々な情報伝達に関与する．
　生体内の情報伝達物質により細胞膜中のホスホリパーゼCが活性化されると，ホスファチジルイノシトール4,5-ビスリン酸が加水分解され，ジアシルグリセロール（DG）とイノシトール1,4,5-トリスリン酸（IP$_3$）を生じる．DGはATPのリン酸をセリンやスレオニンの水酸基へ移動させる反応を促進し（Cキナーゼの活性化），IP$_3$は細胞内カルシウム濃度を上昇させる．これらの反応が合わさることにより細胞応答がなされる．

3 脂質の代謝と体内合成

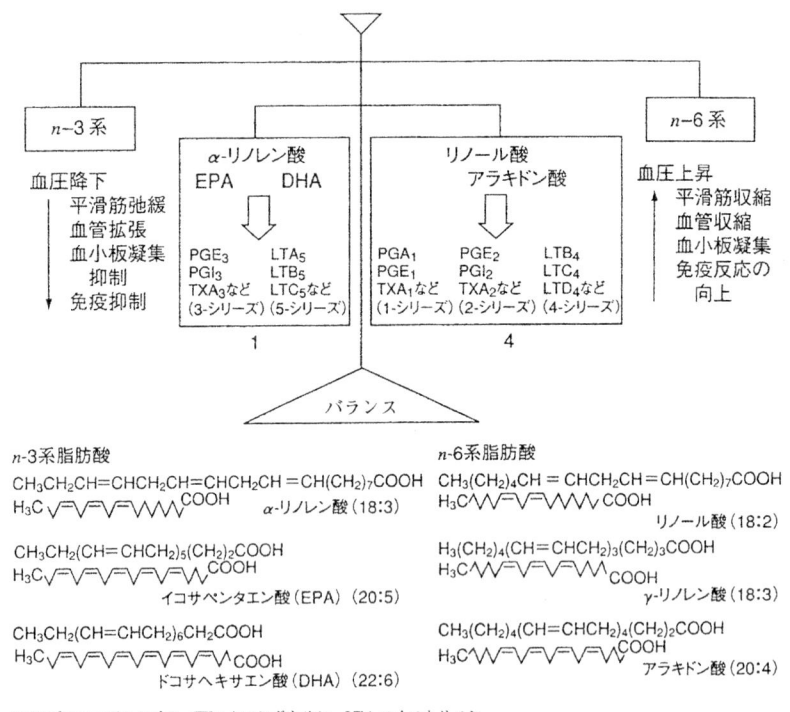

```
           ▽
    ┌──────┼──────┐
    │      │      │
┌──────┐ ┌──────────┐ ┌──────────┐ ┌──────┐
│ n-3系 │ │α-リノレン酸│ │ リノール酸 │ │ n-6系 │
└──────┘ │ EPA  DHA │ │アラキドン酸│ └──────┘
         └──────────┘ └──────────┘
```

n-3系（左側）:
血圧降下
平滑筋弛緩
血管拡張
血小板凝集抑制
免疫抑制

α-リノレン酸 EPA DHA ⇒
PGE$_3$ LTA$_5$
PGI$_3$ LTB$_5$
TXA$_3$など LTC$_5$など
(3-シリーズ) (5-シリーズ)
1

リノール酸 アラキドン酸 ⇒
PGA$_1$ PGE$_2$ LTB$_4$
PGE$_1$ PGI$_2$ LTC$_4$
TXA$_1$など TXA$_2$など LTD$_4$など
(1-シリーズ) (2-シリーズ) (4-シリーズ)
4

n-6系（右側）:
血圧上昇
平滑筋収縮
血管収縮
血小板凝集
免疫反応の向上

バランス

n-3系脂肪酸

CH$_3$CH$_2$CH=CHCH$_2$CH=CHCH$_2$CH=CH(CH$_2$)$_7$COOH
α-リノレン酸 (18:3)

CH$_3$CH$_2$(CH=CHCH$_2$)$_5$(CH$_2$)$_2$COOH
イコサペンタエン酸 (EPA) (20:5)

CH$_3$CH$_2$(CH=CHCH$_2$)$_6$CH$_2$COOH
ドコサヘキサエン酸 (DHA) (22:6)

n-6系脂肪酸

CH$_3$(CH$_2$)$_4$CH=CHCH$_2$CH=CH(CH$_2$)$_7$COOH
リノール酸 (18:2)

H$_3$C(CH$_2$)$_4$(CH=CHCH$_2$)$_3$(CH$_2$)$_3$COOH
γ-リノレン酸 (18:3)

CH$_3$(CH$_2$)$_4$(CH=CHCH$_2$)$_4$(CH$_2$)$_2$COOH
アラキドン酸 (20:4)

PG：プロスタグランジン，TX：トロンボキサン，LT：ロイコトリエン

図3.17 プロスタグランジンの4つのバランス
[橋本直樹，"食の健康科学－食品の機能性と健康－", p.63, 第一出版 (2003)]

4

脂質の栄養とその生理機能

　生体の恒常性維持には各種脂質を摂取しなくてはならない．トリアシルグリセロール（TG）は高エネルギー物質であり生体維持エネルギー源となる．細胞膜の構成分子である．リン脂質（PL）は，細胞の恒常性維持には必要不可欠である．すでに，第3章において脂質の能動的変化と機能についてまとめた．そこで本章では，さらに各種脂質の役割を生理機能的観点からまとめることとする．

　脂肪酸は各種脂質構造中に含まれる重要な構成単位である．実際，脂質の生理作用や機能，さらに栄養素としての性質は，脂質構造に含まれる主要な構成成分である脂肪酸に大きく影響される．以下，まず各種脂肪酸の性質について記述し，その後に他の脂質成分についてまとめる．

4.1　脂肪酸の生理機能

4.1.1　飽和脂肪酸（Saturated fatty acid：SFA）

　ヒトは飽和脂肪酸を生合成することができるが，その一方で多くの飽和脂肪酸を食品からも摂取している．摂取するおもな飽和脂肪酸は，パルミチン酸とステアリン酸である．また，食品によっては，ラウリン酸（lauric acid：12：0）やミリスチン酸（myristic acid：14：0）が多いものもある．おもな油脂の脂肪酸組成を巻末に示す．飽和脂肪酸はおもに動物性油脂に多く，動物性油脂の過剰摂取は血中コレステロール値を増加させるので，その摂取量がつねに問題視されてきた．たとえば，血中コレステロールの値を計算するのに，摂取した食品の脂肪酸の種類から推定するKeysの式がある．

　　　　　　Keysの実験式　　　$\Delta TC = 1.35 \times (2\Delta S - \Delta P) + 1.5\Delta Z$

ここでΔTC：Total Cholesterol；血中総コレステロール値の変化量，ΔS：飽和

脂肪酸（エネルギー%）の変化量，ΔP：高度不飽和脂肪酸の変化量，ΔZ：摂取コレステロール（mg/4MJ）の平方根である．飽和脂肪酸を18エネルギー%から10%に減らし，リノール酸を4%増やすと，TC が 27 mg/dL 減ると計算できる．

この式では，飽和脂肪酸は血中コレステロール値を上昇させる脂肪酸として扱われている．その飽和脂肪酸として，ラウリン酸，ミリスチン酸，パルミチン酸があげられている．しかし，現在ステアリン酸は，この Keys の式では上昇も下降もしない中立の脂肪酸として取り扱われている．

4.1.2　モノ不飽和脂肪酸（Monounsaturated fatty acid：MUFA）

a.　オレイン酸（C18：1n-9）

ヒトが摂取するモノ不飽和脂肪酸は，そのほとんどがオレイン酸である．オレイン酸はオリーブ油やキャノーラ油（ナタネ油）に多く含まれる脂肪酸で，とくにオリーブ油は，心臓病発症率が低いことで有名な地中海式ダイエットには必要不可欠な食材として用いられている．現在，オレイン酸は，血中の低密度リポタンパク質（LDL，悪玉コレステロール）量を減少させ，高密度リポタンパク質（HDL，善玉コレステロール）量は変化させないと考えられている．地中海式ダイエットによる心臓病発症率の低下のおもな要因として，オリーブ油中のオレイン酸が考えられている．

b.　エルカ酸（エルシン酸，C22：1n-9）（図4.1）

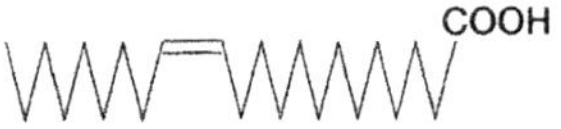

図 4.1　エルカ酸の構造

古くは品種改良前のナタネ油に多く存在したエルカ酸は，現在では一般に摂取することはないが，中国で栽培されている古いタイプのナタネ油には組成比で20〜50%程度含まれている．エルカ酸は心疾患の原因になるとの理由で，その過剰摂取が問題視され，カナダではエルカ酸含量の低いナタネ油が品種改良により開発された．その結果生まれたナタネ油をキャノーラ油と称している．現在，日本で使用されているナタネ油はそのほとんどがキャノーラ油である．

4.1.3　多価不飽和脂肪酸（Polyunsaturated fatty acid：PUFA）

a.　リノール酸（Linoleic acid, C18：2n-6）

リノール酸はほとんどの植物油に豊富に存在する脂肪酸である．リノール酸の必須脂肪酸としての性質は，1927年 Evans（ビタミンEの発見者）と Burr による無

脂肪食で育てた動物実験においてその動物が成長阻害と生殖能障害が起こったことから見出された．

　必須脂肪酸が欠乏すると，皮膚の鱗片状化，成長阻害，生殖能障害が起こるが，リノール酸を摂取させるとそれらの症状は回復する．とくに，リノール酸欠乏に特異的な症状である皮膚の鱗片状化は，表皮表層の角質層で細胞間隙を満たすリノレオイル-セラミドが合成されなくなり，代わって，体内合成可能なオレイン酸に置き換わることにより，バリア機能が傷害されるからである．

　このほかリノール酸は，体内における n-6 系脂肪酸の鎖長延長反応の出発物質としても重要である．すなわち，生体で生成されるエイコサノイドは，そのほとんどがアラキドン酸由来であり，アラキドン酸は，リノール酸を出発物質として鎖長延長反応により体内合成される（第3章参照）．

　リノール酸には一時期，血中コレステロール値を低下させる効果があるということで，多くの食品で意図的にその含有量が高められたり，また，摂取されたりした．リノール酸には，実際にコレステロールの低下効果があるが，この低下を質的に見ると，LDL も HDL も低下させるものである．そのため近年は，HDL 低下を起こさないオレイン酸のコレステロール低下作用の方に注目が集まっている．リノール酸を多く摂りすぎると，n-6 系列脂肪酸と n-3 系列脂肪酸の摂取比率は当然 n-6 系が高くなり，適切な両系列のバランスを欠くことになるとの指摘もある．

　b. γ-リノレン酸（γ-Linolenic acid, C18：3n-6）

　月見草油に多く含まれる脂肪酸であるが，この脂肪酸を多く摂取することは通常の食事をする限りありえない．γ-リノレン酸はリノール酸からアラキドン酸へ鎖長延長するときに経由する脂肪酸であり，リノール酸から $\Delta 6$ 不飽和化酵素の作用により生成される．γ-リノレン酸にはリノール酸より強い血中コレステロール低下効果があるといわれている．近年，アトピー性皮膚炎への効果が注目されているが，これはアトピー性皮膚炎患者では $\Delta 6$ 不飽和化酵素活性が低下しており，γ-リノレン酸を供与することで正常な状態に近づくと考えられているためである．

　c. ジホモ-γ-リノレン酸（Dihomo-γ-linolenic acid, C20：3n-6）

　γ-リノレン酸から鎖長延長反応により生成される脂肪酸で，生体内では1系列のプロスタグランジン（PG）類および1系列のトロンボキサン（TX）類，さらには3シリーズのロイコトリエン（LT）類が生成する前駆体（出発物質）となる．これらエイコサノイドは，リン脂質（PL）の2位に結合した脂肪酸が，ホスホリパーゼ A_2（PLA_2）により切り出されて使用される（第3章参照）．しかし，実際に PL 中

のジホモ-γ-リノレン酸の量をアラキドン酸量と比較すると，その量ははるかに少ない．このことから，生体内ではジホモ-γ-リノレン酸由来のエイコサノイドはあまり生成しないのではないかと考えられている．

d. アラキドン酸 (Arachidonic acid, C20：4n-6)

牛や豚の肝臓に多く，魚肉，牛肉，豚肉などにも少量含まれるが，植物性食品中にはほとんど含まれない．ヒト体内においてはそのほとんどがリノール酸からの鎖長延長反応で生成する．ヒト体内のエイコサノイドはそのほとんどがアラキドン酸由来であり，細胞膜リン脂質中にはアラキドン酸が多く存在する．アラキドン酸由来のエイコサノイドは，2シリーズのPGおよびTX，と4シリーズのLTであり，これらエイコサノイドの機能は第3章で示したとおりである．

e. α-リノレン酸 (α-Linolenic acid, C18：3n-3)

α-リノレン酸はシソ油やナタネ（キャノーラ）油に多く含まれる脂肪酸で，n-3系列脂肪酸の鎖長延長反応における出発物質である．生体内にはα-リノレン酸を合成するために必要なΔ15不飽和化酵素が存在しないため，食品から摂取する必要がある．α-リノレン酸は脳神経，網膜機能に必須であり，不足すると神経系障害が現れることより必須脂肪酸とされている．また，α-リノレン酸にも血中コレステロール値を低下する効果があるといわれている．

f. エイコサペンタエン酸 (Eicosapentaenoic acid：EPA)

イコサペンタエン酸 (Icosapentaenoic acid, C20：5n-3) ともいう（命名については第1章談話室参照）．EPAは魚介類に特徴的に多く含まれる脂肪酸である．これは，海中における食物連鎖において，もっとも下層に位置する植物プランクトンがn-3系列脂肪酸を生合成することに起因する．魚介類にはΔ15不飽和化酵素がヒトと同様に存在しない．

EPAもまたエイコサノイドの出発物質となる．EPA由来のエイコサノイドは，3シリーズのPGおよびTX，と5シリーズのLTである．EPA由来エイコサノイドの作用の1例に関しては第3章で示した．このほかにも，抗炎症作用，赤血球膜変形能向上作用があり，EPA自身には血中TG減少効果がある．EPAの血中TG減少作用は，肝臓におけるEPAの脂肪酸合成抑制およびVLDLの粒径減少効果により起こる．

g. ドコサヘキサエン酸 (Docosahexaenoic acid：DHA, C22：6n-3)

DHAもまた，魚介類に特徴的に多く含まれる脂肪酸である．DHAは，EPAの鎖長延長反応およびβ酸化により生成する（第3章参照）．

DHA は，網膜，脳神経系に多く存在する脂肪酸で，n-3 系列脂肪酸が不足すると神経系障害が起こることより，n-3 系列脂肪酸は必須と考えられるようになった．また DHA には，血中 Ch 低下作用があるといわれている．

4.1.4 その他の脂肪酸

a. トランス酸（Trans fatty acid）

通常の不飽和脂肪酸の二重結合はシス型であるが，トランス型のものをトランス脂肪酸（トランス酸）とよぶ．とくに油脂の水素添加で生じることが知られている．脂肪酸中のどの位置にトランス結合があるのかは規定されておらず，脂肪酸中にトランス型の二重結合が存在する脂肪酸のことをさす．

トランス酸は，LDL を増加させ，HDL を減少させることから，動脈硬化との関係が懸念されている（図 4.2）．とくに，水素添加油をマーガリンの形で多く摂取している欧米諸国では大きな問題となっている．日本においてはマーガリンの摂取量があまり多くないため問題となっていないが，食事の欧米化に伴い摂取量も増えると考えられるので，摂取量に関しては今後注意が必要である（第 9 章談話室参照）．

b. 共役リノール脂肪酸（Conjugated linoleic acid：CLA）

CLA は，リノール酸中の二重結合が共役している構造をもつリノール酸である

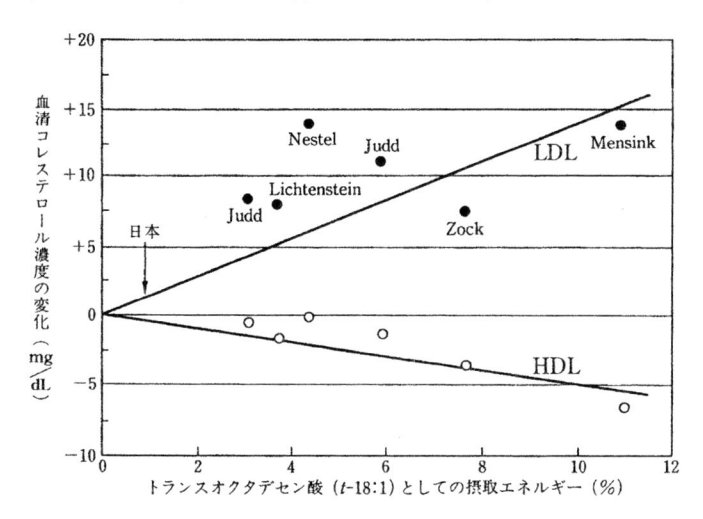

図 4.2　オレイン酸をトランス酸に置き換えたときの空腹時血清コレステロール濃度の変化
[Zock, p., Katan, M.B., *Can. I. Physiol. Pharmacol*, **75**, 211-216(1997)]

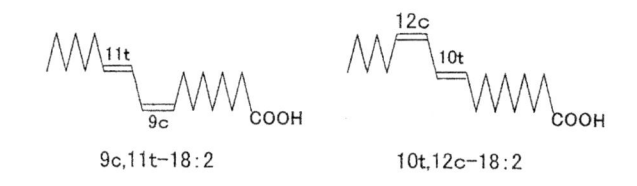

図 4.3 共役リノール酸の代表構造

(図 4.3). CLA は，1978 年に米国ウイスコンシン大学の Michael W. Pariza 教授により，ハンバーグの炭化物中に抗がん物質があることが発見され，この効果成分として知られるようになった．天然にはトランス酸と同様に，反芻動物の胃の中でリノール酸から生成することが知られている．

近年，抗がん作用のほかに，血中 LDL 低下作用，体脂肪燃焼作用，抗糖尿病作用など様々な効果が発表され，現在，サプリメントフーズとして世界中で発売されている．しかし，これらの作用機序や効果の度合いについては不明である．また，異性体が多く存在するため正確な定量分析は困難を伴う．

c. 共役トリエン酸（Conjugated trienoic acid）

脂肪酸に存在する 3 つの"炭素―炭素"二重結合が共役した脂肪酸のことをいう．多くは共役リノレン酸であり，多くの異性体が存在する．近年，きり油中に含まれる共役リノレン酸に，がん細胞に対するアポトーシス誘導作用があることが報告され，抗がん作用をもつ機能成分として注目を集めている．また，きり油以外にも，ザクロ種子油，カラスウリ種子油，サクランボ種子油，ニガウリ種子油，牛肝臓のリン脂質中などにも存在し，少量ながらも広く天然界に存在する．

4.2　トリアシルグリセロール（TG）の生理機能

高エネルギー物質である TG は生体維持に必要なエネルギー源となる．その一方で，TG はからだにとって非常に重要な貯蔵エネルギーでもある．TG は他の栄養素である糖質やタンパク質と比較して，単位重量当たりのエネルギー量が 2 倍以上もあり，非常に効率よく貯蔵できる形態である．貯蔵エネルギーとしての TG は，体脂肪の形で皮下もしくは内臓に蓄積される．またからだのまわりに蓄積した皮下脂肪には，体外へ熱を逃がさない機能，さらには，機械的な外傷からからだを守る役割などもある．TG は，生理機能を発揮する各種脂肪酸を体内へ運び込む役割も演じている．たとえば，エイコサノイドの原料となる n-6 系列の脂肪酸は，おもに

TG の形で摂取されるが，体内で鎖長延長反応を受けた後，PL の 2 位に結合させて生理的機能を発揮できるようにしている．ただし，TG 自身には生理的な機能は備わっていない．

4.3 リン脂質（PL）の生理機能

ヒトは 1 日に 1〜4 g 程度の PL を摂取しているといわれている．PL は，タンパク質，コレステロール（Ch）などとともに細胞膜構成因子として重要な役割をもつ脂質である．細胞膜の構造は PL や Ch が，外側に極性基，内側に脂肪酸を配置し，規則正しく並んだ二層の分子膜であり，そこにタンパク質の分子が海に浮かぶ氷山のようにはまり込んだ構造になっている．このモデルは Singer & Nicolson の流動モザイクモデルといわれている（図 4.4）．第 1 章に記したように，PL には極性部分の構造の違いにより種々の PL が存在する．これら PL は細胞膜中においても役割が異なる．おもな PL の役割を以下に示す．

4.3.1 グリセロリン脂質

a. ホスファチジルコリン（Phosphatidylcholine：PC）

PC はもっとも代表的な PL で，細胞膜の主要な構成分子である．細胞膜中では外側の膜部分に多く存在する傾向があり，種々の膜結合性酵素の活性発現に影響を与える．これら活性の発現には膜流動性が重要な因子であり，これは主要な PL であ

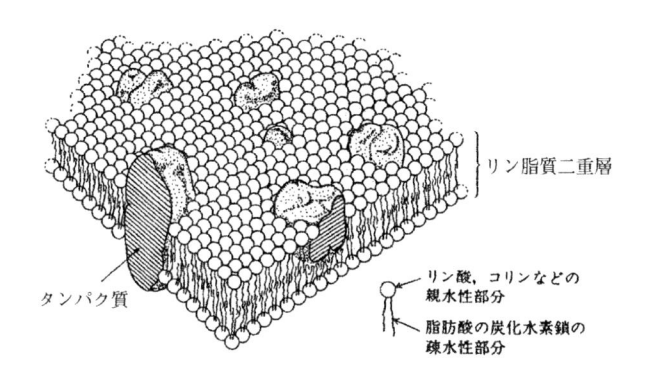

図 4.4 細膜膜の流動モザイクモデル
[石橋貞彦，遠藤浩良 編，"生化学—基礎から栄養へ—"，第3版，p.2，丸善 (1996)]

■ 談話室 ■

プロテインカイネース C（PKC）

情報伝達物質により細胞膜中のホスホリパーゼCが活性化されると，ホスファチジルイノシトール4,5-リン酸は加水分解され，1,2-ジアシルグリセロール（DG）とイノシトール1,4,5-トリスリン酸（IP_3）を生じる．1,2-DGは，ATPのリン酸をセリン，スレオニンの水酸基へ移動させる反応を促進し（Cキナーゼの活性化），IP_3は細胞内カルシウム濃度を上昇させる．これら反応が合わさり細胞応答となる．PKCは，生体内の様々な情報伝達に関与し，PIはその中で中心的な役割を演じている（図4.5）．

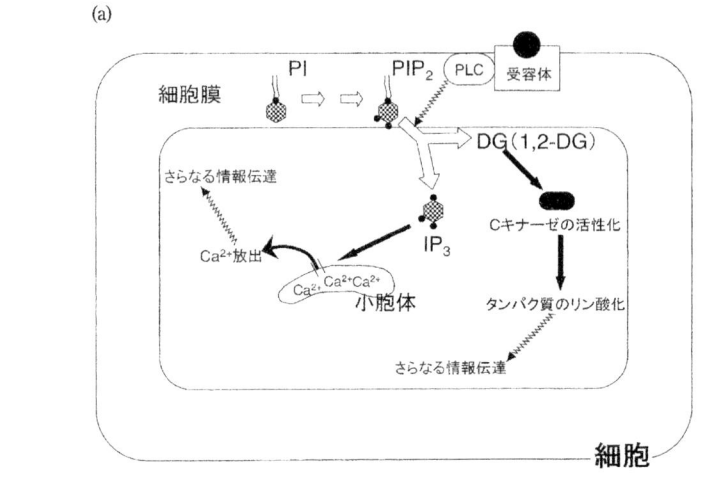

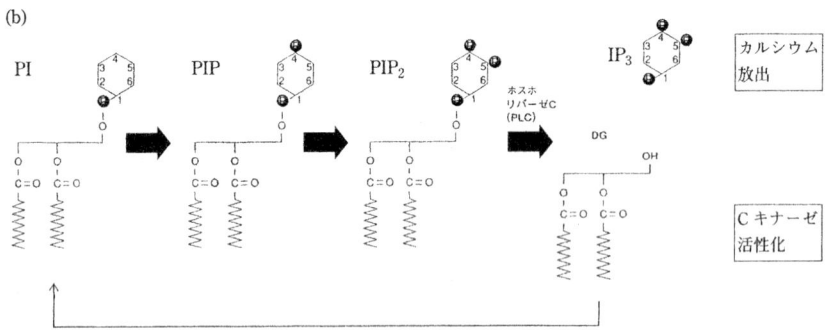

図4.5 (a) PI情報伝達系　(b) PI回転
[黒木登志雄 編,別冊日経サイエンス116,細胞のシグナル伝達,日経サイエンス社]

るPCの脂肪酸組成に大きく影響されると考えられる．PCの1位と2位に結合する脂肪酸は多様性に富み，多くの分子種が存在する．脂肪酸の結合位置には傾向があり，1位にはおもに飽和脂肪酸，2位にはおもに不飽和脂肪酸が結合している．第3章で述べたように，PLの2位に結合している脂肪酸はエイコサノイド合成の材料となり，その点からも主要なPLであるPCの2位に結合している脂肪酸種は非常に重要といえる．

b. ホスファチジルエタノールアミン（Phosphatidylethanolamine：PE）

PEも細胞膜に多く存在するPLで，存在量はPCについで多い．生体膜におけるPEの分布は細胞膜の内側（細胞質側）に局在することが知られていて，PCとは異なる．PEは，グルコースホスファターゼの活性化を行うことが知られている．また，PEには抗酸化能が備わっていることも報告されている．

c. ホスファチジルセリン（Phosphatidylserine：PS）

PSも細胞膜中の主要PLの1つで，膜構成PLの5～15％を占めるといわれている．とくに，神経ミエリンには高濃度に存在することが知られている．細胞膜中では内側に存在する傾向がある．PSは，アポトーシス（細胞のプログラム死）を起こした細胞がマクロファージに貪食される際の目印になることが知られている．これは，本来細胞膜の内側に存在するPSが，アポトーシスにより外側に移行し，これが認識されるためである．

d. ホスファチジルイノシトール（Phosphatidylinositol：PI）

PIは細胞膜中に局在しているPLである．イノシトールリン酸を極性基にもち，プロテインカイネースC（PKC）中の情報伝達物質として非常に重要な役割を担っている．

4.3.2 スフィンゴリン脂質

代表的なスフィンゴリン脂質であるスフィンゴミエリン（Sphingomyelin：SM）は，PCと同様に細胞膜の外膜に多く存在するPLである．神経繊維のまわりの鞘に入っている脂肪状の物質であるミエリン中に多く見られる．

4.4 ステロール

4.4.1 Ch の生理機能

　Ch は動脈硬化巣生成の原因物質であることより，近年悪者扱いされているが，第3章で述べたように各種ホルモンや胆汁酸の前駆物質であり，生体の恒常性維持に必須な成分である．さらに，PL とともに生体膜を安定化させる役割もある．細胞膜中では PL とともに，親水性の水酸基を外側に，疎水性のステロイド骨格部分を内側にして生体膜に収まっている．PL はその脂肪酸組成を変化させることにより膜に流動性を与えているが，Ch は膜を硬くする役割を担っている．

　血中のリポタンパク質中の Ch は，そのほとんどがコレステロールエステル（ChE）である．ChE は長鎖脂肪酸と Ch がエステル結合したもので，エステル化することにより脂溶性が強くなる．リポタンパク質に組み込まれた Ch が血液中を移動する際，リポタンパク質表面に収まる Ch 量と内部に収まる Ch 量とでは，内部に収まる量のほうがはるかに多い．しかし，Ch には水酸基がついているため，そのままリポタンパク質に組み込まれると水酸基を外側に抱いた形で表面に収まってしまい，多くの Ch を運ぶことができなくなってしまう．ChE は水酸基がエステル化され脂溶性が高まっているので，リポタンパク質内部に収まる．つまり，多くの ChE をリポタンパク質に組み込むことができる．このような理由から，リポタンパク質中の Ch や細胞に貯蔵されている Ch は，そのほとんどが ChE の形態をとっている．

4.4.2 植物性ステロール（Phytosterol）の生理機能

　おもに，シトステロール (sitosterol)，カンペステロール (campesterol)，スチグマステロール (stigmasterol) のことであり，動物性ステロールであるコレステロールとは構造が異なる（第1章参照）．日本人は1日に数百 mg 程度の植物性ステロールを食品から摂取している．これらステロールは Ch と同じステロール骨格をもつが，その側鎖の構造が異なる．近年，市販植物油のラベルに"コレステロール0（ゼロ）"と強調表示されている商品を多く目にするが，植物油が植物由来の原料を使用して製油している以上，動物性ステロールである Ch がゼロであるのは当然のことといえる．

　植物性ステロールは小腸内で Ch の吸収を抑制し，血中の Ch 低下能をもつこと

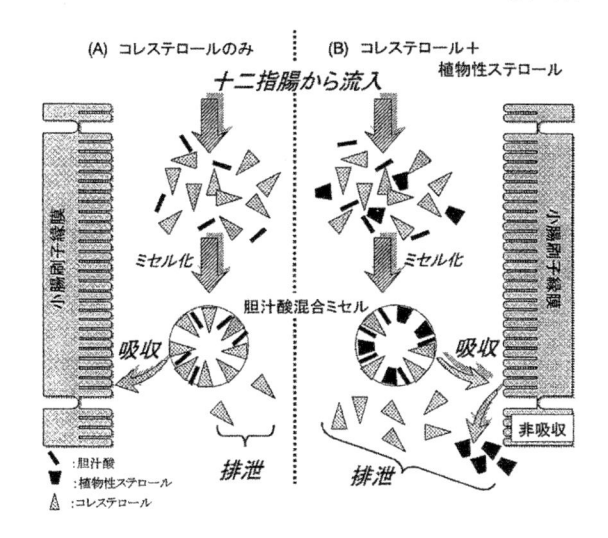

図4.6 植物性ステロールによるコレステロールの吸収抑制機構

が知られている．Ch は，小腸内で TG の加水分解物で構成されたミセルに組み込まれて小腸から吸収される．この際，シトステロールやカンペステロールなどの植物性ステロールが小腸内に存在すると，ミセル中に Ch の代わりに組み込まれ，組み込まれなかった Ch は小腸から吸収されず，体外へ排泄される．その結果，体内に取り込まれる Ch 量が減少し，血中 Ch 量が低下するのである．なお，ミセルに組み込まれたほとんどの植物性ステロールは，小腸上皮細胞へ取り込まれない．結果として，小腸内中に植物ステロールも残り，最終的には体外へ排泄される（図4.6）.

このような性質を利用して，現在世界中で，コレステロールが下がるマーガリンや食用油などが開発されてきている．たとえば，フィンランドの Raisio（ライシオ）社の"Benecol®（ベネコール®）"や，花王株式会社の"エコナ　ヘルシー＆ヘルシークッキングオイル®"などがある．ベネコール®は，植物性ステロールを水素還元して植物スタノールにした後に脂肪酸とエステル化した物質（図4.7）で，油への溶解度が高く，しかも通常の植物ステロールよりコレステロール吸収抑制能が強いといわれている．

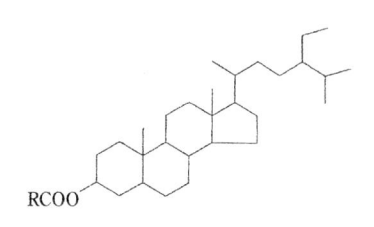

図4.7　β-シトスタノール脂肪酸エステル

■ 談話室 ■

植物性ステロールの非吸収機構と高植物ステロール血症

　植物性ステロールは体内にほとんど吸収されないが，この植物性ステロールを過剰に体内に取り込み，家族性高コレステロール血症（FH）と同じような病態を発症する"高植物ステロール血症（sitosterolemia）"とよばれる遺伝病がある．この患者では，小腸上皮細胞中や肝細胞中に存在するATP-バインディングカセットトランスポーターG5（ABCG5）（ステロリンI），もしくはATP-バインディングカセットトランスポーターG8（ABCG8）（ステロリンII）に構造的欠陥があることが判明している．これらトランスポーターはヘテロダイマーを形成し，小腸上皮細胞に吸収されたコレステロールや植物性ステロールを再び小腸内へ排泄する機能や，肝臓で胆汁酸を排泄する役割を担っている．よってこのような患者においては，排泄機能が完全でないため，植物性ステロールが体内にとどまり，高植物ステロール血症を発症するものと考えられている．

　コレステロールも同じようにABCG5/ABCG8のヘテロダイマーで小腸内への排泄作用を受けるが，実際はほとんど排泄されず，その多くは体内へ吸収される．これは，同じく小腸上皮細胞内に存在するアシルCoAコレステロールアシルトランスフェラーゼ（ACAT）の作用により，コレステロールエステルにすばやく変換され，カイロミクロンに取り込まれるためと考えられる（図4.8）．一方，植物性ステロールは，ACATによるエステル化反応が遅いため小腸内へ排泄され，そのため健常人の場合，吸収率が低くなるものと予想される．

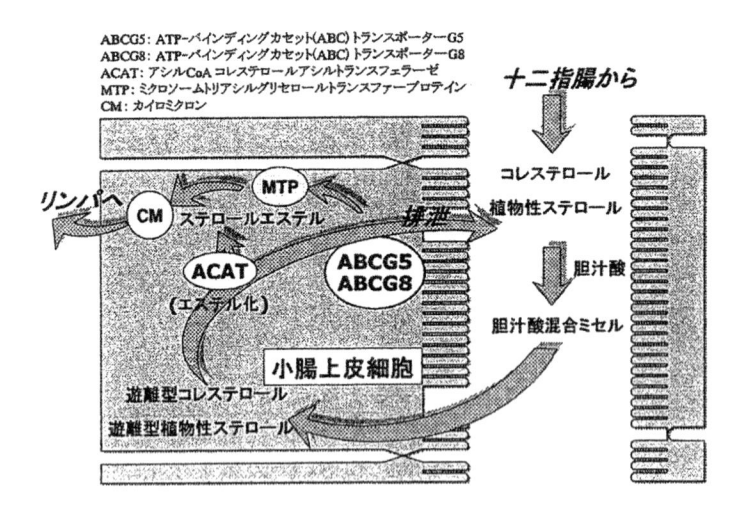

図4.8　小腸上皮細胞におけるステロールの体内吸収調節機構

5
脂溶性ビタミンとその生理機能

 ビタミンは，"微量で体内の代謝に重要なはたらきをしているにもかかわらず自分でつくることができない化合物"と定義されている．しかし，近年の科学の進歩によりビタミンDは体内合成されることが解明され，必ずしも"自分でつくることができない化合物"ではないことが広く知られている．しかしながら実際問題として，ヒトはほとんどのビタミンを食品から摂取することで補われなければならない．ビタミンの生理とその機能を知ることは，効率よい摂取・吸収，生体の恒常性維持を考えるうえで非常に大切なことである．そこで本章では，ビタミン類のなかから，各種脂溶性ビタミンについて，それらの機能と役割をまとめる．

5.1 ビタミンの発見と種類

5.1.1 ビタミン名の由来

 ビタミンという名前は，1911年にポーランドのFunkにより命名された．Funkは，最初に発見したビタミンB_1がアミン（amine）を含む物質であったため，生死にかかわる（バイタル：vital）アミンということで，ビタミン（vitamine：バイタミン）と命名した．その後発見されたビタミンはアミンを含まなかったため，"vitamine"の"e"を除いて，ビタミン（vitamin）とよばれるようになった．ビタミンは脂溶性ビタミンと水溶性ビタミンに分けられる．脂溶性ビタミンに属するものは，ビタミンA，ビタミンD，ビタミンE，ビタミンKがある．一方，水溶性ビタミンに属するものは，ビタミンB_1，B_2，B_6，B_{12}，葉酸，パントテン酸，ビタミンCがある．また近年，ビタミンの仲間入りをしたピロロキノリンキノン（pyrroloquinoline quinone：PQQ）も水溶性ビタミンである．科学者によってはビオチンとナイアシン（ニコチン酸）も水溶性ビタミンに含めている．

5.1.2 脂溶性ビタミン類の発見

(i) **ビタミンA**　動物の成長に必須の因子として1906年にHopkins（英国）によりミルクから発見された最初の脂溶性ビタミンである．ただし，彼が発見した内容は，"三大栄養素とミネラルのほかにも未知の脂溶性栄養素が存在する"というものであった．その後，1913年にMcCollum（米国）は，この未知の栄養素には脂溶性の成分（のちにA因子とよばれた）と水溶性の成分（のちにB因子とよばれた）が存在することを報告し，現在でいう"脂溶性ビタミン"と"水溶性ビタミン"の存在を認めた．実際のところビタミンAという名前は1920年にDrummond（英国）により名づけられた名称であり，彼は同時にビタミンB，ビタミンCも命名した．ビタミン類の構造は1931年にKarrer（スイス）により決定され，これによりビタミンAの合成が始まった．なお，Karrerは，"カロテノイド，フラビン，ビタミンA，ビタミンB_2の研究"で，1937年にノーベル化学賞を受賞している．

(ii) **ビタミンD**　1919年にMellanby（英国）が実験的に犬にくる病を発症させ，くる病治療因子がタラ肝油中に存在することを発見したことに始まる．くる病とは，石灰の沈着によって無用な軟骨が形成され，それが障害となって脊椎や四肢が湾曲する乳児期に発症する病気である．

(iii) **ビタミンE**　1922年に米国のEvansとBishopによりラットの抗不妊因子として発見された物質である．彼らは，既知のビタミンを含む飼料で飼育するとラットが不妊症になるが，これにレタスを与えると回復することを見出し，このレタス中の未知物質をXと命名した．この物質をビタミンEと命名したのはSure（米国）であり，1924年のことであった．

ビタミンE類をトコフェロール類とよぶが，このトコフェロール（tocopherol）という名前はEvansによりつけられた名前で，ギリシャ語で"子どもを産む"を意味する"tocos"と，"力を与える"を意味する"phero"を合わせ，さらにアルコールを意味する"ol"を組み合わせた言葉である．

(iv) **ビタミンK**　1929年に脂質を含まない飼料でニワトリのヒナを飼育した際に，皮膚，筋肉，組織から出血が起こることをDam（デンマーク）が見出し，彼はその物質には出血阻止因子があることを予見した．1934年にはその出血阻止因子を，血液凝固（koagulation）作用にからむものとしてビタミンKと命名した．さらに彼らは，1939～1940年にビタミンK_1（フィロキノン：phylloquinone）とK_2（メナキノン：menaquinone）を単離し，構造決定を行っている．

以上のように発見された脂溶性ビタミンであるが，その吸収は，小腸における脂質の吸収と密接に関係している．第2章にあるように，脂質は小腸内で膵リパーゼにより加水分解を受け，胆汁酸とともにミセルを形成し，その状態で小腸から吸収される．脂溶性ビタミンはそのミセル中に溶解し，脂質が小腸に吸収される際，一緒に小腸から吸収されて体内へ取り込まれる．したがって，脂溶性ビタミンの効率よい体内摂取には脂質とともに摂取しなくてはならない．小腸から吸収された脂溶性ビタミンは，それぞれ異なった機構で体内各部位に送り込まれる．

5.2 ビタミンA

5.2.1 ビタミンA

ビタミンA（vitamin A）はレチノール（retinol）として知られているが，ビタミンA活性をもつ関連因子としてレチナール，レチノイン酸もある（図5.1）．ビタミンAはその構造から，ビタミンA_1系の物質と，ビタミンA_2系の物質に分けられる．ビタミンA_1系の物質は，レチノール，レチナール，レチノイン酸であり，ビタミンA_2系の物質（ビタミンA_1系の物質のデヒドロ体：脱水素体）としては，3-デヒドロレチノール，3-デヒドロレチナール，3-デヒドロレチノイン酸がある（図

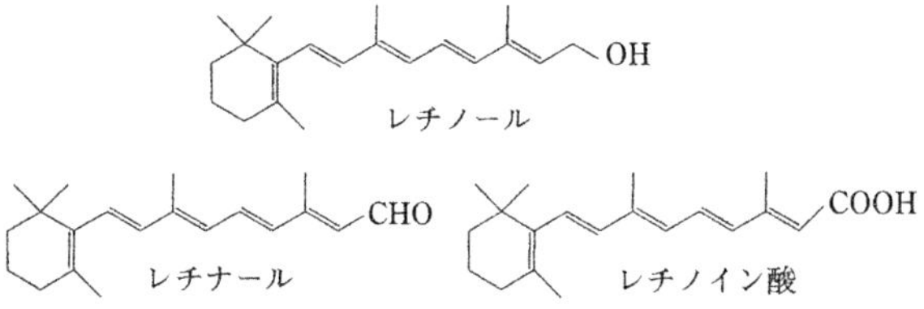

図5.1 レチノール，レチナール，レチノイン酸の構造

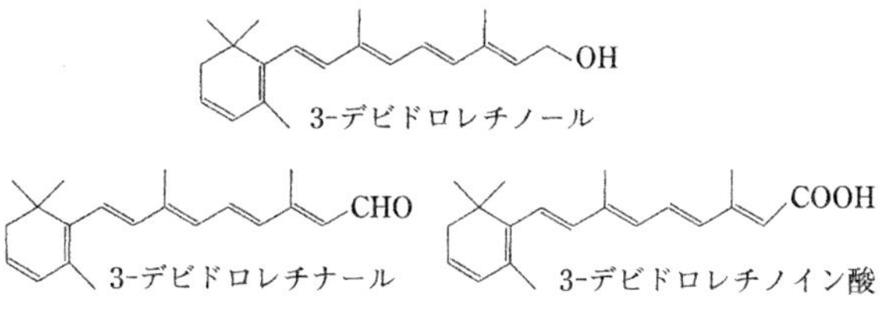

図5.2 ビタミンA_2系物質の構造

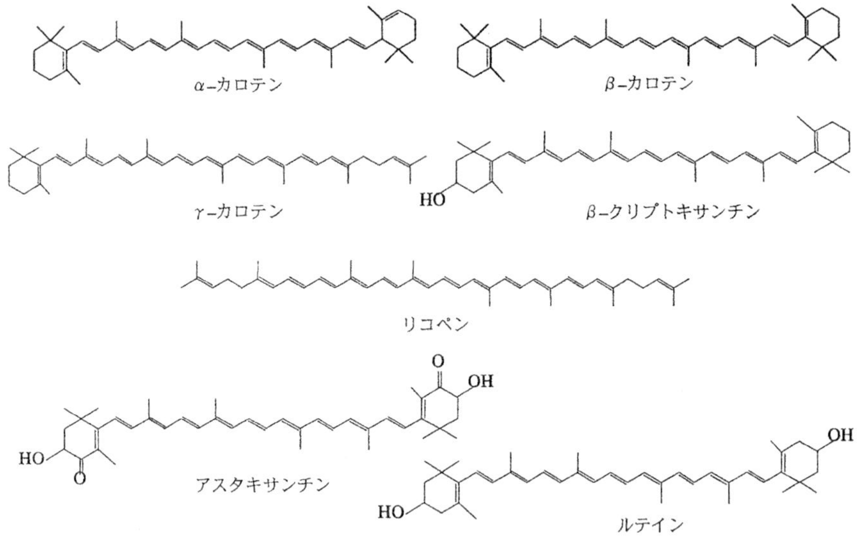

図 5.3　カロテン類の構造

5.2)．また，多くのレチノイン酸関連化合物が合成されている．これらのことより近年，ビタミン A とその類縁化合物の総称としてレチノイド（retinoid）という言葉が使用されている．

5.2.2　カロテン

　レチノールエステルは動物体内だけに存在し，植物中には存在しない．しかし，植物には β-カロテンをはじめとするカロテノイド類が多種含まれている．カロテノイドとは，緑色植物，かび，酵母，きのこ中で合成される黄色や赤色の脂溶性色素をさし，現在では 600 種以上が知られている．代表的なカロテノイドとして，α-カロテン，β-カロテン，γ-カロテン，β-クリプトキサンチン（ミカンの橙色），リコペン（トマトの赤色），アスタキサンチン（エビやカニの赤色），ルテイン（卵黄の黄色）がよく知られている（図 5.3）．一般に植物は，β-カロテンを非常に多く含んでいるため，食品中のカロテノイド含量といえば α-カロテンや γ-カロテンではなく，β-カロテン含量を意味する．ヒトはこのカロテノイドを体内でレチノールに変換することができる．β-カロテンは，小腸粘膜，腎臓，肝臓などに存在するオキシゲナーゼにより酸化的に切断され，レチナールに代謝される．このレチナールはさらにリダクターゼにより還元され，レチノールに生合成される（図 5.4）．このよ

図 5.4 β-カロテンからレチノールへの変換

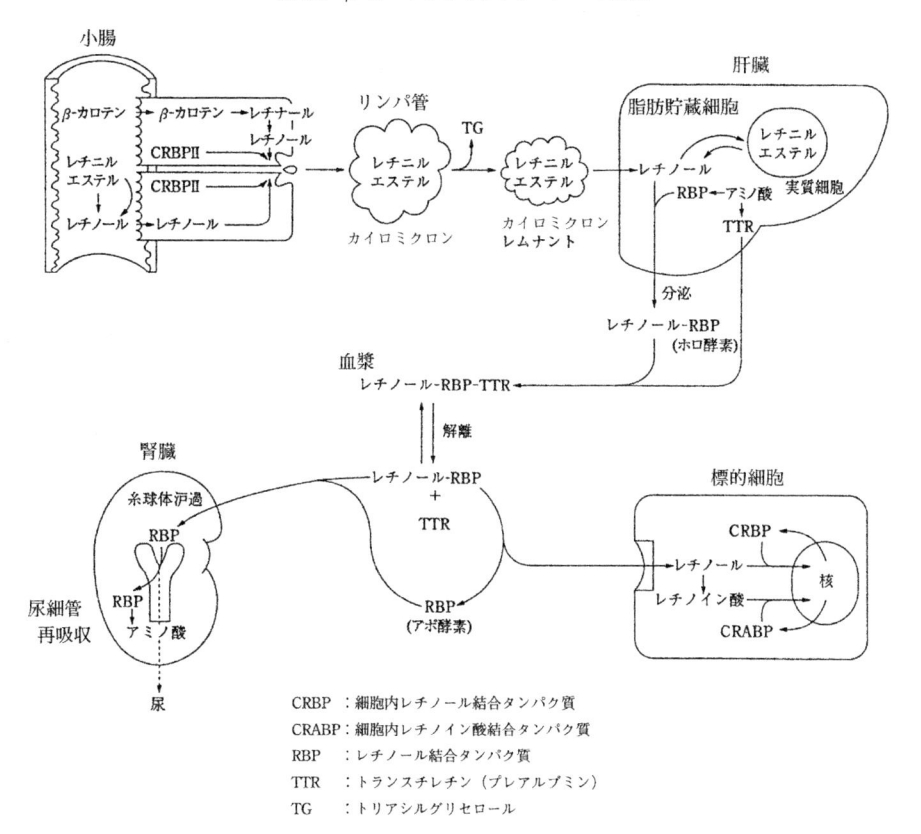

図 5.5 レチノイド結合タンパク質からみた体内ビタミンAの代謝
[武藤泰敏,ビタミン,**60**,482（1986）を改変]

CRBP ：細胞内レチノール結合タンパク質
CRABP：細胞内レチノイン酸結合タンパク質
RBP ：レチノール結合タンパク質
TTR ：トランスチレチン（プレアルブミン）
TG ：トリアシルグリセロール

うにカロテノイドは体内においてレチノールに生合成されるので，"プロビタミンA"とよばれている．ただし，カロテノイドにおいても，リコペン，アスタキサンチン，ルテインなどはレチノールに変換されないため，これら物質にはプロビタミンA活性は存在しない．カロテンからレチノールへの変換率はカロテンの種類により異なる．また，摂取してもすべてが体内へ吸収されるわけではない．現在これらのことを考慮して，"レチノール 1 μg ＝全トランス β-カロテン 6 μg ＝その他のプロビタミン A カロテノイド 12 μg" という関係式で計算されている．なお，カロテンは，ビタミンAが体内で不足しないと開裂しないため，カロテンを多量摂取してもビタミンA過剰症にはならないといわれている．

5.2.3 レチノールの体内輸送

動物性食品から摂取したレチノールエステルは，小腸で加水分解されてレチノールとなり，小腸内の脂質ミセルに組み込まれ，一緒に小腸上皮細胞へ吸収される．カロテン類も同様に脂質ミセルとともに小腸から吸収される．体内でレチノールが不足した状態では，このカロテン類はさらに，図 5.4 に示した反応でレチノールに変換される．このようにして生成したレチノールは，小腸上皮細胞内で脂肪酸（おもにパルミチン酸）とのエステル化反応により，レチノールエステルへ合成され，カイロミクロンに取り込まれる．カイロミクロンは，小腸上皮細胞からリンパ管へ放出されたのち，鎖骨下大静脈に流れ込み，全身を循環し，カイロミクロンレムナントの形で肝臓へ取り込まれる（図 5.5）．

肝臓はレチノールの貯蔵器官でもある．そのため，肝臓まで送られたレチノールエステルは，一度加水分解を受けた後に再度エステル化され，レチノールエステルの形で貯蔵される．肝臓に蓄積されているレチノールエステルは，必要に応じて加水分解され，レチノールの形で各細胞に輸送される．

肝臓から各細胞へのレチノールの移動は，肝臓内レチノール結合タンパク (retinol binding protein: RBP) と，トランスチレチン (transthyretin: TTR) とよばれるタンパク質により行われる．なお TTR は，古くはプレアルブミンとよばれていた物質である．レチノールは RBP と複合体を形成し，さらに TTR とタンパク-タンパク複合体を形成して血液中を移動する．血中のレチノール濃度は，肝臓からの輸送を調節することにより，約 0.5 μg/mL に保たれている（血中のレチノール濃度が 0.3 μg/mL 以下になると，ビタミン A 欠乏症が起こる）．この複合体は目的細胞に到達すると TTR が離れ，RBP-レチノールとなり，これが細胞の

■ 談話室 ■

ビタミンA関連の細胞内結合タンパク質と核内レセプター（受容体）

細胞内には，細胞内レチノール結合タンパク質（cellular retinol-binding protein：CRBP），細胞内レチノイン酸結合タンパク質（cellular retinoic acid-binding protein：CRABP），細胞内レチナール結合タンパク質（cellular retinal-binding protein：CRALBP）が存在し，細胞内輸送に関与している．さらに核内には，all-*trans*-レチノイン酸をリガンド（受容体と結合する能力をもつ物質）とする，レチノイン酸レセプター（retinoic acid receptor：RAR）や，9-*cis*-レチノイン酸をリガンドとするレチノイドXレセプター（retinoid X receptor：RXR）が存在する．

RBP受容体と結合して細胞内にレチノールを取り込ませる．以上のようにレチノールは体内を移動する．

ビタミンAには大きく2つ働きが知られ，1つは視覚作用，もう1つは細胞の増殖・分化の調節因子としての作用である．それぞれの作用を発揮するレチノイドは異なり，視覚機能にはレチノール（レチナール），増殖・分化調節因子作用はレチノイン酸が関与している．

5.2.4 視覚作用への影響

昔からビタミンAが欠乏すると夜盲症（鳥目）になることが知られている．これは明るさを感じ取る能力（薄明視）が欠如するために起こる現象である．ヒトは明るさを，網膜の視細胞中に存在する桿体（かんたい）のロドプシンで感じ取る．ロドプシンはタンパク質であるオプシンとレチナールとの複合体であり，498 nmに極大吸収をもつ．通常，レチノールの二重結合はall-*trans*型であるが，網膜においては異性化を受け，11-*cis*-レチノールとなり（オプシンと結合する際は11-*cis*-レチナール），オプシンと複合体（ロドプシン）を形成している．ロドプシンは可視光（400〜600 nm）を受けると，励起状態となる．この励起状態からバソロドプシンを経由し，メタロドプシンに至り，最終的にはall-*trans*型レチナールとオプシンに分解する（図5.6）．このように分解する過程を光退色過程という．この退色過程でレチナールは，*cis*型からall-*trans*型へと異性化される．異性化したall-*trans*型レチナールが結合しているロドプシン（メタロドプシンII）は不安定な状態であり，オプシンとall-*trans*型レチナールに分離する．暗くなるとall-*trans*型レチナールは11-*cis*型に戻り，オプシンと再び結合してロドプシンとなる（ロドプシンの再生）（図5.6）．（メタロドプシンIIトランスデューシンに結合しているGDPを

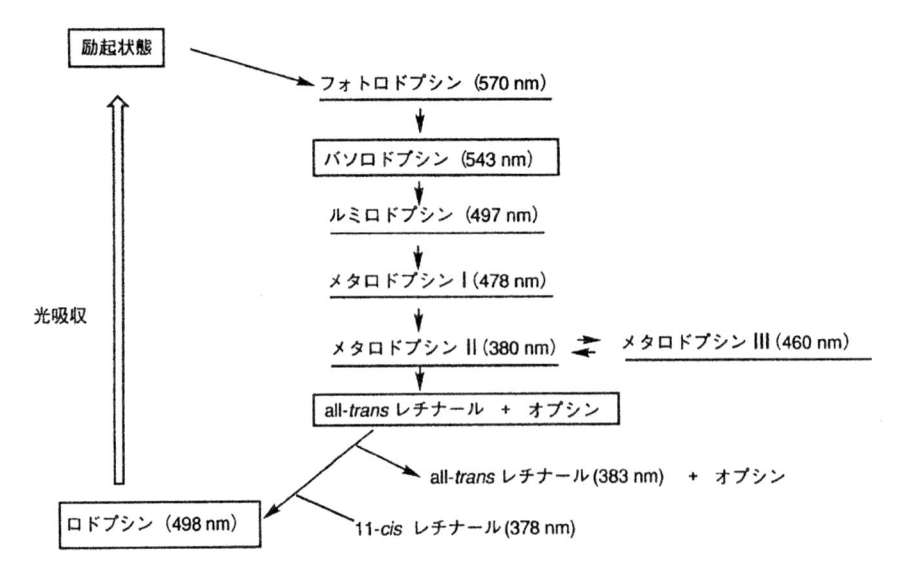

図5.6 ロドプシンの再生

```
励起状態 ← フォトロドプシン (570 nm)
              ↓
           バソロドプシン (543 nm)
              ↓
           ルミロドプシン (497 nm)
              ↓
           メタロドプシン I (478 nm)
              ↓
           メタロドプシン II (380 nm) ⇌ メタロドプシン III (460 nm)
              ↓
           all-trans レチナール + オプシン
              ↓
           all-trans レチナール (383 nm) + オプシン
              ↓
           11-cis レチナール (378 nm)
              ↓
           ロドプシン (498 nm)
```
(光吸収)

図 5.6 ロドプシンの再生
[日本ビタミン学会 編, "ビタミン研究のブレークスルー――発見から最新の研究まで――", p.6, 学進出版(2002)]

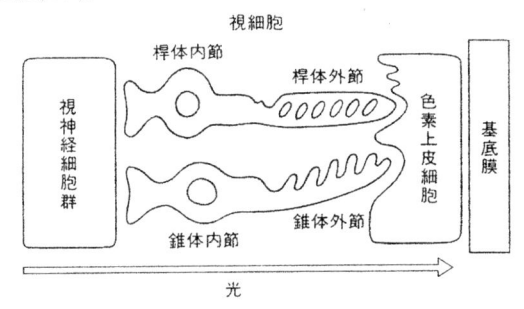

図 5.7 網膜中の桿体および錐体
[田中千賀子, 加藤隆一 編, "NEW薬理学", 改訂第4版, p.209, 南江堂 (2002)]

GTP に変換する活性をもち，その後，ホスホジエステラーゼの活性化→$_c$GMP による Na$^+$ 流入の停止→視細胞電位の発生（過分極による信号の増幅）がおこる．このような一連の反応が生じたのち，ヒトは大脳で明るさを感じることとなる．）

　レチノールが不足すると薄明視が弱り，暗順応低下を招き，結果として夜盲症になるのである．

　また視覚作用には色を感じ取る能力も存在する．これは錐体（図5.7）に存在す

る3種類のヨードプシン（イオドプシン, iodopsin）による能力である．ヨードプシンもレチナールとオプシンの複合体であるが，結合しているオプシンのアミノ酸配列がロドプシンとは異なる．ヨードプシンには，青（極大吸収 420 nm），緑（極大吸収 531 nm），赤（極大吸収 558 nm）の3種類が存在し，3種の錐体細胞によって色を感じることができる．青，緑，赤は色の3原色として知られている．

5.2.5 細胞の増殖・分化への影響

　ビタミンAの役割の1つに，細胞や組織の分化，誘導調節作用がある．ビタミンAは動物の正常な成長と機能発現に必須であり，ビタミンA欠乏により動物は成長が止まるが，ビタミンAの投与により回復することが古くから知られている．

　さらに，皮膚・粘膜上皮細胞をはじめとする多くの細胞の増殖・分化もビタミンAにより調節されている．ビタミンAは，胎児の成長にとって非常に大切なビタミンであるが，過剰に摂取すると，過剰量のビタミンAが胎児に循環し，上皮細胞の増殖を過度に促進する．その結果，細胞膜の生理活性が異常になり，胎児の顔，耳，指などに奇形を起こす．そのためビタミンAの過剰投与は，ビタミンAの催奇性としても古くから知られている．

　平成7年12月に"妊娠前3ヶ月から妊娠初期3ヶ月までにビタミンA補給剤を1日 10 000 µg レチノール当量以上継続摂取した女性から出生した胎児に，奇形発現率の増加が認められると推定される"との疫学的知見が学術誌に報告された．この結果を受けて旧厚生省では，過剰摂取を防止するための表示などについて検討し，関係業者の指導などを行うよう各都道府県らに通知した．この当時はビタミンAの過剰摂取が大きな社会問題となったが，現在では過剰摂取の危険が知られるよう

■ 談話室 ■

レチノイン酸レセプター（RAR）

　レチノイン酸レセプター（RAR）には，α，β，γ のサブタイプの存在が知られている．その構造は核内ステロイド/チロイドレセプタースーパーファミリーの1つとして分類されている．また，all-trans レチノイン酸から変換される 9-cis レチノイン酸も RAR に対し結合することが知られ，同じように特定の遺伝子発現を制御していると考えられている．さらに，9-cis レチノイン酸は，レチノイド X レセプター（RXR）（RAR と同様に α，β，γ のサブタイプが存在）にも特異的に結合し，遺伝子発現を制御していることが知られている．この RXR は，他の RAR，甲状腺ホルモンレセプター，ビタミン D_3 レセプターなどとヘテロ2量体を構成し，様々な遺伝子発現制御に関与している．

表 5.1 ビタミン A およびプロビタミン A を多く含む食品

食品名	μg/100g
(a) レチノール当量	
スモークレバー	17000
レバー　ニワトリ	14000
豚	13000
牛	1100
ウナギ（かば焼き）	1500
バター（無塩）	800
チェダーチーズ	350
卵	480
(b) β-カロテン当量	
ニンジン（皮つき・湯でる）	8900
西洋かぼちゃ（湯でる）	4000
ホウレン草（葉・湯でる）	5400

［科学技術庁資源調査会 編，"五訂日本食品標準成分表"大蔵省印刷局（2000）］

になり，注意が喚起されている．

これら作用をもたらすビタミン A はレチノイン酸であり，細胞内でレチノールから，レチナールを経由して変換される．主たるレチノイン酸は all-trans レチノイン酸であり，細胞核内に存在するレチノイン酸レセプター（RAR）と特異的に結合し，特定の遺伝子発現を起こす．

5.2.6　抗酸化作用

プロビタミン A である β-カロテンは強い一重項酸素消去能をもつことが知られている．また，低酸素下において非常に強いラジカル消去能力を示すことも知られている．これら抗酸化作用の反応機構に関しては第 8 章にまとめてある．

5.2.7　ビタミン A の欠乏症，過剰症

ビタミン A の 1 日の所要量は，成人男子で 2 000 IU，成人女子で 1 800 IU とされている．なお 1 IU は，0.3 μg の all-trans-レチノールのもつビタミン A 効力と定義されている．ビタミン A の欠乏で最初に症状が現れるのは眼であり，夜盲症となる．続いて皮膚や粘膜上皮の角質化や乾燥化が起こる．とくに眼球の乾燥症はその典型であり，症状がひどくなると最終的には失明に至る．これら欠乏症の原因は，ビタミン A 摂取不足だけでなく，レチノール結合タンパク質の生体内における減少も考えられている．ビタミン A を多く含む食品は，ウナギ，レバー，肝油，バター，牛乳，チーズ，卵などであり，一方，プロビタミン A である β-カロテンを多く含む食品は，カボチャ，ニンジン，ホウレン草などの緑黄色野菜があげられる（表5.1）．

ビタミン A の過剰症は，急性と慢性に分けることができる．急性中毒の症状は，悪心，強度の頭痛，めまい，嘔吐，下痢，腫脹，皮膚のひび割れや剥離，過剰興奮，顔面紅潮，脱毛，目のかすみ，などがある．一方，慢性中毒の症状は，体重低下，甲状腺機能低下，糖尿病，食欲不振，ビタミン A の肌への沈着（黄色）などがある．また先にも述べたように，妊婦のビタミン A 過剰症は胎児の奇形の原因となる．これまでヒトで 130 万 IU のビタミン A を摂取したときに急性中毒になったと

いう報告があるが，ビタミンAの過剰摂取による中毒の例は非常にまれである．なお，ビタミンAの1日の許容上限摂取量は成人で5 000 IUである．

5.3 ビタミンD

5.3.1 ビタミンDの分類

現在，ビタミンD（vitamin D）としては，ビタミンD_2からビタミンD_7までの6種類の誘導体が知られている（図5.8）．当初，エルゴステロールのUV代謝物からビタミンDが単離され，ビタミンD_1と命名された．しかし，これは混合物であることがわかり，再度精製されたものがビタミンD_2と命名された．その結果，ビタミンD_1は欠番となってしまった．ビタミンDのうちビタミンD_2（エルゴカルシフェロール（ergocalciferol）），ビタミンD_3（コレカルシフェロール（cholecalcifer-

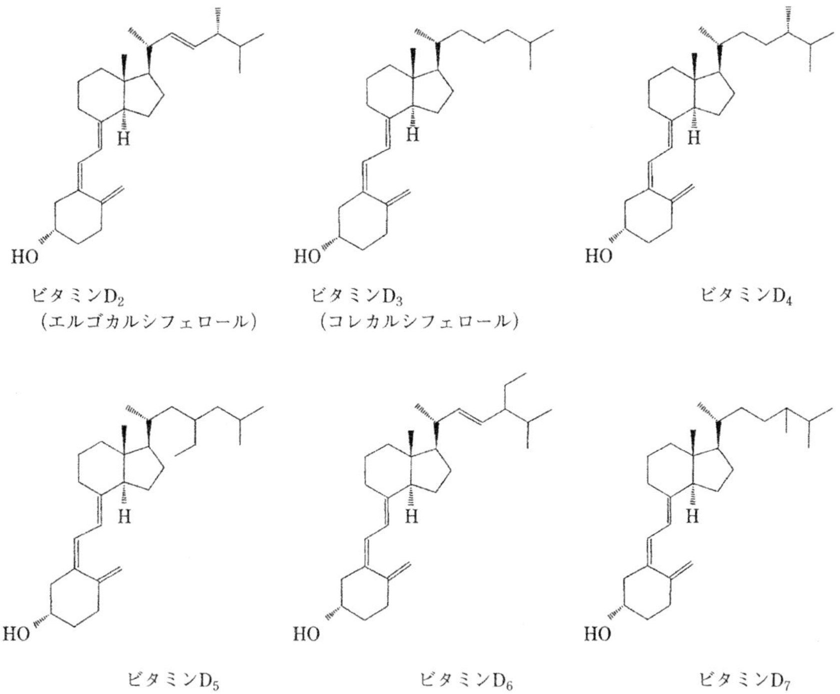

図5.8 ビタミンD類の構造

ol))が代表的なビタミンDで，強い抗くる病活性を有する．一方，ビタミンD_4〜D_7は天然での存在量も少なく，ビタミンD効力も弱い．現在，ビタミンDは，"5,7-ジエンステロール骨格を有するプロビタミンDのUV照射によって生成するすべての抗くる病因子"とされている．

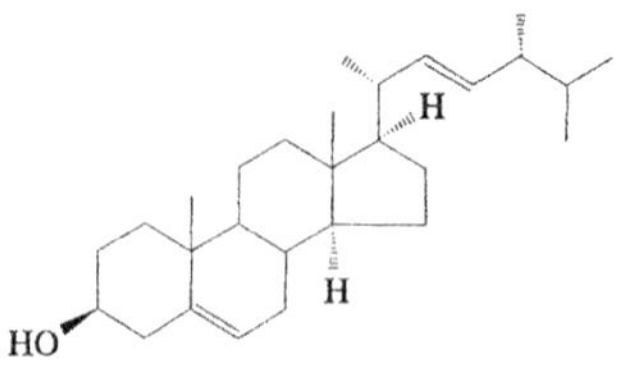

図5.9 ブラシカステロールの構造

5.3.2 ビタミンDの体内代謝

ヒトはビタミンDを，ビタミンD_2（植物起源）もしくはビタミンD_3（動物起源）の形で食物から摂取するか，それぞれのプロビタミンであるプロビタミンD_2（エルゴステロール）およびプロビタミンD_3（7-デヒドロコレステロール：7-DHC）を素材にして体内で生合成して獲得する．しかし，これらエルゴステロールや7-DHCは，摂取しても腸管吸収においてブラシカステロール（図5.9）やコレステロールに変換されるため，ビタミンDとしての栄養的効果はあまり期待できない．

ビタミンD_3の代謝経路を図5.10に示す．7-DHCはコレステロール生合成の代謝物であり，皮膚組織に多く蓄積されていて，生体内で合成が可能な物質である．7-DHCは，紫外線によりその構造の炭素部位の9,10位が光化学的開環を起こし，ビタミンD_3へ変換される．この反応を起こす波長は290〜330 nmである．

ビタミンD_3は肝臓に運ばれ，肝ミクロソームに存在するシトクロムP-450により，NADPH存在下，25位が水酸化されて25-ヒドロキシビタミンD_3（25(OH)D_3）に変換される．生成した25(OH)D_3は，ビタミンD結合タンパク質（vitamin D binding protein：DBP）と結合し，さらに腎臓の尿細管へ運ばれる．25(OH)D_3はここで，1α-ヒドロキシラーゼにより1α,25(OH)$_2D_3$へと変換されて活性型ビタミンD_3となる．なお近位尿細管では，1α,25(OH)$_2D_3$のほか，23S,25(OH)$_2D_3$，24R,25(OH)$_2D_3$，25S,26(OH)$_2D_3$なども生合成されるが，活性型ビタミンD_3は，1α,25(OH)$_2D_3$のみである．

ビタミンD_2も，D_3と同様の代謝経路により変換され，ヒトにおいて強いビタミンD活性を示すが，鳥類においてはビタミンD_3のみが有効である．ビタミンD_2は動物によって効力が異なるため，効力が異ならないビタミンD_3の結晶を用いてビタミンD効力を規定している．現在，ビタミンD_3結晶0.025 μg＝1 IUと定義されている．

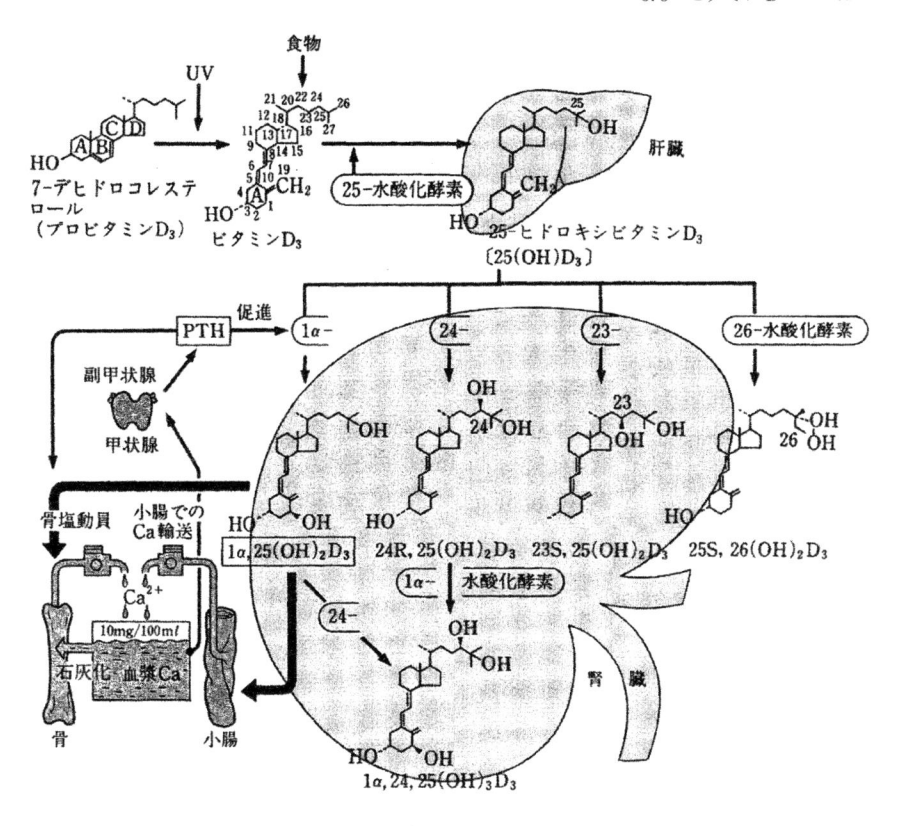

図 5.10 ビタミンD_3の代謝経路
[尾形悦郎, 須田立雄, 小椋陽介 編, "ビタミンDのすべて", p. 20, 講談社サイエンティフィク(1993)]

■ 談話室 ■

ビタミンDと骨形成

現在, ビタミンDによる骨形成促進作用としてより広く受け入れられているのは, 次のようなメカニズムである (図 5.11).
① 活性型のビタミンDが破骨細胞の形成を促進する. さらにそれを活性化して骨吸収を促進する.
② 骨吸収が進むと, 骨中の不活性型 tumor growth factor (TGF)-β が活性化される.
③ 活性化された TGF-β が骨芽細胞を刺激することにより骨形成を促進する.

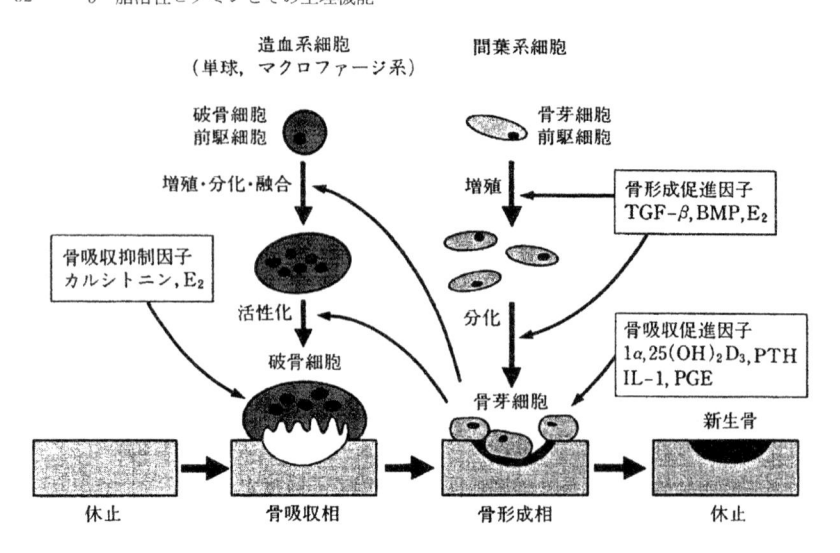

図 5.11　ビタミンDの骨形成促進作用メカニズム
[尾形悦郎,須田立雄,小椋陽介 編,"ビタミンDのすべて",p.99,講談社サイエンティフィク(1993)]

5.3.3　ビタミンDの体内作用

　骨の恒常性は,骨からのカルシウム（Ca^{2+}）の溶出（骨吸収）と骨への Ca^{2+} 沈着（骨形成）の平衡のもとになり立っているが,ビタミン D_3 はこの平衡を正常に保つことにより,骨形成を促進する.さらに,未分化骨細胞の分化を促進させる作用ももつことが知られている.

　ヒトは,体内恒常性の維持において,血中 Ca 濃度を一定に保持する（10 mg/dL）必要がある.血中の Ca 濃度が減少するとただちに副甲状腺が刺激され,副甲状腺ホルモン（parathyroid hormone: PTH）が分泌される.PTH は腎臓の副甲状腺ホルモン受容体と結合し,cAMP 経由で,1α-ヒドロキシラーゼを活性化させ,$1\alpha,25(OH)_2D_3$（活性型ビタミン D_3）を生産する.$1\alpha,25(OH)_2D_3$ は小腸上皮細胞に存在する核内のビタミン D_3 レセプター（VDR）と結合し,小腸上皮細胞における Ca^{2+},PO_4^{2-} の吸収を促進させる.さらに同様の機構で骨から Ca^{2+} 動員（溶出）を促進させることで血中 Ca 濃度を上昇させる（図 5.12）.

　1α-ヒドロキシラーゼは,血中 Ca,PO_4^{2-} 濃度によりフィードバック調節を受けている.そのため,血中 Ca 濃度が正常値を越えるとき,$1\alpha,25(OH)_2D_3$ の代わりに $24R,25(OH)_2D_3$（不活性型ビタミン D_3）の合成を亢進させ,血中 Ca 濃度を正

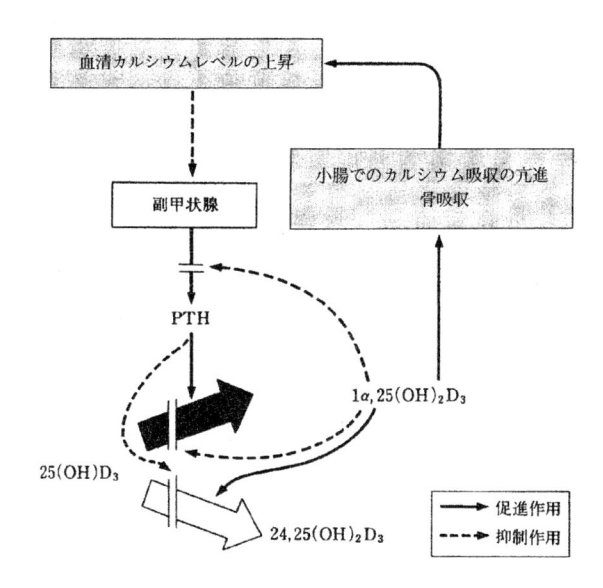

図 5.12　血中カルシウム濃度の調整
[尾形悦郎, 須田立雄, 小椋陽介 編, "ビタミンDのすべて", p.25, 講談社サイエンティフィク(1993)]

常値に保つ．

5.3.4　ビタミンDの欠乏症と過剰症

ビタミンD_3は体内で生合成が可能であり，日本などの日光に当たっている地域であれば欠乏することはないと考えられている．しかし，実際にはその量は充分ではないとの指摘もある．成人の必要所要量は1日当たり100 IUという．ビタミンDの欠乏症としては，くる病（子ども），骨軟化症（成人）が知られている．これらの疾病は，ビタミンDの摂取不足と紫外線不足などであるが，少量のビタミンDの投与で治るといわれている．一方，ビタミンDの小腸での吸収障害，肝臓・腎臓での代謝異常などによっても同じ症状は起こる．これは活性型の$1\alpha, 25(OH)_2$ビタミンDに変換する酵素が肝臓

表 5.2　ビタミンDを多く含む食品

食品名	μg/100g
スモークレバー	1
レバー　ニワトリ	Tr
豚	1
牛	0
マイワシ（丸干し）	50
ソウダガツオ（塩辛）	120
クロマグロ（脂身・生）	18
しらす干し（半乾燥品）	61
シイタケ（天日干し）	17
キクラゲ（乾燥）	440

[科学技術庁資源調査会 編, "五訂日本食品標準成分表"大蔵省印刷局（2000)]

と腎臓に存在することに起因する．ビタミンDが多い食品は，肝油，レバー，イワシ，カツオ，マグロ，しらす干し，天日干しの椎茸などかぎられたものにあるが，その他のほとんどの食品中にはわずかしか存在しない（表5.2）．

ビタミンDの過剰症は，小腸からのCa^{2+}吸収を促進するため，高カルシウム血漿となり，血管壁，肺，腎臓，脳にカルシウムが沈着する．症状としては，食欲不振，嘔吐，便秘，体重低下などが起こり，重症の場合は死に至る．日本において成人の1日の許容上限摂取量としては2 000 IUとされている（ビタミンD_3：0.025 mg＝1 IU）．

5.4　ビタミンE

5.4.1　ビタミンEの体内輸送

ビタミンE（vitamin E）にはトコフェロール（tocopherol）とトコトリエノール

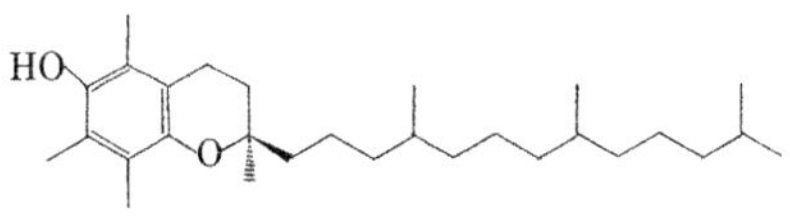

α-トコフェロール

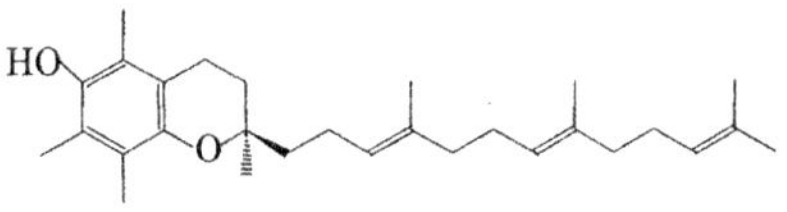

α-トコトリエノール

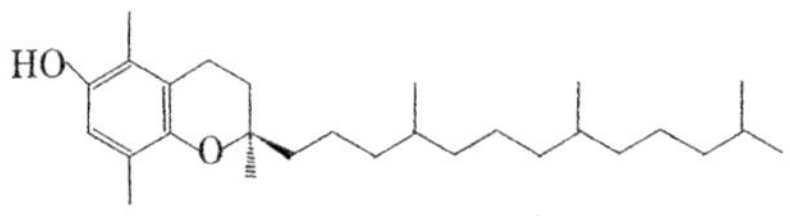

β-トコフェロール

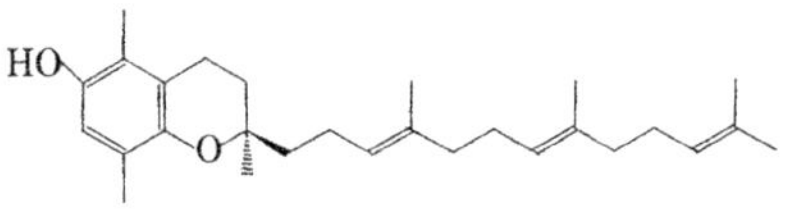

β-トコトリエノール

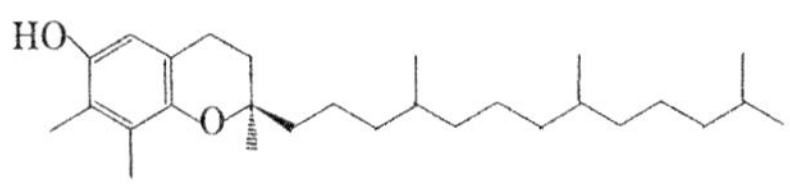

γ-トコフェロール

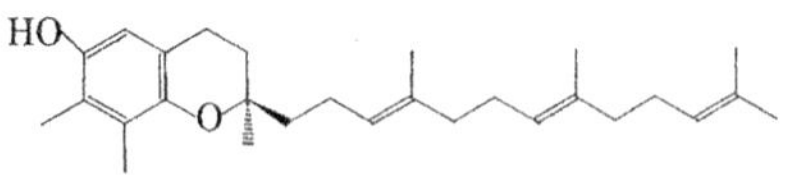

γ-トコトリエノール

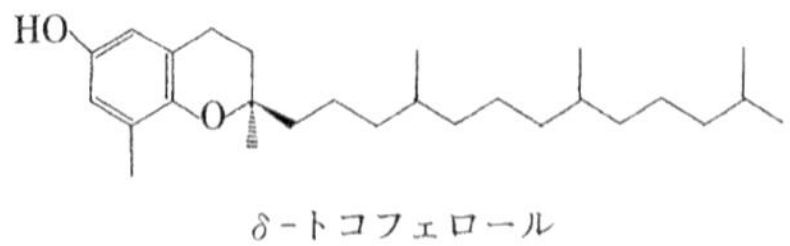

δ-トコフェロール

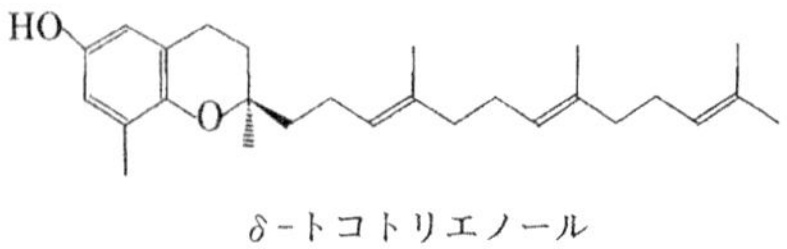

δ-トコトリエノール

図5.13　ビタミンE類の構造

α-トコモノエノール（第9番目のトコフェロール）

marine-derived tocopherol：MDT（第10番目のトコフェロール）

図 5.14　新規ビタミンE類の構造

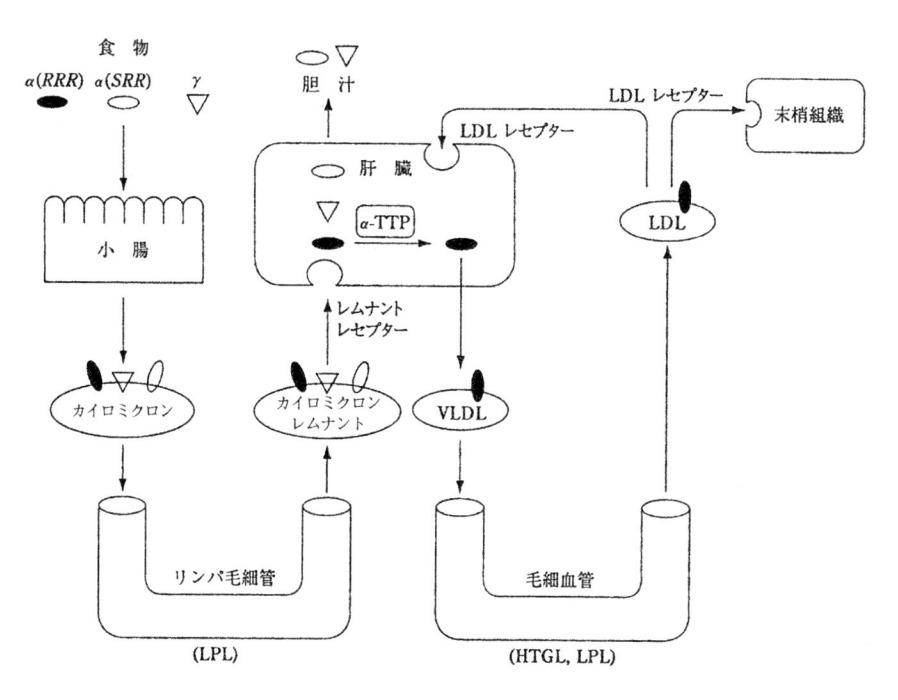

α (RRR)：RRR-α-トコフェロール
α (SRR)：SRR-α-トコフェロール
γ：γ-トコフェロール
α-TTP：α-トコフェロール輸送タンパク質

LDL：低密度リポタンパク質
VLDL：超低密度リポタンパク質
LPL：リポタンパク質リパーゼ
HTGL：肝トリアシルグリセロールリパーゼ

図 5.15　トコフェロール同族体の体内動態
[日本油化学会 編,"油化学便覧",p. 156, 丸善(2001)]

が存在し，さらにそれぞれのトコフェロールには，α, β, γ, δ の4種類の同族体が存在する（図5.13）．また近年，米ぬかより9番目のトコフェロール，魚油より10番目のトコフェロール marine-derived tocophel（MDT）が発見されている（図5.14）．ビタミンEは経口的に摂取した場合，小腸において脂質と一緒に吸収される．小腸から吸収されたビタミンEはリポタンパク質であるカイロミクロンに取り込まれ，リンパ管を経由し，血液中を循環する．カイロミクロンは最終的にはカイロミクロンレムナントとなり肝臓に取り込まれ，同時にビタミンEも肝臓に取り込まれる．肝臓には α-トコフェロール輸送蛋白（α-tocopherol transfer protein：α-TTP）が存在することが知られていて，α-トコフェロール以外のトコフェロールは胆汁酸とともに腸管へ排出される（図5.15）．一方，α-TTPに選択された α-トコフェロールは，肝臓由来のリポタンパク質である超低密度リポタンパク質（VLDL）に組み込まれ，再び血流中を循環し，最終的には各細胞に存在する LDL レセプターを介して細胞内へ取り込まれる．細胞内では細胞質および核におのおの特有の α-トコフェロール結合タンパク質が存在し，細胞内輸送に関与している．

5.4.2 ビタミンEの体内での役割

生体内におけるビタミンEの役割は，生体内抗酸化作用ならびに生体膜安定化作用である．ヒト体内で主たるビタミンEの α-トコフェロールは，ヒトの各組織に広く分布しており，おもに細胞膜中に存在する．α-トコフェロールは細胞膜リン脂質の脂肪酸を主構成成分とするラジカル的酸化を防御し，さらに，遺伝子および遺伝子関連物質の損傷の防止，タンパク質の損傷防止などの役割も担っている．細胞は生体内で発生する種々のラジカル（活性酸素もしくは活性酸素種）につねにさらされていて，細胞膜は酸化を受けやすい状況下にある．細胞膜の安定化は，細胞の恒常性を維持するために非常に大切である．α-トコフェロールにより効率よく酸化を防御することは細胞の安定化に重要である．さらに，α-トコフェロールは，水溶性ビタミンCであるアスコルビン酸と相乗的に作用し，細胞膜の酸化を効率的に抑制している．

コレステロールを多く含むリポタンパク質である低密度リポタンパク質（LDL，俗称：悪玉コレステロール）は，動脈の内皮細胞下に蓄積して酸化を受けると，単球から分化したマクロファージに取り込まれ，動脈硬化の初期病変である泡沫細胞を生成する．動脈硬化は進行すると，心臓病や脳梗塞などの発症原因となる．α-トコフェロールは，このLDLの酸化抑制と，マクロファージの泡沫細胞化を抑制す

■ 談話室 ■

異性体，同族体，R体，S体

異性体：同じ分子式をもちながら幾何学的構造の異なった化合物を異性体とよぶ
　　　　例）L-乳酸，D-乳酸（鏡像異性体））
同族体：同じ基本型が変化した構造のものを同族体とよぶ
　　　　例）α-トコフェロール，β-トコフェロール，γ-トコフェロール，
　　　　　　δ-トコフェロール

R体，S体：炭素の4つの手に異なる分子（原子）が結合した場合，その結合の仕方によってR体とS体が生じる．なお，中心炭素を不斉炭素とよぶ．たとえばこれに相当するのが乳酸である．乳酸は1つの炭素に，水素（H），水酸基（OH），メチル基（CH_3），カルボキシル基（COOH）が結合した分子である．この場合，原子番号が一番小さい水素（H，原子番号1）を中心炭素（不斉炭素）に隠れるように配置する．すると，残りの水酸基，メチル基，カルボキシル基が3角形の頂点に位置し，中心に不斉炭素が位置するように配置される．ここで水酸基は中心炭素と酸素で結合している．一方，メチル基とカルボキシル基は炭素で結合している．メチル基は続けて水素が結合しているが，カルボキシル基は酸素である．ここでこれら官能基を，不斉炭素に結合している原子の原子番号が大きい順番に番号をつける．まず，水酸基は酸素（O，原子番号8）が結合しているので"1"とする．残りのメチル基とカルボキシル基は炭素（C，原子番号6）であるので同じであるが，次に結合しているのが，メチル基は水素（H，原子番号1）であるのに対し，カルボキシル基は酸素（O，原子番号8）であるので，カルボキシル基のほうが大きい．よってカルボキシル基を"2"とする．結果，メチル基は"3"となる．このように順位をつけた官能基が，右回りで"$1 \to 2 \to 3$"となった場合，これをR体とよぶ．逆に左回りの場合をS体とよぶ．ちなみにD-体（D: dextrorotatory）とL-体（L: levorotatory）といういい方は，平面偏光（同一平面上に振動面をもつ光）を右（D体）回りに回転させる（右旋性）か，左（L体）回りに回転させる（左旋性）かにより，異性体を区別する方法で，R, S表示とは別の方法である．

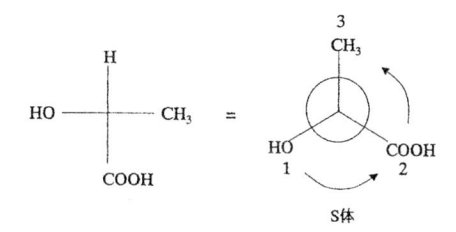

乳酸のR体，S体の判別

表5.3 ビタミンEを多く含む食品

食品名	mg/100g
サフラワー油	27.6
米ぬか油	26.4
大豆油	19.5
マーガリン（ソフトタイプ）	19.1
アーモンド（乾）	31.2
落花生（乾）	10.9
小麦胚芽	32.6
イクラ	9.1
すじこ	10.6
たらこ（生）	7.1

[α-トコフェロール当量]
[科学技術庁資源調査会 編，"五訂日本食品標準成分表"大蔵省印刷局（2000）]

るので，生体内において抗動脈硬化的に作用すると考えられている．これら脂質のラジカル酸化に対するα-トコフェロールの抗酸化機構に関しては第8章に詳しい．

5.4.3 ビタミンEの所要量，欠乏症，過剰症

体内におけるトコフェロール活性は，α-トコフェロールを100とした際に，β-トコフェロール：50，γ-トコフェロール：10，δ-トコフェロール：3であり，α-トコフェロール1 mgが1.5 IUと定義されている．また，日本人におけるその必要所要量は，成人男子で10 mg [α-トコフェロール当量]，成人女子で8 mg [α-トコフェロール当量]とされている．ビタミンE欠乏症としては，溶血性貧血，褐色腸管症候群があり，これらは過酸化脂質の生成と関係している．また未熟児においては，新生児皮膚硬化症などが起こる．動物においては生殖障害，栄養性筋ジストロフィーなど著明な変化が見られる．なお，ビタミンEは当初，ネズミの実験で不足による不妊効果があることが知られているものの，ヒトではまだ確認されていない．

ビタミンE含量が高い食品には，サフラワー油，米ぬか油，大豆油，マーガリンなどの植物油，アーモンドや落花生などの種実類，小麦胚芽などがある．動物性食品には概して少ないが，魚には結構多い（表5.3）．

ビタミンEは毒性が低いが，腸管からの吸収も悪い．さらに，ビタミンEは比較的短期間しか体内に貯蔵されないので，他の脂溶性ビタミンのような過剰症はほとんど認められない．ただし，未熟児にビタミンE剤を静脈注射した際に，肺機能障害，黄疸，腎臓障害などの症状が出たとの報告がある．日本においてビタミンEの許容上限摂取量は，600 mg [α-トコフェロール当量]とされている．

5.5 ビタミンK

5.5.1 ビタミンKの分類

現在，ビタミンK (vitamin K) には，ビタミンK_1，ビタミンK_2と，腸管内で

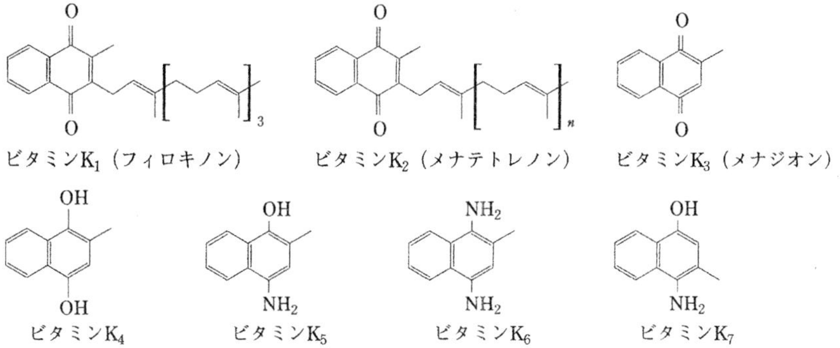

図 5.16 ビタミン K 類の構造

ビタミン K_2 から転化されてできるビタミン K_3（メナジオン），さらに細菌により合成される多数の同族体の存在が知られている（図 5.16）。ビタミン K_3 はビタミン K_1 やビタミン K_2 よりも強い血液凝固作用を示す。生体内ではビタミン K_1 はビタミン K_2 に変換されて作用する。ビタミン K はヒトの細胞内で生合成することはできず，食事から摂取するしかない。なお，ビタミン K_1 はおもに植物の葉緑体で産生され，ビタミン K_2 はおもに腸内細菌によって産生される。

■ 談話室 ■

ビタミン K と血液凝固因子

　血液凝固因子の中で，プロトロンビン（II 因子），VII 因子，IX 因子，X 因子，プロテイン C，はその生合成にビタミン K が必要である。通常，これらのタンパク質は不活性な前駆体として存在するが，ビタミン K により活性型に変換され機能を発揮するようになる。

　ビタミン K とプロトロンビンの生合成の関連を図 5.17 に示す。不活性プロトロンビン前駆体はその分子内のグルタミン酸残基（Glu）が，ビタミン K の存在下でビタミン K 依存性カルボキシラーゼによりカルボキシル化される。この際，ビタミン K は，ビタミン K エポキシドとなり，Glu 残基は γ-カルボキシグルタミン酸残基（Gla）へと変換される。その結果，活性型のプロトロンビンとなり，Gla 残基への Ca^{2+} 結合，さらにはリン脂質二重膜への結合が起こり血液凝固が進行する。ビタミン K 依存性カルボキシラーゼはミクロソームに存在し，分子状酸素，二酸化炭素，ビタミン K のヒドロキノン型を必要とする。

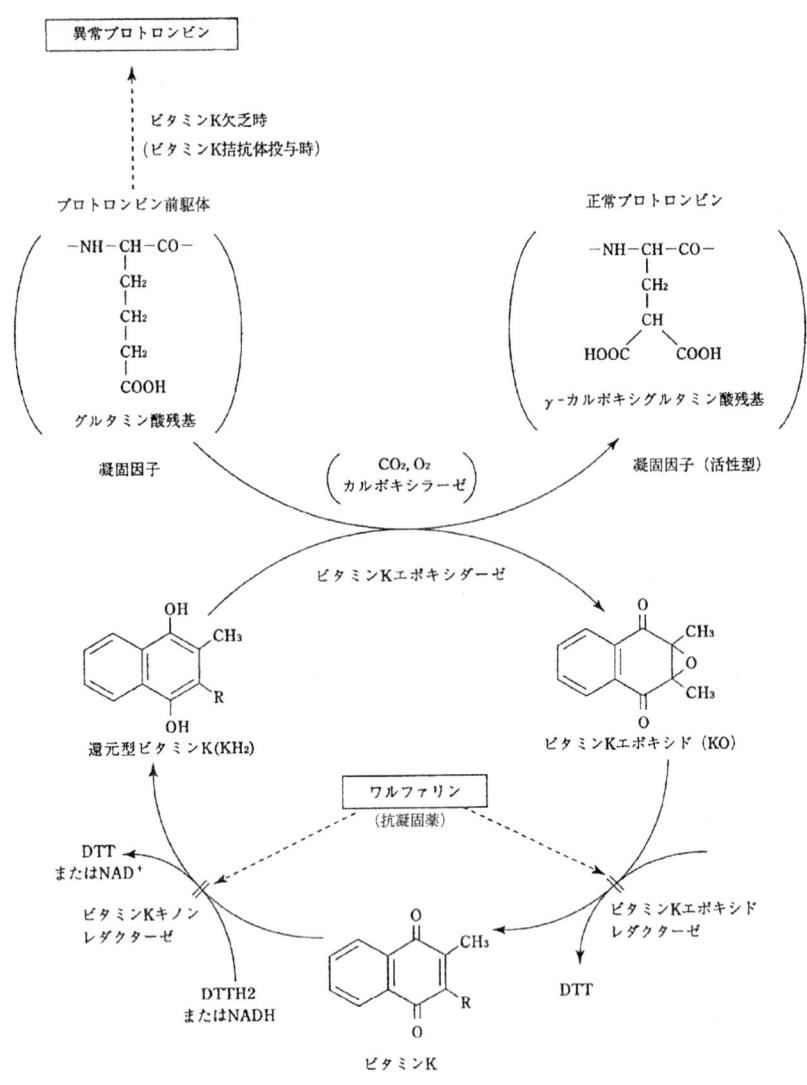

図 5.17 プロトロンビン生合成経路とビタミンKサイクル
[D.S. Whitlon, J.A. Sadowski, J.W. Suttie, *Biochem.*, **17**, 1375 (1978); J.W.Suttie, Ann. Rev. Biochem. **54**, 471 (1985); 政田幹夫,中西邦夫,灘井種一,薬局,**35**,1019(1984)より作図, 日本油化学会 編, "油化学便覧", p. 161, 丸善(2001)]

5.5.2 ビタミンKの役割

ビタミンKのもっとも大切な生体内での役割は，血液凝固因子の活性化である．そのためビタミンKは抗出血性ビタミンともよばれている．

5.5.3 ビタミンKの所要量，欠乏症，過剰症

ビタミンKは体内での蓄積性が低いため，つねに腸管より適当な吸収が行われなければならない．しかし，通常の食事を摂っている限り健常人ではビタミンKの欠乏症はほとんど起こらない．これは，ビタミンKが様々な食品中に広く存在していること，腸内細菌がつねに十分量のビタミンKを産生するためである．ただし，胆道閉塞症，脂肪吸収不全症候群，肝疾患，拮抗薬の投与，抗生物質の長期投与などにおいてはビタミンK欠乏症が起こる場合がある．新生児・乳児の場合，母乳中にビタミンK量が少ないと欠乏症を起こし，頭蓋内出血を起こし，場合によっては死に至る場合もある．ビタミンK所要量としては，成人男子55〜65 µg，成人女子50〜55 µgとされている．ビタミンKが多い食品としては，レバー（とくに豚），野

表5.4 食品中のビタミンK含量 （ngmL^{-1} or g^{-1}）

	K$_1$	MK-4	MK-5	MK-6	MK-7	MK-8	MK-9
野菜類							
ホウレン草	4 785	—	—	—	—	—	—
ネギ	2 426	—	—	—	—	—	—
ブロッコリー	3 050	—	—	—	—	—	—
藻類							
昆布	663	—	—	8.7	—	—	—
ひじき	3 273	—	—	29	12	—	—
わかめ（乾燥）	2 531	1.8	—	—	—	—	—
浅草のり	13 584	—	—	1.5	—	—	—
発酵性食品							
糸引き納豆	100	13	79	330	8 636	96	—
味噌（乾燥）	111	8.2	8.1	2.9	20	5.9	—
醤油（濃口）	—	—	—	0.9	1.8	1	—
ウスターソース	4.3	0.2	0.1	0.1	1.2	0.3	—
乳製品							
チーズ	18	23	0.7	1.9	5.6	24	74
バター	56	114	—	—	—	—	—
マーガリン	509	90	—	—	—	—	—

—：検出されず
［坂野俊行，野津木茂，長岡忠義，森本淳，藤本恭子，増田佐智子，鈴木由紀子，平内三政，ビタミン，**62**, 393 (1988)］

菜の緑葉（とくにキャベツ）が知られている（表5.4）．

　ビタミンKは，長期投与により中毒を起こすことが知られている．ビタミンKの過剰摂取の症状としては，嘔吐，低血圧，呼吸困難，黄疸，心臓ショックなどがある．とくに乳児では，溶血性貧血，高ビリルビン血症，メトヘモグロビン血症などの重篤な症状につながり，場合によっては死につながるため大量投与は行ってはいけない．出産前に母親が多量摂取した結果，新生児に過剰症が起きた例もある．現在，ビタミンKの許容上限摂取量は，成人で30 000 µgとなっている．

6

食品脂質の酸化とその機構

　食品中に含有される脂質は，トリアシルグリセロール，コレステロールエステル，リン脂質など多岐にわたるが，おもに酸化を受けるのは各脂質の構成部位の1つである脂肪酸である．脂肪酸は大きく，飽和脂肪酸（SFA），モノ不飽和脂肪酸（MUFA），多価不飽和脂肪酸（PUFA）に分類できるが，とくに酸化を受けやすいのはPUFAである．

　食品脂質の酸化を考慮する際，おもに2つの酸化生成物について考えなくてはならない．1つは過酸化脂質であり，もう1つは脂質の二次酸化生成物である．また過度の酸化においては，脂質の酸化重合体も生成する．本章ではこれら脂質酸化物の生成機構についてまとめる．

■ 談話室 ■

即席めん中毒事件

　昭和39〜40（1964〜65）年，日本各地において即席めん中の油脂の酸化劣化が原因と考えられる中毒事件が発生した．症状としては，悪寒，吐き気，嘔吐，下痢，腹痛などで，幸いにも死者は出なかったが，事態を重く見た厚生省（現厚生労働省）は調査を行い，中毒を起こした即席めん（即席スパゲッティも含む）中の油脂の過酸化物価（第12章参照）が低くて250程度，高いもので1000近くに達していることを突き止めた．これと同じ状態の即席めんをつくり出すために実験を行った結果，夏の強い日差しのもと，数十日もさらさなければつくり出せず，当時の食品保管状況のずさんさや食品衛生観念がいかに乏しかったかが想像できる．このことより厚生省は，食品衛生法の規格基準中で，"即席めん中の油は，過酸化物価で30以下，または酸価で3以下"と制定した．現在，即席めんでこれらの値を上回っているものは全く流通しておらず，油脂酸化が原因の中毒事件もそれ以来発生していない．

6.1 過酸化脂質（LOOH）の生成機構

LOOH（lipid hydroperoxide：脂質ヒドロペルオキシド，脂質ハイドロパーオキサイド，過酸化脂質などとよばれる）は脂質酸化における一次酸化生成物である．LOOH は食品中で多少生成しても，食品の質や栄養価には大きく影響を与えない．ただし，多量に生成すると食品を摂取した際に，嘔吐，震え，下痢などの原因となる．食品中の LOOH はおもに，① ラジカル連鎖反応，② ene（エン）反応，③ 酵素反応などの反応機構により生成すると考えられている．

6.1.1 ラジカル

ラジカル（フリーラジカル：本書ではラジカル分子には"・"を付して表す）は，1つの電子軌道中に電子が1個しか存在しない不安定な状態の分子や原子を意味する．このような状態の分子や原子は，安定状態の他の分子より電子を奪い，電子軌道を安定化させようとする．この場合，電子を奪われた分子がラジカルとなる．食品中で発生したラジカルは脂質酸化の引き金となり，食品の劣化に大きく影響を与える．

6.1.2 脂質のラジカル連鎖反応

脂質の酸化はおもにラジカル連鎖反応で起こる．この際，最初のラジカルは，おもに活性酸素や活性酸素種とよばれる分子である．活性酸素や活性酸素種とよばれる分子は酸素の還元反応により生じるが，これらは"ラジカルをその分子内に有するか，もしくはラジカル発生源となる"という性質をもつ．そのため活性酸素や活性酸素種が発生しやすい状況下で保存された食品中の脂質は，ラジカルにより脂質中の水素原子（＝電子）を奪われ，自らがラジカルとなる．これが脂質のラジカル連鎖反応（ラジカル酸化反応）の開始反応となる．

a. ステップ1

PUFA 中の二重結合に挟まれたメチレン基中の水素（ビスアリル位水素）は，ラジカルによる電子（＝水素）引き抜き反応を受けやすい．そのためこの部位を別名"活性メチレン"ともよぶ．これは，水素引き抜きを受けた後に，そこに残った電子が，両脇の二重結合の π 電子と共鳴を起こし，共鳴安定化状態ができるためである（図6.7）．このビスアリル位水素のラジカルによる引き抜かれやすさを，脂肪酸中

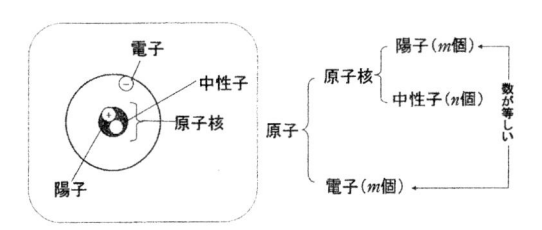

6.1 過酸化脂質（LOOH）の生成機構　　95

図 6.1　原子の構造

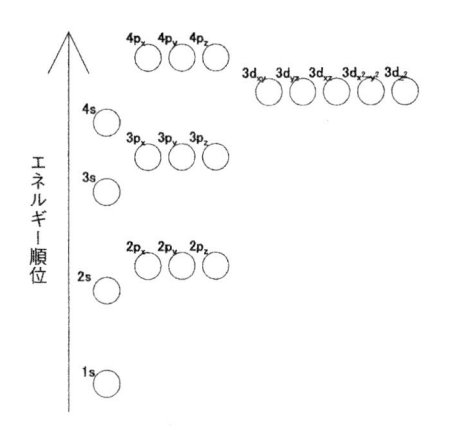

図 6.2　各軌道のエネルギー順位（模式図）

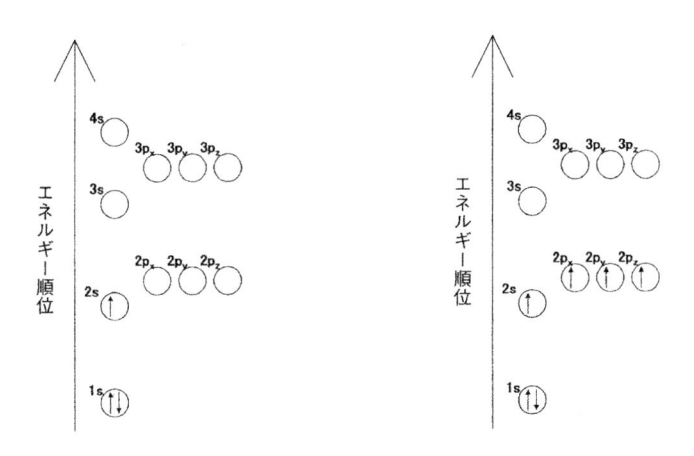

図 6.3　リチウム原子（Li）の電子配置

図 6.4　炭素原子（C）の電子配置

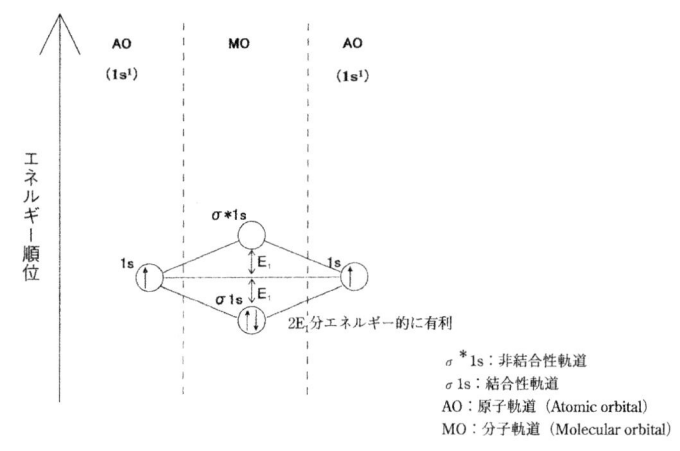

図6.5 水素分子（H_2）の電子配置

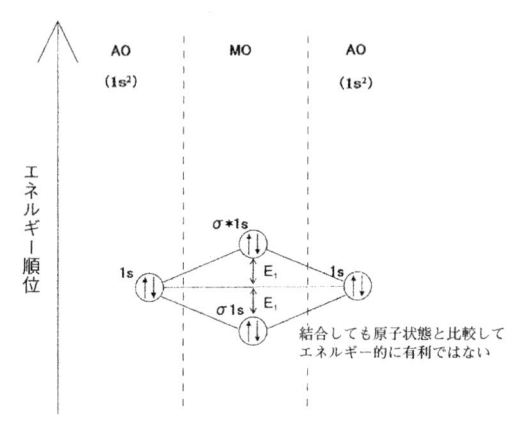

σ*1s：非結合性軌道
σ1s：結合性軌道
AO：原子軌道（Atomic orbital）
MO：分子軌道（Molecular orbital）

図6.6 ヘリウム原子（He）が結合した場合

の通常のメチレン基水素と比較すると，その反応性は50,000倍といわれている．このことからPUFAは非常に酸化を受けやすい脂肪酸であることがわかる．

脂質のラジカル連鎖反応は，このビスアリル位水素がラジカルにより引き抜かれることにより開始される（図6.8）．

b. ステップ2

ビスアリル位水素を引き抜かれて両脇のπ電子と共鳴したラジカル状態のPUFAは，酸素と反応し，PUFAラジカルが安定化される．この際，二重結合が共鳴した状態の方がエネルギー的に安定であるため（構造的に安定であるため），共

■ 談話室 ■

電子軌道と共有結合

　分子（ここでは脂質）は原子（炭素，水素，酸素など）が集まり結合することにより構成される．原子は陽子，中性子，電子からなる（図6.1）．原子の中心部には原子核が位置し，ここに陽子と中性子が存在する．電子は原子核のまわりに位置する電子軌道中に存在する．電子軌道には様々な軌道が存在し，エネルギー的に安定な（エネルギー順位の低い）順に，$1s \ll 2s < 2p_x, 2p_y, 2p_z \ll 3s$……と名前がついている（図6.2）．各原子は陽子の数により区別され，電子はこの電荷と同じ数存在する．たとえば水素は1個，炭素は6個，酸素は8個の電子をもつ．電子はエネルギーが低い軌道から順番に収まっていく．ただし，各電子軌道は電子が2個入ると満杯となり，あまった電子は他の電子軌道へ収まる．この際，その次にエネルギーが安定な（低い）電子軌道に電子は収まる．たとえば，リチウム（Li）は3つの電子をもつが，これら電子は，まず1s軌道に2つ電子が収まり，残りの1つの電子は2s軌道に収まる（図6.3）．炭素（C）は電子を6つもつため理屈上，1sに2つ，2sに2つ，$2p_x, 2p_y$に1つずつ収まる．$2p_x, 2p_y, 2p_z$軌道はエネルギー的に等しいため，どこの軌道に収まっても同じとなる．ここで等しいエネルギー状態の軌道が存在する場合は，各軌道に1つずつ電子が収まった後に，2つ目の電子が収まるという法則があり，これをフントの規則（Hund's Rule）という．じつは炭素原子の2s軌道と$2p_x, 2p_y, 2p_z$軌道もエネルギー的に大きく変わらないため，2s軌道もフントの規則に影響され，その結果，炭素原子では，$2s, 2p_x, 2p_y, 2p_z$の各軌道に電子が1つずつ収まった状態となる（図6.4）．

　電子軌道は電子が2つ収まると安定化するが，電子が1つしか存在しない電子軌道は非常に不安定な状態となる．そこで電子を1つしかもたない電子軌道は，ほかの原子に存在する同じ状態の電子軌道と重なりあい，結合性軌道と非結合性軌道をつくり，結合性軌道へ電子を1つずつ（計2つ）押し込むことにより共有結合をつくり安定化する（図6.5）．共有結合とは，ここでできあがった結合性軌道に各原子から電子を1つずつ出し，結合性軌道中で安定化させることで成立する結合といえる．たとえば，水素は原子状態で存在することができず，水素分子（H_2）の形で天然界に存在するが，ヘリウムは分子をつくらず原子（He）の形で存在する．これは，ヘリウムには電子が2個存在するためそれだけで電子軌道（この場合は1s軌道）が安定化しているためである．仮に，1s軌道どうしを重ね合わせ，結合性軌道と非結合性軌道ができたとしても，非結合性軌道まで電子が一杯（結合性軌道に2個，非結合性軌道に2個入る）となり，結合する意味がなくなる（図6.6）．一方，水素原子には電子が1つしか存在しないため，原子状態では安定化できない．そのため水素原子は，もう1つの水素原子の電子軌道（1s軌道）と軌道を重ね合わせ，それぞれの電子を結合性軌道に収めることにより初めて安定化する．以上の理由より，水素は分子状態で存在する．炭素の場合，電子が1つしか存在しない電子軌道が4つ存在するため，共有結合が4つできる．

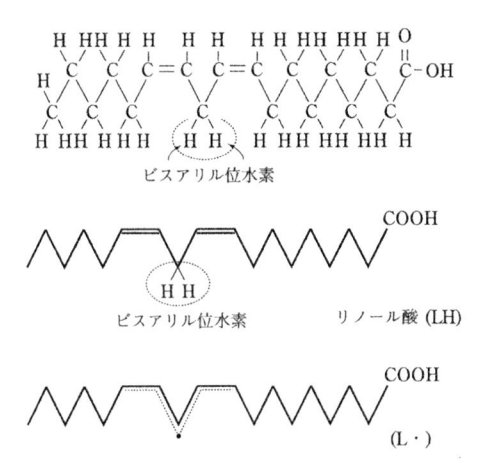

図6.7 リノール酸のビスアリル位水素の位置と水素引き抜き後の共鳴安定化

役二重結合の脇にペルオキシラジカルが位置する状態の脂質ペルオキシラジカル（LOO・）が生じる（図6.8）ここで"L"は脂質（lipid）を意味する．この共役二重結合はPUFA過酸化物の特徴であり，この共役二重結合が有する234 nmの吸収を用いてLOOH生成を間接的に定量分析することができる．このLOO・は脂質ラジカル（L・）が酸素と付加反応を起こした結果生じたラジカルで，酸素付加が起こったことによってラジカルが消去されたわけではない．この状態もかなり不安定な状態である．

c. ステップ3

生じたLOO・はラジカルを消去するため，ほかのPUFA中のビスアリル位水素を引き抜く（つまりほかのPUFAより電子を奪う）（図6.9）．また場合によっては，自らの分子内に有する二重結合への分子内付加反応を起こす（図6.10）．

他の脂質から水素原子を引き抜いた場合，LOO・はLOOHとなり安定化するが，水素原子を引き抜かれたPUFAはラジカルとなる．この新しいラジカルはステップ1で生じるラジカルと同じ性質のものであるため，同様の反応が進行し，新たな過酸化脂質とPUFAのラジカルを生じる．

分子内付加反応を起こした場合，ラジカルは消去されない．そのためこのラジカルは酸素と反応し，ペルオキシラジカルとなり，再びステップ3の反応に参加する．

以上の一連の反応からわかることは，1つのラジカルにより多くのLOOHが連

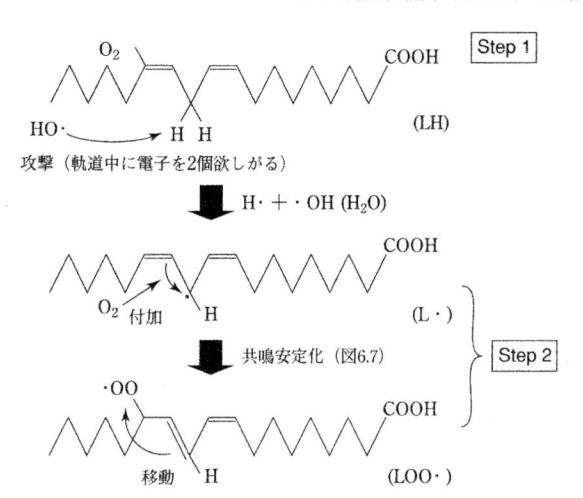

6.1 過酸化脂質（LOOH）の生成機構　99

図 6.8　リノール酸の酸化機構（ペルオキシラジカルの生成）

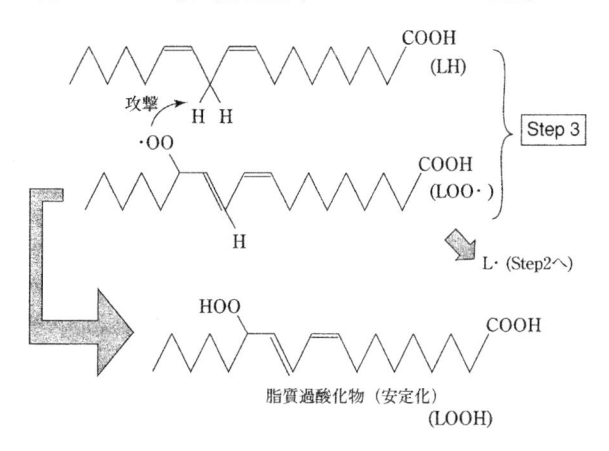

図 6.9　リノール酸の酸化機構（水素引き抜き反応）

鎖的に生じるということである．このことよりこの反応はラジカル連鎖反応（radical chain reaction）とよばれており，脂質の酸化を考えるうえでもっとも重要な反応である（図 6.11）．なお，このラジカルは永遠に連鎖を回して存在し続けるわけではなく，抗酸化剤存在下では抗酸化剤により消去される．また抗酸化剤が存在しない場合は，LOO・と LOO・のカップリング反応（ラッセル（Russel）反応）により消去される（図 6.12）．

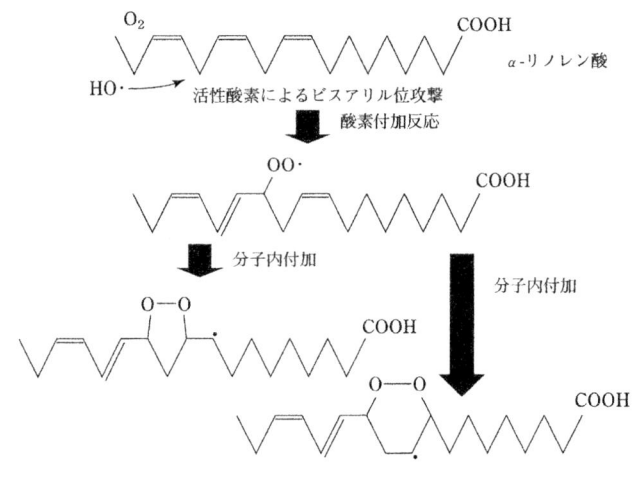

図 6.10 分子内付加反応

6.1.3 ene（エン）反応

通常の酸素は三重項の安定化状態にあるが，光エネルギーなどで高エネルギーを受け取ると，励起した一重項酸素となる（第7章）．この酸素は反応性が高く，様々な分子と反応を起こす．一重項酸素は脂質と ene 反応を起こす（図 6.13）．ene 反応は，一重項酸素が脂肪酸の二重結合に対して反応を起こすものであり，LOOH を生成する．この反応はラジカル連鎖ではないため，1つの一重項酸素からは1つの LOOH しか生じない．また，この反応で生成する LOOH は，必ずしも共鳴した二重結合を有してはいないので，二重結合が離れて存在する LOOH も生成する．

食用油のラベルに"油を涼しい場所および暗所に保管するよう"に記載されているのは，この ene 反応により LOOH が生成することを防止するためである．

6.1.4 酵素反応

食品中に酵素が残存することが多々ある．これらの酵素が活性を有している場合は，食品の劣化に多大な影響を与え，食品の保蔵上問題となる．残存する酵素の中には，リポキシゲナーゼのような LOOH を生成する酵素も含まれ，このような酵素の残存では，その酵素反応により容易に LOOH を生成する．

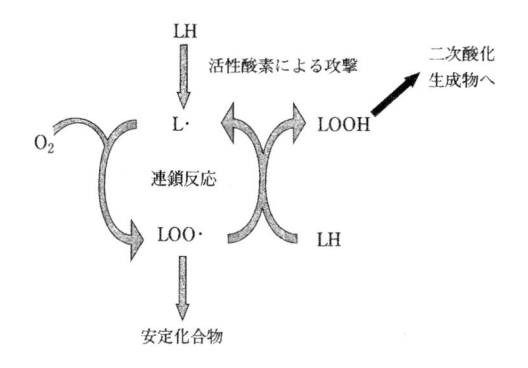

図 6.11　ラジカル連鎖反応による脂質の過酸化

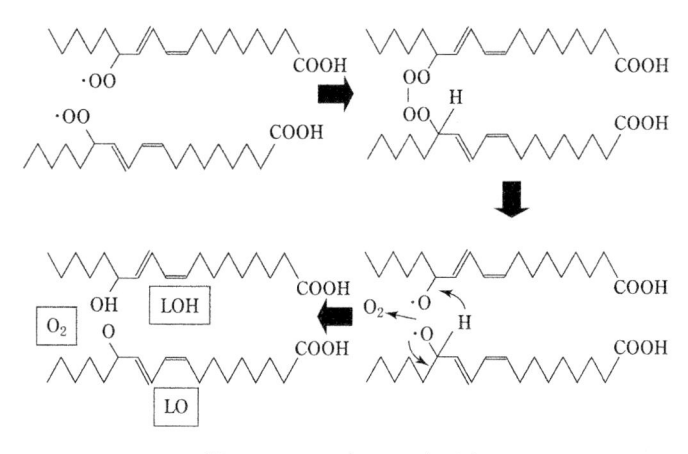

図 6.12　Russel（ラッセル）反応

6.2　脂質二次酸化生成物の生成機構

　脂質の二次酸化生成物は，生成した過酸化脂質の分解反応により生じる．その特徴は，酸化生成物が低分子であり，その多くはカルボニル基をもつ（図 6.14）．二次酸化生成物は，食品劣化時のにおいの原因の1つであり，しかも強い毒性を示すものもある．つまり，食品の品質や栄養価，安全性に大きな影響を与える．

　通常，食品の酸化が進行した場合，LOOH の生成が最初に起こり，その後，二次酸化生成物の生成が起こる．そのため，食品中の脂質酸化を考える際はこれら

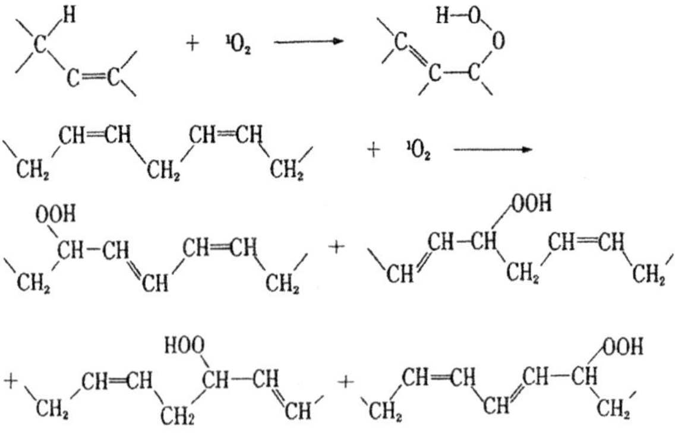

図6.13 ene（エン）反応
[二木鋭雄（八木國夫,中野稔 監修）,"活性酸素", p.14, 医歯薬出版(1987)]

LOOHおよび二次酸化生成物をつねに考慮する必要がある．

6.2.1 LOOHを介した脂質二次酸化物生成機構

　生成したLOOH中の"酸素―酸素"結合のエネルギーは，他の共有結合のエネルギーと比較すると非常に小さい．そのためLOOHは光や熱などにさらされたときの高エネルギー状態，あるいは遷移金属イオンが存在する環境下では"酸素―酸素"結合の開裂が非常に起こりやすくなる．LOOHが熱や光で分解すると，ヒドロキシラジカル（HO・）と脂質アルコキシラジカル（LO・）を生じる．これらのラジカルが遷移金属イオン（M^{n+}）で分解されると，ヒドロキシイオン（OH^-）とLO・を生じる（図6.15）．ここで生じたLO・は，ラジカル連鎖反応により脂質の過酸化を進行させるが，ラジカルの周りに引き抜きやすい水素原子（つまり，ビスアリル位水素）をもつ脂質が存在しない場合（酸化が進行し，かなりの脂質が過酸化脂質になった場合などはこの状態に相当する），このラジカル（酸素のラジカル）を自らの中にたたみ込む．この場合，自らが有する二重結合に分子内付加する場合と，酸素ラジカルが結合している炭素にラジカル部分をたたみ込む場合とがある（図6.16）．

　分子内付加をした場合はエポキシドを生成する．そこでは，分子内にラジカルが残るため，再び酸素と付加反応し，エポキシドを有する脂質ペルオキシラジカルを生じ，ラジカル連鎖反応のステップ3へと進む．

　炭素に酸素のラジカル部分をたたみ込む際には，炭素の残り3つの結合のどれか

6.2 脂質二次酸化生成物の生成機構　　103

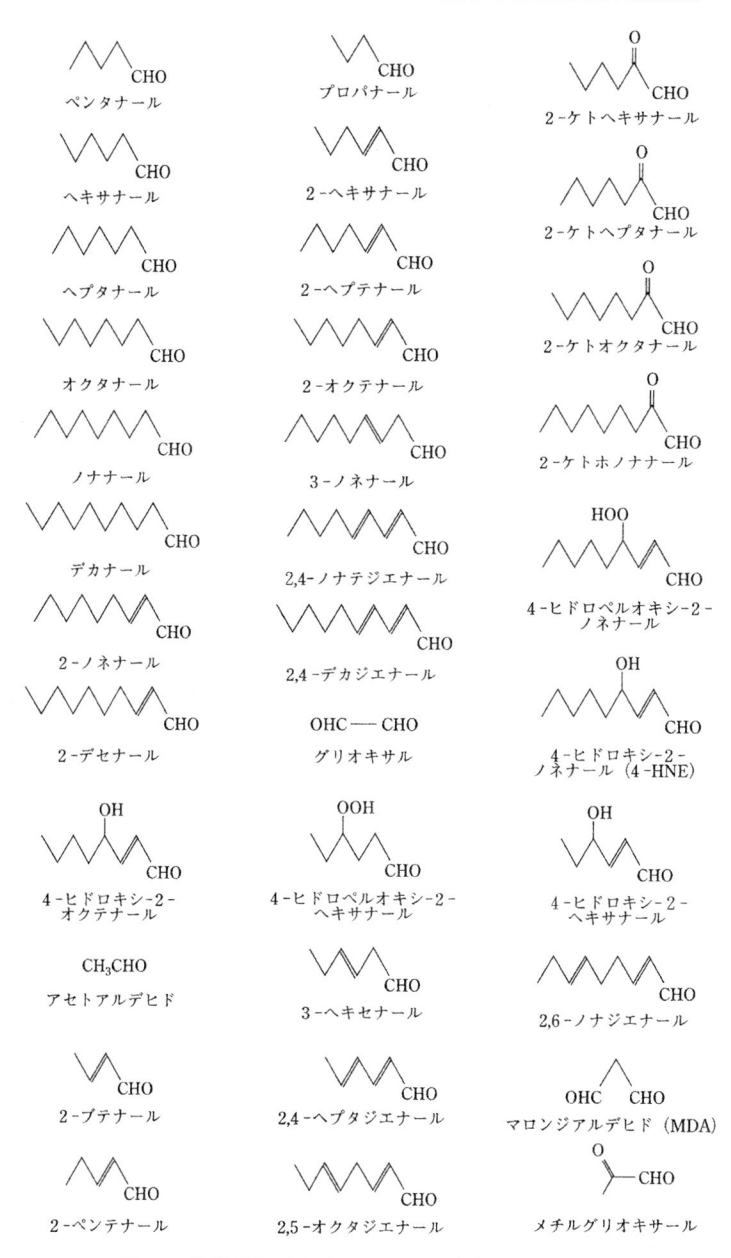

図 6.14　脂質酸化により生じるおもな二次酸化生成物の構造

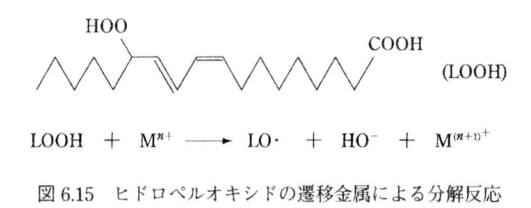

$$\text{HOO} \diagdown\diagdown\diagdown\diagdown\diagdown \text{COOH} \quad \text{(LOOH)}$$

$$\text{LOOH} + \text{M}^{n+} \longrightarrow \text{LO·} + \text{HO}^- + \text{M}^{(n+1)+}$$

図 6.15　ヒドロペルオキシドの遷移金属による分解反応

を切り離さなくてはならない．このような反応（開裂）を β 開裂という．脂質アルコキシラジカルの場合，残り3つの結合とは"炭素―水素"結合，"炭素―酸素"結合，"炭素―炭素"結合であり，このうちどこかの結合を切り離し，"炭素―酸素"結合を新たにつくることによりラジカルは安定化される．一方，切り離された分子はラジカルとなる．

"炭素―水素"結合が切り離された場合は，ケトンと水素ラジカルを生じる．一方"炭素―炭素"結合が切り離された場合は，低分子の二次酸化生成物が生じる．おもに二次酸化生成物は β 開裂を介した反応により生成すると考えられているが，実際に食品中で脂質から生成する二次酸化生成物の中には，その反応機構が不明なものも多い．

6.2.2　エンドペルオキシドを介した脂質二次酸化物生成機構

脂質の二次酸化生成物の代表格はマロンジアルデヒド（malondialdehyde：MDA）である．MDA はエンドペルオキシド（エンドパーオキサイド）の分解反応により生成するものと考えられている．

エンドペルオキシドとは，ラジカル連鎖反応のステップ3で示した，分子内付加反応の結果生じる物質である．このエンドペルオキシド中の"酸素―酸素"結合は，結合エネルギーが低いため切断されやすく，切断された後に β-開裂を起こし，MDA を生じる．MDA はアルデヒドを2つもつ毒性の強い脂質二次酸化生成物である（図 6.17）．

アルデヒドには，タンパク質中のリシン残基と反応してシッフ塩基を形成する性質がある．MDA はアルデヒドを2つもつため，タンパク質中でシッフ塩基を2つつくり，架橋構造をつくるので，タンパク質の三次構造を破壊する．その結果，酵素の不活性化，イオンチャンネルの不活性化などが起こり，最終的には MDA におかされた細胞が細胞死にいたると考えられる．

図 6.16 アルコキシラジカルの反応

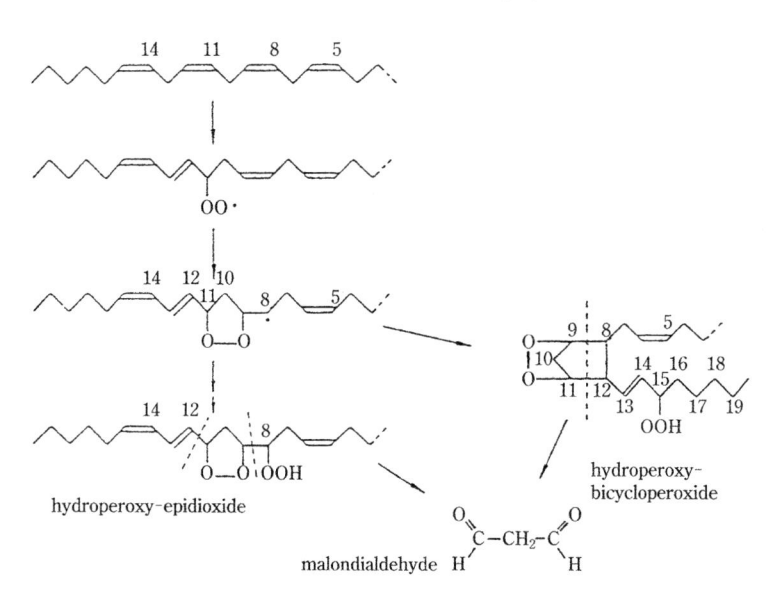

図 6.17 エンドペルオキシドを介したMDAの生成機構

6.3 脂質酸化物重合体の生成機構

　DHA や EPA などの分子内に多くの二重結合有する脂肪酸は，酸化すると重合物を生じやすいという性質がある．また過度に食用油が酸化された場合も重合物が生成しやすいことが知られている（図 6.18）．そこでは，酸化された脂肪酸と酸化

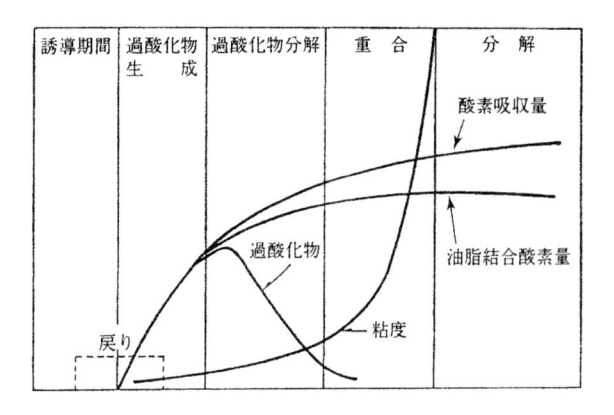

図 6.18　自動酸化の概要
[太田静行,"油脂食品の劣化とその防止",p.9, 幸書房(1977)]

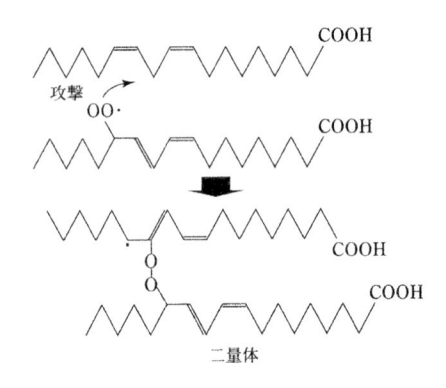

図 6.19　脂質の酸化による重合

過程で生成した反応性のある極性物質が反応し，重合体をつくるといわれている．酸化重合を起こしやすい油を乾性油とよび，ヨウ素価(IV) で 130 以上のものがこれに属する．また DHA や EPA を多く含む魚油も IV が高く，酸化重合を起こしやすい油である．

　脂質の酸化は，ラジカル連鎖反応が主であり，LOO・による脂質からの水素引き抜き反応により多くの LOOH が生じる．EPA や DHA などの高度不飽和脂肪酸においては，同時に LOO・の脂質に対する付加反応も起こりやすい．この際，ペルオキシラジカルは他の脂質の二重結合に付加反応を起こし，二量体のラジカルを生成する．この二量体ラジカルはすぐさま酸素と反応し，二量体のペルオキシラジカルを生成する．このペルオキシラジカルが他の脂質から水素を引き抜けば，脂質二量

■ 談話室 ■

ヨウ素価（Iodin value：IV）

　油脂中の不飽和脂肪酸量，もしくは二重結合の数を表す指標．油脂100gに吸収されるヨウ素のg数で表す．IVは油脂の種類によりおおよそ決まっている．そのため植物油は，IVを指標にして以下のように大きく分類することができる．
　① 乾性油：おおよそ130以上のIVをもつ植物油．空気に触れることにより酸化して乾燥する性質を有する，② 半乾性油：100〜130のIVをもつ植物油．乾性油と似た性質をもつが，比較的乾燥が遅い性質をもつ，③ 不乾性油：おおよそ100以下のIVをもつ植物油．いつまでも乾燥しないで，液状で存在する油脂（乾性油＞120，90＜半乾性油＜120，不乾性油＜90のように分類する場合もある）．
　油脂が酸化したり，重合したりするとIVは低くなる．またIVにより油の硬化度を知ることもできる．

分類	属する植物油脂
乾性油 （IV：130以上）	大豆油，サフラワー油，クルミ油，ブドウ種子油，月見草種子油，ヒマワリ油，アマニ油，キリ油など
半乾性油 （IV：100-130）	綿実油，ゴマ油，小麦胚芽油，コメ油，アーモンド油，ナタネ油，トウモロコシ油など
不乾性油 （IV：100以下）	アボカド油，オリーブ油，ツバキ油，ヒマシ油，落花生油，コーヒー豆油など

体の過酸化物が生成し，さらに他の脂質に対して付加反応を起こせば，三量体が生成する（図6.19）．
　また過度の油の酸化の場合，二次酸化生成物がトリアシルグリセロール分子間を架橋し，それが重合体となって生成することもある．
　食品中の油脂は，上述の反応機構が複雑に関与して酸化劣化される．食品中では食用油と異なり，乳化や，結晶化の状態も存在するため，状態によって脂質の酸化機構が異なってくるので注意を要する．たとえば，同じPUFAにおいても，リノール酸とDHAでは酸化されやすさが油の状態により大きく異なる．DHAは分子内にビスアリル位水素を多くもつため，リノール酸より酸化されやすい．実際，魚油を精製して放置すると，すぐに魚臭が生成する．これは魚油中に含まれるDHAやEPAなどが容易に酸化され，二次酸化生成物を生じた結果である．一方，リノール酸を多く含む大豆油などを放置しても，魚油のように簡単に二次酸化生成物は生じない．しかし，大豆油を水中に分散させると，魚油と大豆油の酸化安定性は逆転し，大豆油が容易に酸化し，酸化に対して非常に安定となる（図6.20）．ただし，このメカニズムについては多くの検討がされはじめているが，詳細については不明である．

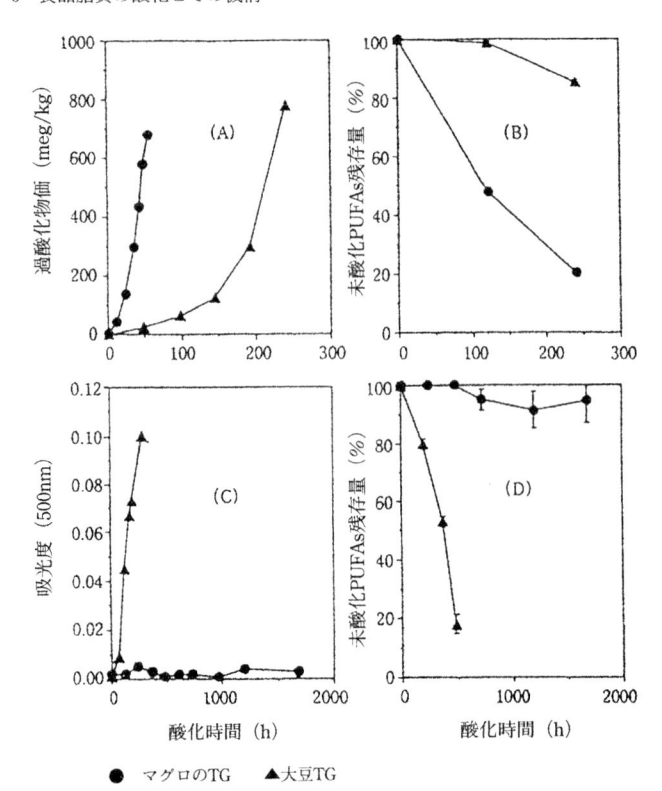

図 6.20 空気中および水分散系における大豆TGとマグロTGの酸化安定性
(A) 空気中での過酸化物の生成　(B) 空気中でのPUFAの減少
(C) 水分散系での過酸化物の生成　(D) 水分散系でのPUFAの減少
空気中での酸化：TG(2 g)を,37℃,暗所にてインキュベート.
水分散系での酸化：酸化安定性は,過酸化物の生成量（空気中での酸化の場合には過酸化物価を測定.水分散系での酸化の場合にはロダン鉄法により測定）と,酸化に伴う総PUFAsの減少量より比較検討.
[宮下和夫, 日本食品科学工学会誌, **43**(10), 1083]

6.4　食用油の自動酸化

　食用油は室温で保存中に徐々に酸化劣化する．保存期間中には図6.18に示したような様々な現象が観察される．このような酸化を自動酸化とよぶ．これらの現象は先に示した脂肪酸の酸化機構に基づいて起こる．以下に各ステージで起こってい

る反応について説明する．

① **誘導期間**：この期間は爆発的な酸化は起こっていないが，油中に存在する抗酸化剤の消費や，微量な LOOH の生成が起こっている．

② **過酸化物生成**：ラジカル連鎖反応による急激な LOOH 生成が起こる期間である．また，生成した LOOH の β 開裂も同時に起こり始める．その結果，β 開裂により生成した脂質二次酸化生成物がにおいとして感じられるようになる．食用油は製造工程で十分な精製を行った後に出荷されるが，このように自動酸化で再びにおいを発するようになる．このときのにおいをとくに"戻り"もしくは"戻り臭"とよぶ．

③ **LOOH 分解**：LOOH 生成が十分に進行すると，主たる反応が LOOH の分解反応（β 酸化）に移行する．その結果，多くの脂質二次酸化生成物が生じ，合わせてLOOH の減少も起こる．通常この段階の食用油は食用として使用することはできない．

④ **重合**：さらに油脂が酸化すると油脂の重合が起こり，油の粘度が増加する．レンジや換気扇まわりについた油では，この段階まで油脂が酸化重合されており，実際にこれらの油を触ると非常に粘度が高く，ベタベタしていることが実感できる．

6.5 におい物質の生成

脂質酸化ではにおい物質の生成が起こる．これは β 酸化で生成した低分子物質が油から揮散し，ヒトの鼻で感知される結果である．

たとえば，ヘキサナール（$CH_3(CH_2)_4CHO$）は，植物油の n-6 系列の脂肪酸から

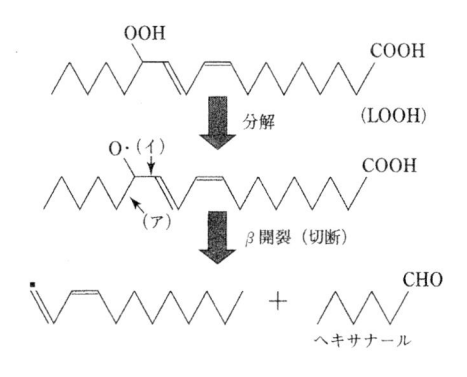

図 6.21 リノール酸からのヘキサナール生成機構

生成する代表的なにおい物質である．図6.21のような機構で生成するものと考えられている．

ラジカル連鎖反応で生成した過酸化脂質は，さらに酸化が進行すると"酸素—酸素"結合が切断され，アルコキシラジカルが生成する．このアルコキシラジカルが自分の中にラジカルをたたみ込むとβ開裂が起こる．この際，図6.21の（イ）の部分の炭素—炭素結合が切断されると，ヘキサナールが生成する．同様の機構がn-3系脂肪酸で起こると，プロパナールが生成する．においの生成の全体的な経路を図6.22に示す．また，とくにEPAからのにおい生成経路を図6.23に示す．

これらの物質は油脂劣化臭の原因であるが，おもな二次酸化生成物とそのにおいの特徴を表6.1にまとめた．

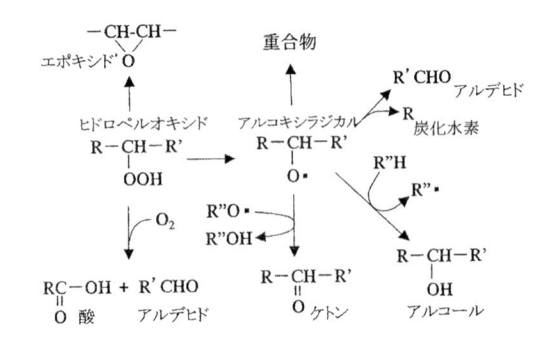

図6.22 脂質からの酸化を介したにおい生成の全体経路

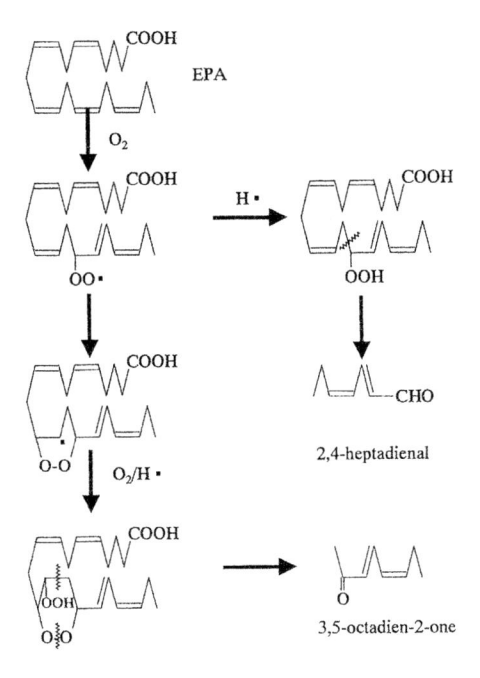

図 6.23　脂質自動酸化反応を介したEPAからの
2,4-heptadienalおよび3,5-octadien-2-oneの生成機構

表 6.1　おもな二次酸化生成物

日本語名	慣用名	化学構造	所在	臭い
エタナール	アセトアルデヒド	CH_3CHO	大豆油もどり臭, 牛酪脂	麦芽臭
プロパナール	プロピオンアルデヒド	CH_3CH_2CHO		酸化物臭
ブタナール	ブチルアルデヒド	$CH_3(CH_2)_2CHO$	大豆油もどり臭, 牛酪脂	酸化物臭
ペンタナール	バレルアルデヒド	$CH_3(CH_2)_3CHO$	大豆油もどり臭, ごま油	油臭, ペイント臭
ヘキサナール	カプロアルデヒド	$CH_3(CH_2)_4CHO$	大豆油もどり臭, 綿実油, ごま油	油臭, ペイント臭
ヘプタナール	エナントアルデヒド	$CH_3(CH_2)_5CHO$	ごま油	果実臭
オクタナール	カプリルアルデヒド	$CH_3(CH_2)_6CHO$	大豆油もどり臭, ごま油	牛脂臭, ペイント臭, 酸化物臭
ノナナール	ペラルゴンアルデヒド	$CH_3(CH_2)_7CHO$	大豆油もどり臭	牛脂臭, ペイント臭, 魚臭
デカナール	カプリンアルデヒド	$CH_3(CH_2)_8CHO$		酸化物臭, ペイント臭
2-ペンテナール		$CH_3CH_2CH=CHCHO$	牛酪脂	魚臭
2-ヘキセナール		$CH_3(CH_2)_2CH=CHCHO$	ごま油, 大豆油もどり臭	青草臭
cis-3-ヘキセナール		$CH_3CH_2CH=CHCH_2CHO$	大豆油もどり臭	青豆臭
2-ヘプテナール		$CH_3(CH_2)_3CH=CHCHO$	大豆油もどり臭, 綿実油, ごま油	酸化物臭
2-オクテナール		$CH_3(CH_2)_4CH=CHCHO$	大豆油もどり臭, 綿実油酸化物	牛脂臭
2-ノネナール		$CH_3(CH_2)_5CH=CHCHO$	大豆油もどり臭	牛脂臭, 豆臭
trans-6-ノネナール		$CH_3CH_2CH=CH(CH_2)_4CHO$	硬化おまに油	水添臭
trans-2, cis-4-ヘプタジエナール		$CH_3CH_2(CH=CH)_2CHO$	大豆油もどり臭	腐敗リンゴ臭
trans-2, trans-4-ヘプタジエナール		$CH_3CH_2(CH=CH)_2CHO$	大豆油もどり臭	ペイント臭
trans-2, cis-6-ノナジエナール		$CH_3CH_2CH=CH(CH_2)_2CH=CHCHO$	牛酪脂	青草臭
trans-2, cis-4-デカジエナール		$CH_3(CH_2)_4(CH=CH)_2CHO$	パーム油および落花生油	甘い臭
trans-2, trans-4-デカジエナール		$CH_3(CH_2)_4(CH=CH)_2CHO$	パーム油および落花生油	揚げ物臭

7

食品中のフリーラジカル

　食品中の脂質はラジカル（活性酸素，活性酸素種）を介して酸化を受け，種々の酸化生成物を生じる．食品中で生成するラジカルはそのほとんどが酸素を含んでいる．これは酸素の特異な性質に起因するものである．本章では，酸素の性質についてまとめ，続けて食品中で生成すると考えられるラジカル，活性酸素，活性酸素種について詳述する．

7.1 酸素分子

　酸素分子（O_2）は"ビラジカル"という状態で存在している分子であり，この"ビラジカル"の性質を有することにより脂質と反応しやすくなっている．以後，"酸素"と表記したときは酸素分子を意味することとする．

7.2 活性酸素

　酸素は非常に還元を受けやすい（電子を取り込みやすい）分子である．なぜならば，酸素分子には電子軌道中に電子が1つしか存在しない軌道（ラジカル）が2つ存在するためである．電子が1つしか存在しない電子軌道は，電子をもう1つ取り込み，軌道を安定化させようとする．このため大気中の酸素は電子を取り込み，活性酸素とよばれるものに容易に変化する．たとえば，酸素が1電子還元された分子を，"スーパーオキシド（O_2^-）"とよび，これは活性酸素の1つとされている．さらに1電子還元された分子を"過酸化水素（H_2O_2）"，さらに1電子還元された分子を"ヒドロキシラジカル（$OH\cdot$）"とよぶ．これらは大気下で発生し，食品脂質の酸化に大きく関与する．以下，これら活性酸素および活性酸素種の特徴について示す．

談話室

酸素分子の電子配置

　酸素原子には8つの電子が存在する（第6章参照）．電子は安定な電子軌道に順番に収まると，1sに2個，2sに2個がまず収まり，残りの4つの電子が$2p_x$, $2p_y$, $2p_z$軌道のどこかに収まる．$2p_x$, $2p_y$, $2p_z$軌道は，エネルギー的に等しいため，フントの規則に従い，各軌道に1個ずつ電子が収まったのち，4つめの電子はこの3つの電子軌道のどこかに収まる．ここでは仮に$2p_x$に収まったとする．このように仮定すると，$2p_x$軌道に電子が2つ，$2p_y$, $2p_z$には電子が1つずつ存在することとなり，酸素原子の8つ電子すべてが電子軌道に収まるようになる（図7.1）．

　電子軌道中に電子が1つしか存在しない電子軌道は不安定である．そのため$2p_y$, $2p_z$軌道では，もう1つの酸素原子中の$2p_y$もしくは$2p_z$軌道と軌道を重ね合わせて共有結合をつくろうとする．そこでこれら軌道が重なり合い，結合性軌道と非結合性軌道をつくり，共有結合を形成する．このように共有結合をつくることにより，酸素原子（O）は酸素分子（O_2）となる．

　酸素分子中の各軌道は，分子をつくったことにより結合性軌道と非結合性軌道に分かれ，各軌道に電子が2つずつ収まった状態となる．できあがった軌道はエネルギー的に安定な順番に，$\sigma 1s$, σ^*1s, $\sigma 2s$, σ^*2s, $\sigma 2p$, $\pi 2p$, π^*2p, σ^*2pとよばれる（*は非結合性軌道を意味する）．ここで酸素原子の，$2p_x$, $2p_y$, $2p_z$軌道は，酸素分子では，1つの$\sigma 2p$軌道と，2つの$\pi 2p$軌道に分かれる．よってπ^*2p軌道も2つの軌道が存在する．酸素分子ではこれらの軌道に，両酸素原子に存在する電子がエネルギーの低い軌道から順番に収まる．電子の数は$8 \times 2 = 16$個であるため，順に電子が収まると，図7.2のようになる．その結果，π^*2p軌道に電子が2つ収まることになるが，π^*2p軌道は2つ存在するため，この2つの電子はフントの規則に従い，各軌道中に1つずつ収まることになる．さらにこの際，この2つの電子は同じ電子スピン定数（1/2）をもち安定化する．この状態がもっとも安定した酸素分子の状態であり，この状態の酸素を"三重項酸素"とよぶ．通常，われわれのまわりに存在する酸素は三重項酸素である．

　酸素分子は以上のような電子配置をもつ分子であり，電子軌道中に電子が1つしか存在しない軌道（ラジカル）が2つ存在するため，ビラジカルである（すなわち2つのπ^*2p軌道のことである）．このビラジカルの性質が，酸素が活性酸素として振舞うための根源となっている．

7.2.1　スーパーオキシド（O_2^-）

　O_2^-は，酸素が1電子還元されて生じる活性酸素である．酸素は電子を1つ受け取ると，酸素に2つ存在する不安定な電子軌道のうち，片方に電子が収まるが，残りの軌道には電子が1つだけ存在した状態となる．この結果，O_2^-はマイナスの電

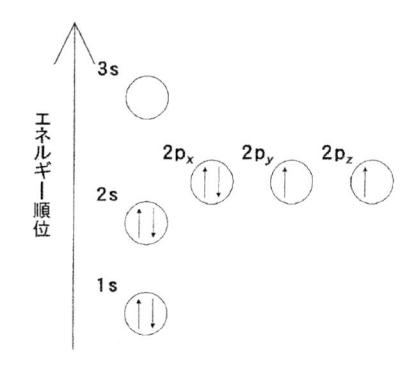

図 7.1 酸素原子 (O) の電子配置

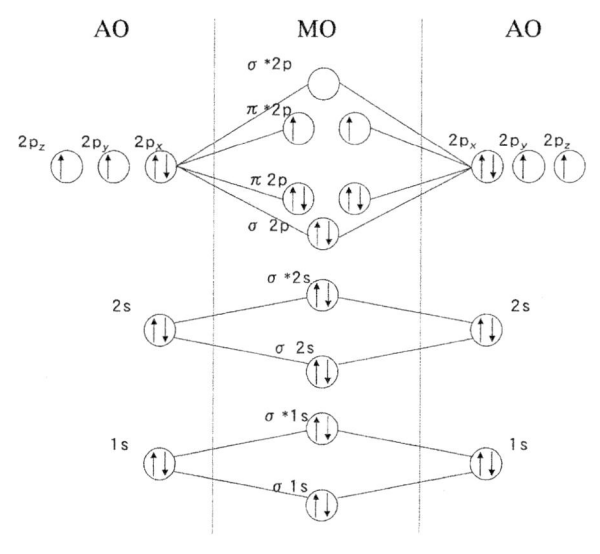

AO：原子軌道 (Atomic orbital)
MO：分子軌道 (Molecular orbital)

図 7.2 酸素分子 (O_2) の電子配置

価をもち，なおかつラジカルであるという非常に特殊な状態（アニオンラジカル）となる．O_2^- は三重項酸素と比較して，エネルギー的に 9.9 kcal/mol 安定である．このことから，非常に生じやすい活性酸素であることがわかる．

O_2^- はラジカルであるが，ラジカルとしての性質は非常に弱い．たとえば多価不飽和脂肪酸（PUFA）のビスアリル位水素の引き抜き反応や二重結合への付加反応

116　　7　食品中のフリーラジカル

■ 談話室 ■

電子伝達系と酸素

　ヒトは呼吸により酸素を体内へ取り込むが，これは，細胞の小器官であるミトコンドリア内の電子伝達系でATP生産を行う際に酸素が必要だからである．ヒトが食事から摂取する栄養素は，最終的にはミトコンドリア中のTCA回路で，NAD→NADHや，FAD→FADH$_2$などの高エネルギー物質（平衡電位が低い物質）への変換反応エネルギーとして使用される．生産されたNADHやFADH$_2$は，電子伝達系内でエネルギーレベルが低い物質（平衡電位が高い物質）に電子を渡すことによりエネルギーをつくり出す．これは電池と同じ原理である．電子伝達系ではこのエネルギーをADP→ATPの変換反応に使用する．電子伝達系では，このように電子を移動させてエネルギーを生産するが，最終的な電子の受け皿が存在しなくては電子を流す（落とす）ことはできない．これは滝に滝壺が存在しなければ水が落ちないのと同じ理由である．また，滝壺に落ちた水もさらにどこかに流れていかなければ，滝壺の水位が上昇し，滝ではなくなる．ヒトのエネルギー生産で滝壺の役割をしているのは酸素である．酸素は非常に還元を受けやすい分子であり，電子伝達系では4つの電子を受け取り，H$_2$O（水）に還元される．酸素は呼吸により体外から取り込み，還元しては水の形で排出される．この際，O$_2$→O$_2^-$→H$_2$O$_2$→OH・(+OH$^-$)→H$_2$Oのように還元反応は進む．ただし，この4電子還元反応は一挙に進行するため，これら反応中間体は特殊条件下以外ではミトコンドリア中に出現しない．酸素はこのようにエネルギー生産に必要であるが，一方で活性酸素に変化し，人に不利益をもたらす場合もある．このことより酸素のことを"諸刃の剣"と称することがある．

はほとんど起こさない（表7.1）．また，電子スピン共鳴（electron spin resonance：ESR）でラジカルを観察するときに使用するスピントラップ剤との反応性も非常に低く，常温でO$_2^-$を観察する際には高濃度のスピントラップ剤を必要とする．一方，アニオン性は強く，他の原子や分子を還元する．たとえばFe^{3+}を還元してFe^{2+}を生成し，ヒドロキシラジカル（HO・）生成のきっかけをつくる（図7.3）．

7.2.2　過酸化水素（H$_2$O$_2$）

　H$_2$O$_2$はO$_2^-$がさらに1電子還元されて生じる活性酸素であり，O$_2^-$の不均化反応（図7.4）によっても生じる．生体内に存在するスーパーオキシドジスムターゼ（SOD）はこの反応を触媒し，O$_2^-$を消去する酵素であるが，代わりにH$_2$O$_2$を生じる．

　H$_2$O$_2$自体にはラジカルとしての性質は備わっていないので，それ自身では脂質の酸化を引き起こすことはない．ただし，H$_2$O$_2$の"酸素—酸素"結合の結合エネ

表7.1 活性酸素種とその反応性

名 称	構 造	反応速度定数 $k, {}_M^{-1}{}_s^{-1}$ H a)	$>C=C<$ b)	RCl c)
ヒドロキシラジカル	HO・	10^8	10^9	0
アルコキシラジカル	LO・	10^6	10^6	0
ヒドロペルオキシラジカル	HOO・	10^2	10	0
ペルオキシラジカル	LOO・	10^2	10	0
鉄-酸素錯体	Fe$\cdots$O$_2$	?	?	?
スーパーオキシド	O_2^-	0	0	10^3
過酸化水素	H_2O_2	0	遅い	0
ヒドロペルオキシド	LOOH	0	遅い	0
一重項酸素	$^1O_2$	0	10^5	0
オゾン	O_3	遅い	10^5	0

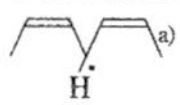

a) 二重結合にはさまれた重アリル水素の引き抜き反応

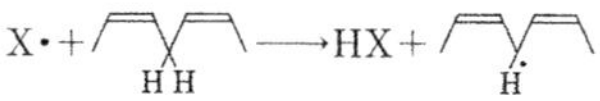

$$X\cdot + \underset{H\;H}{\diagup\!\!\diagdown\!\!\diagup} \longrightarrow HX + \underset{H}{\diagup\!\!\diagdown\!\!\diagup}$$

b) 二重結合への付加反応   c) C-Cl 結合との反応

$$X\cdot + >C=C< \longrightarrow X-\underset{|}{C}-\underset{|}{C}\cdot \qquad O_2^- + RCl \longrightarrow RO\cdot_2 + Cl^-$$

[二木鋭雄（八木國夫，中野稔 監修），"活性酸素"，p.5, 医歯薬出版 (1987)]

$$H_2O_2 + Fe^{2+}\ (M^{n+}) \longrightarrow OH^- + HO\cdot + Fe^{3+}\ (M^{n+1})$$

$$H_2O_2 + Fe^{3+}\ (M^{n+1}) \longrightarrow H^+ + HOO\cdot + Fe^{2+}\ (M^{n+})$$

図7.3 フェントン（ハーバー-ワイス）反応

$$2\,O_2^- + 2\,H^+ \longrightarrow O_2 + H_2O_2$$

図7.4 スーパーオキシドの不均化反応

ギーが 51 kcal/mol（酸素分子の"酸素—酸素"結合は 118 kcal/mol）と小さく，光エネルギーや金属触媒で開裂し，ヒドロキシラジカル（HO・）を容易に生成する．しかし熱的には安定で，37℃の水中での半減期は 10^8 世紀といわれている．

H_2O_2 の遷移金属イオンによる分解反応は図7.3のように起こり，ハーバー-ワイス（Haber-Weiss）反応とよばれる．中でも Fe^{2+} により触媒される反応は，前項に示したようにフェントン反応とよばれ，食品中でのラジカル生成を考慮する際，最も重要な反応といえる．

7.2.3 ヒドロキシラジカル（HO・）

HO・は非常に反応性に富んだ活性酸素であり，食品内で発生すると脂質のラジ

■ 談話室

ヘム鉄による脂質過酸化

　ヘモグロビンやミオグロビンはヘム鉄であり，ポルフィリン環に鉄が配位した構造をもつ．この鉄は通常 Fe^{2+} の状態であるが，何らかの原因でメト化すると（Fe^{3+} になると），図7.5に示したサイクルにより，急激な反応により活性酸素種を生じ，脂質過酸化を引き起こす．この反応は Fenton 反応とは異なり，Fe^{3+} と Fe^{4+} の間で電子が動く反応であるところに特徴がある．これらヘム鉄は肉を使用した食品中に多く含まれるため，このような食品中の脂質過酸化を考慮する際，非常に重要な反応といえる．

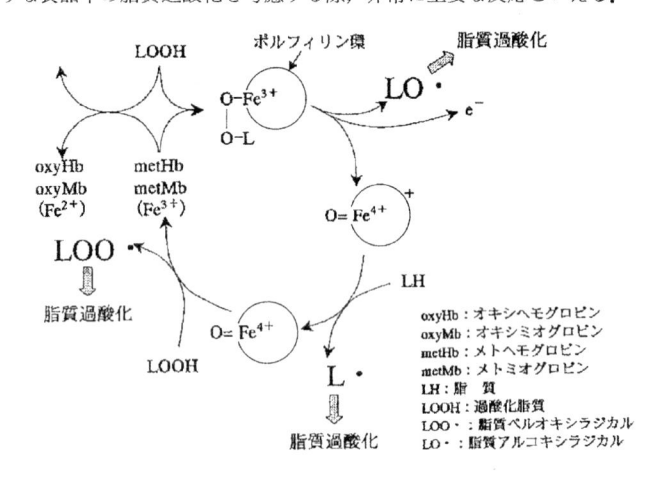

図7.5　ヘモグロビン，ミオグロビンによる活性酸素種の生成反応

$$LOOH + Fe^{2+}\ (M^{n+}) \longrightarrow OH^- + LO\cdot + Fe^{3+}\ (M^{n+1})$$

$$LOOH + Fe^{3+}\ (M^{n+1}) \longrightarrow H^+ + LOO\cdot + Fe^{2+}\ (M^{n+})$$

図7.6　$LOO\cdot$ のハーバー−ワイス反応を介した生成

カル連鎖反応を引き起こして食品劣化の原因となる．さらに，タンパク質や糖質からも電子を奪うことができる．

　食品保存中 $HO\cdot$ は，おもにハーバー−ワイス系反応（遷移金属イオンによる H_2O_2 のレドックス（酸化還元）分解反応）により生成すると考えられる．図7.3からの $HO\cdot$ 生成は重要である．たとえば，O_2^- が生成している食品中に遊離の遷移金属イオンが存在した場合，O_2^- の不均化反応により H_2O_2 が生成し，一方で，O_2^- による遊離金属イオンの還元反応が起こる．還元された遷移金属イオンは，H_2O_2

を分解し，HO・を生成する．これらのことより食品への遷移金属イオン混入は食品劣化を早める原因となる．これはヘム鉄（ヘモグロビン，ミオグロビンなど）も同様である．ただし，ヘム鉄はハーバー-ワイス系反応と異なる反応機構で HO・を生成する．

食用油の場合，強い光が当たる条件下での保存や高温加熱下での調理では，食用油中に生成している H_2O_2 や過酸化脂質（脂質ヒドロペルオキシド）（LOOH）の分解反応により HO・が生成する可能性がある．これら分子の"酸素－酸素"結合はそれぞれ 51 kcal/mol，42 kcal/mol と，他の結合"酸素－水素"結合（111 kcal/mol），"酸素－炭素"結合（84 kcal/mol）より小さいため切断されやすい．その結果 HO・が生成する．

7.2.4　一重項酸素（$^1O_2$）

安定酸素分子である三重項酸素よりエネルギー的に高い酸素分子のこと（図 7.7）．食品中で $^1O_2$ は，$^3O_2$ が光により励起された場合（食用油の日光が当たる場所での保存），脂質のラジカル連鎖反応において生成するペルオキシラジカルのカップリング反応（ラッセル反応）により生成すると考えられる．

$^1O_2$ は，第 6 章に記述したように，ラジカル連鎖反応を起こさず，ene 反応により LOOH を生成する．そのため，$^1O_2$ が 1 つ生成しても，生成する LOOH は 1 つであり，ラジカル連鎖反応ほど大きく食品劣化に関与しない．しかし，$^1O_2$ により生成した LOOH はレドックス分解によりラジカルを生成し，ラジカル連鎖反応の原因

■ 談話室 ■

一重項酸素の電子配置（図 7.7）

安定酸素分子である三重項酸素（$^3O_2$）は，π^*2p 軌道に電子を 2 つもち，しかも同じ電子スピン（1/2）をもった状態で安定に存在している．しかし，$^3O_2$ は強いエネルギーを受けるとエネルギーレベルの高い，一重項酸素（$^1O_2$）へ励起する．この際，π^*2p 軌道中に存在する 2 つの電子が，1 つの電子軌道に収まり，もう 1 つの電子軌道が空になる．その結果，2 つの電子の電子スピン定数が 1/2 と −1/2 となる．この状態をデルタ型 $^1\Delta_g$ という．この状態は $^3O_2$ と比較してエネルギー的に 22.5 kcal/mol 高い状態である．また，$^1O_2$ にはシグマ型 $^1\Sigma g^+$ という状態も存在する．この状態は，2 つの電子が逆方向の電子スピン定数をもち，別々の π^*2p 軌道に収まった状態である．この状態は，$^3O_2$ と比較して 37.5 kcal/mol 高い状態であるが，非常に不安定であるため，生成してもすぐさま $^1\Delta_g$，もしくは $^3O_2$ に失活するものと考えられている．よって，$^1O_2$ と脂質との反応で考慮するのは，$^1\Delta g$ の $^1O_2$ である．

名　称	三重項酸素	一重項酸素	一重項酸素	スーパーオキシド
記　号	$^3O_2$	$^1O_2$	$^1O_2$	O_2^-
	$^3\Sigma_g^-$	$^1\Delta_g$	$^1\Sigma_g^+$	
基底状態からのエネルギー (kcal/mol)	0	22.5	37.5	−9.9
O−O核間距離(Å)	1.2074	1.2155	1.2268	1.28〜1.35

電子配置, 軌道
- π^*2p: ↑ ↑ | ↑↓ ○ | ↑ ↓ | ↑↓ ↑
- $\pi 2p$: ↑↓ ↑↓ | ↑↓ ↑↓ | ↑↓ ↑↓ | ↑↓ ↑↓
- $\sigma 2p$: ↑↓ | ↑↓ | ↑↓ | ↑↓
- σ^*2s: ↑↓ | ↑↓ | ↑↓ | ↑↓
- $\sigma 2s$: ↑↓ | ↑↓ | ↑↓ | ↑↓
- σ^*1s: ↑↓ | ↑↓ | ↑↓ | ↑↓
- $\sigma 1s$: ↑↓ | ↑↓ | ↑↓ | ↑↓

図7.7　酸素分子の性質と電子配置
[二木鋭雄(八木國夫,中野稔 監修), "活性酸素", p 4, 医歯薬出版(1987)]

となる.

7.3 活性酸素種

先に述べた4種類の分子を活性酸素とよぶが，このほかにも活性酸素同様に振舞う分子が存在する．これらを活性酸素種とよぶ．おもな活性酸素種に関して以下にまとめる．

7.3.1　脂質ヒドロペルオキシド (LOOH)

食品中のLOOHは，脂質のラジカル連鎖反応，あるいは一重項酸素とのene反応により生じる．LOOH自身は脂質酸化に直接関与することはないが，LOOHと遷移金属イオンのレドックス（酸化還元）反応により生じるアルコキシラジカル (LO・) や，LOOHの分解により生じるLO・, HO・が脂質酸化を起こすため，ラジカルの生成源として重要な意味をもつ．

7.3.2 脂質アルコキシラジカル（LO・）

LOOHからレドックス（酸化還元）反応，あるいはLOOHの分解反応で生成するラジカルであり（図7.6），食品の酸化を考える際，非常に重要な活性酸素種である．LO・は，脂質からのビスアリル位水素の引き抜き反応性，脂質の二重結合への付加反応性がともにHO・に次いで高い（表7.1参照）．

LO・はβ開裂により脂質の二次酸化生成物を生じる．脂質の酸化で生成する二次酸化生成物は，食品のにおいや毒性の原因となる．したがって，食品品質や安全性を考慮する際，LO・の生成は重要なポイントとなる．

7.3.3 脂質ペルオキシラジカル（LOO・）

LOO・は，LO・やHO・などのラジカルと比べてその反応性は高くないが，脂質のラジカル連鎖反応の連鎖担体として重要な意味を持つ活性酸素種である．またビタミンEやポリフェノールなどの抗酸化剤が脂質のラジカル連鎖反応を抑制する際，ターゲットとするラジカルはおもにLOO・である（8章参照）．なお，抗酸化剤が反応系中に存在しない場合，脂質のラジカル連鎖反応は，LOO・とLOO・のカップリング反応により停止する（ラッセル反応）．この反応についてはすでに6章で述べた．

LOO・は，LOOHがハーバー-ワイス系反応（図7.3）を起こした際も生成するが，脂質のラジカル連鎖反応の連鎖担体としておもに生成する．

7.3.4 オゾン（O_3）

オゾンは共鳴混成体として存在する分子で（図7.8），求電子反応，求核反応，1,3-双極子付加反応のようなさまざまな反応を行う．しかし，ラジカルとしての性質は小さい．オゾンは脂質の二重結合と反応し，オゾニドを生成する．さらにこのオゾニドは分解し，アルデヒドとなる（図7.9）．このことから，脂質の二重結合部分はオゾンにより切断されることがわかる．オゾンは殺菌に使用されるが，この反応を利用することで，バクテリアや菌の細胞膜を破壊しているのである．

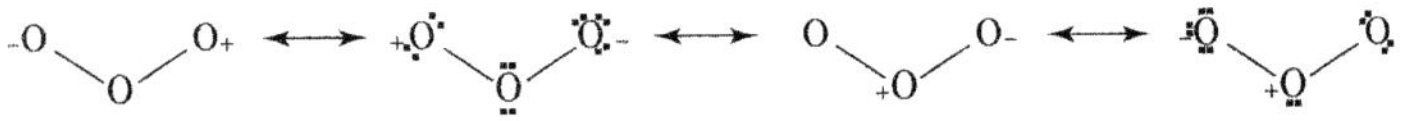

図7.8 オゾン分子

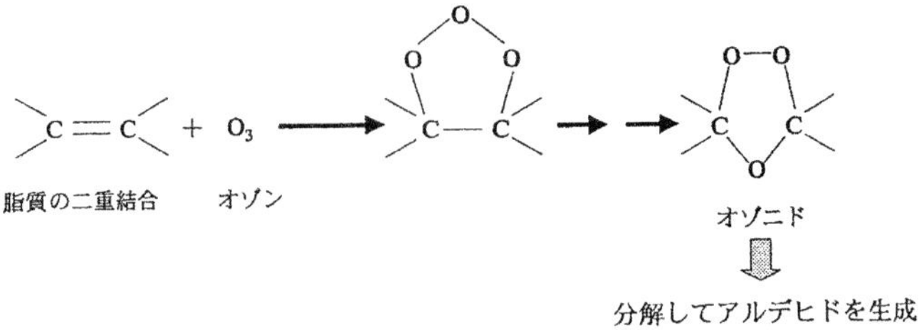

図7.9 オゾンと脂質の二重結合との反応

8

抗酸化剤と抗酸化機構

　食品中に含まれる脂質は保存中に酸化され，過酸化脂質や二次酸化生成物を生じ食品の劣化を引き起こす．しかし実際には，食品はそれほど短時間で酸化されることはない．たとえば食用サラダ油を見ると，賞味期限は1年となっている．これは，1年間は食用サラダ油中の過酸化脂質が基準値以上にならないことを意味している．油の酸化を抑えるには，油が酸素と接しないようにすればよい．そのため食用油の容器は空気を通さないように工夫が施されている．しかし，油にはすでに多くの酸素が溶け込んでおり（溶存酸素），これによる酸化は容器の材質や構造によって防止できない．食用サラダ油中には抗酸化剤（酸化防止剤，抗酸化物質）であるビタミンEが多く溶け込んでいる．ビタミンEはラジカル連鎖反応による脂質の酸化や，一重項酸素による酸化を抑制する能力をもっている．よって食品に抗酸化剤を加えることで，食品脂質の酸化を防止して，過酸化を遅らせ，保存期間を延長させることが可能となる．

　現在，日本で使用が許可されている抗酸化剤（酸化防止剤，抗酸化物質）は章末にあげた表8.1のとおりである．これらはすべて同じ機構で抗酸化能を発揮しているわけではない．本章では，抗酸化剤の代表的な抗酸化機構に関してまとめる．

8.1　ラジカル捕捉剤（ラジカルスカベンジャー：Scavenger）

　脂質の過酸化は，おもに多価不飽和脂肪酸（PUFA）のラジカル連鎖反応で進行する．この反応は，第6章で述べたように脂質ペルオキシラジカル（LOO・）のカップリング反応（ラッセル反応）などで停止するが，それまでは連鎖を回転し続け，1つのラジカルで数多くの過酸化脂質（脂質ヒドロペルオキシド：LOOH）を生成する．抗酸化剤はこのラジカル連鎖反応の途中で生成するLOO・に水素原子（電子＋プロトン）を渡し，LOOHを生成させて連鎖反応を停止する（図8.1）．このよ

うにラジカル連鎖反応を停止させる物質を"ラジカル捕捉剤（ラジカルスカベンジャー）"という．

ラジカル捕捉作用をもつものは，表8.1に示すようにトコトリエノール，各種トコフェロール，ミックストコフェロール，没食子酸，カテキン，エリソルビン酸，ジブチルヒドロキシトルエン（BHT），ブチルヒドロキシアニソール（BHA）など多数存在する．これらは使用する食品により使用限度が決められている場合があるので，使用にあたっては注意が必要である．

ラジカル捕捉剤は，LOO・に水素原子を渡した後，自らが安定ラジカルとなれる構造を有している．そのためラジカル捕捉剤の多くは共鳴構造をとることができるように，フェノール性OH（水酸基）をもつ．抗酸化剤は，安定ラジカル中間体を生成した後に，この安定ラジカル中間体と他のLOO・がカップリング反応を起こし，ラジカルを消去する機構でもう1つのLOO・を消去する（図8.2）．共役二重結合を多くもつ色素系化合物もラジカル補捉能をもつ．たとえばカロテン類がこれに相当する．カロテン類には長い共役二重結合が存在するため，LOO・がこの共役系に付加しても，ラジカルがしばらく安定化することが可能である．その結果，図8.3に示すような反応機構で抗酸化能を発揮することができ，脂質のラジカル連鎖を断つことが可能となる．しかし，水素原子をLOO・に渡す抗酸化剤と比較して，この機構で働く抗酸化剤の反応性は低い．ただし，カロテン類は低酸素下においては非常に強いラジカル捕捉剤として作用することが知られている．したがって，酸素分圧が低い場所（たとえば生体内）においては重要なラジカル捕捉剤として機能する可能性が考えられる．

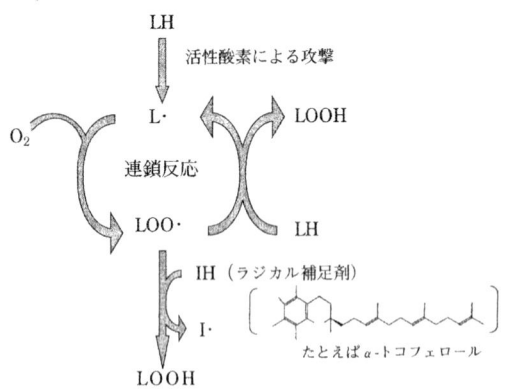

図8.1　ラジカル補足剤によるラジカル連鎖反応の停止

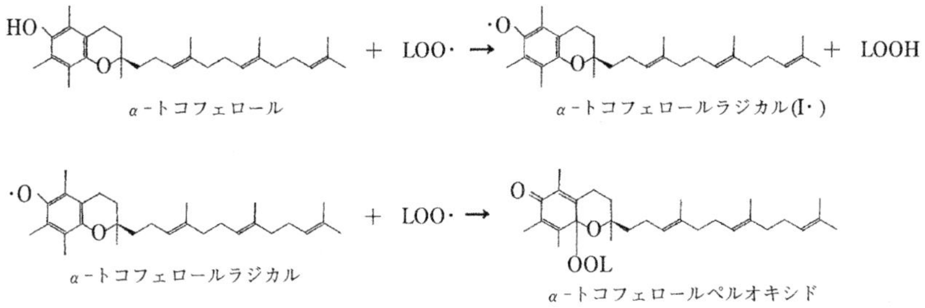

図8.2　α-トコフェロールラジカルと脂質ペルオキシラジカルの反応

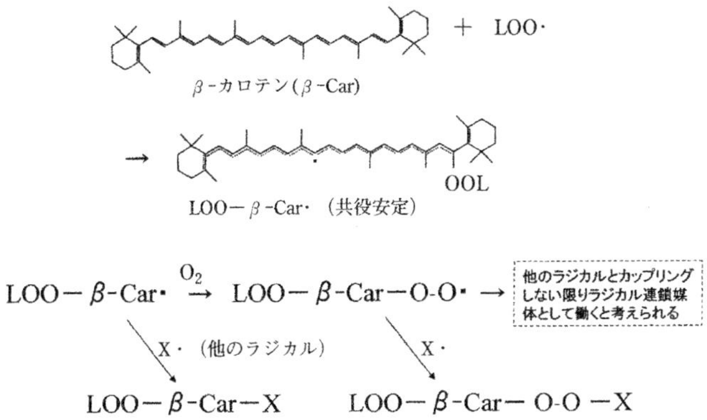

図8.3　β-カロテンの抗酸化機構

8.2　一重項酸素の消去剤（クエンチャー：Quencher）

　食品脂質の酸化は一重項酸素による ene 反応によっても起こる．たとえば食品を日光の当たる場所で保管した場合や，ショーケース展示した場合はこの反応により食品中に LOOH が生成する．

　一重項酸素による酸化は，一重項酸素消去剤で防止することが可能である．β-カロテン，リコペン，カンタキサンチンなどは活性の高い一重項酸素消去剤として食品に添加することが可能である．元来，カロテン類は，光合成に必要なエネルギーを集めるためのアンテナとしての役割と，過剰な光線を浴びた際にクロロフィルから生成する一重項酸素を消去するために植物中に存在している．したがって，一重項酸素消去剤として食品に添加するのは，本来の能力を十分に発揮させる用途ともいえる．また，ビタミン E にも一重項酸素消去能があることが知られている．

β-カロテンは一重項酸素からエネルギーを奪い,自らが励起三重項状態となることにより酸素を三重項状態に安定させることが可能である(図8.4).一方,エネルギーを受け取った三重項 β-カロテンは,エネルギーを熱エネルギーの形で放出して安定な一重項状態にもどる.このようにして β-カロテンは一重項酸素による酸化を防止する機能を発揮している.

8.3 抗酸化剤評価の考え方

抗酸化剤とLOO・との反応性は,二次反応速度定数(k)で比較することができる.kとは,溶液中で分子Aと分子Bが反応して,分子Cができる反応があるとした場合,分子Cの生成速度はk[A][B]という式(ここで[A],[B]は濃度)で表せる.このとき,kは速度定数を示す(図8.5).抗酸化剤の強さを評価する場合に,図8.5の式において,Aを抗酸化剤,BをLOO・と考えればよい.よって,kの値が大きい抗酸化剤ほど,LOO・消去能(LOO・との反応性)が高いといえる.たとえば,α-トコフェロール(ビタミンE)とLOO・とのkは$10^5 \sim 10^6 \mathrm{M}^{-1}\mathrm{s}^{-1}$といわれている.一方,代表的合成抗酸化剤であるジブチルヒドロキシトルエンとLOO・のkは,$10^4 \mathrm{M}^{-1}\mathrm{s}^{-1}$といわれている.両者の$k$を比較すれば,$\alpha$-トコフェロールの方がLOO・に対する優れた反応性を示す物質であると判断することができる.kは,パルス放射線分解,過酸化脂質生成の経時変化測定,酸素吸収の経時変化測定など様々な方法で求めることができる.

また,抗酸化剤の抗酸化能は他の方法によっても比較することが可能である.たとえば,同量の油に異なった抗酸化剤を同量加え,まったく同じ方法で酸化を行ったときに生成するLOOH量を測定し,急激な酸化反応が起こるまでの時間(酸化誘導時間:induction period)を比較する方法がある.もしくは,目的のLOOH値に到達するまでに要した時間を比較する方法がある.この場合,先に一定値に到達した抗酸化剤の方が,抗酸化能が低いと判断できる(図8.6).食品開発者が油の酸化を抑制する目的で抗酸化剤を選択する際,おもにこの考え方に従って抗酸化剤を

$$^1\mathrm{O}_2{}^* + \beta\text{-Car} \longrightarrow {}^1\mathrm{O}_2 + {}^3\beta\text{-Car}^*$$

$$^3\beta\text{-Car}^* \longrightarrow \mathrm{O}_2 + 熱エネルギー$$

図8.4 β-カロテンによる一重項酸素消去反応

$$A + B \xrightarrow{k} C$$

$$k[A][B] = \frac{d[C]}{dt}$$

図8.5 分子Cの生成する速度

8.3 抗酸化剤評価の考え方

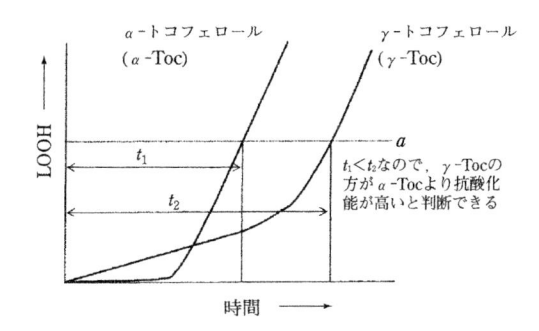

図 8.6 a 値に到達するまでに要する時間の比較

選択している．なぜならば，食品には賞味期限（"賞味期限"＝"品質保持期限"．2003年に表示を"賞味期限"に一本化された．）があり，その期限内に過酸化物価（peroxide value：PV）や酸価（acid value：AV）が一定値を超えないように適量の酸化防止剤（抗酸化剤）を食品に添加しているからである．日本農林規格（Japan Agricultural Standards：JAS）および食品衛生法で定められている油含有食品の規格値が定められているが，これに関しては第11章に示す．

　以上のように抗酸化剤を評価する方法は様々存在するが，1つの評価法でよい抗酸化能を示した抗酸化剤が必ずしもすべての食品に対して強い抗酸化剤であるとはいいきれない．これは評価する系により"よい抗酸化剤の概念"が変化するためである．たとえば，食品において非常によく使用されるビタミンEの γ-トコフェロールは，同じビタミンEである α-トコフェロールより強い抗酸化能を持つとされている．ここで，同じ量の γ-トコフェロールと α-トコフェロールを同量の油に加え LOOH の生成を測定すると，抗酸化剤が存在する期間の LOOH の生成は，α-トコフェロールの方が強く抑制する（図 8.7）．これは油中で生成する LOO・を，α-トコフェロールの方が γ-トコフェロールより効率よく捕捉するためである．その結果，α-トコフェロールの方が γ-トコフェロールより早く系中で枯渇し（LOOH 生成抑制期間が短くなり），ある時点より急激な過酸化物が起こるようになる．そのため，LOOH の生成量がある時点から逆転し，長い期間で見ると γ-トコフェロールの方が油の脂質の過酸化を抑制するように見えるのである．

　食品は，製造したら消費者が食するまで，その食品に抗酸化剤を添加することができない．つまり"閉じた系"である．そのため，長い期間で見たときに脂質の過酸化が抑制される γ-トコフェロールが優れた抗酸化剤と認められる．しかしヒトにおいては，γ-トコフェロールより α-トコフェロールの方が優れた抗酸化剤とい

128   8 抗酸化剤と抗酸化機構

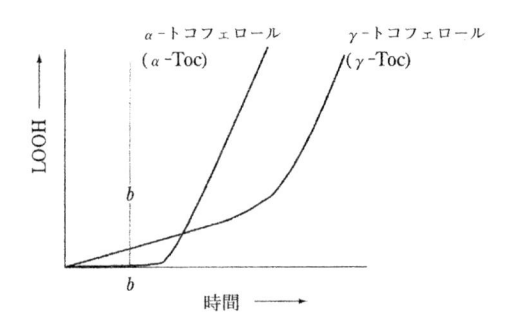

図8.7 b点におけるLOOH量の比較

える．これは生体においてわずかなLOOH生成も生体の恒常性維持の点から見ると大きな問題となるためである．このため，生体は自発的に α-トコフェロールを好む．実際に，カイロミクロン経由で体内に取り込まれた γ-トコフェロールは，肝臓の α-トコフェロール輸送タンパクにより除外され，胆汁酸とともに腸管へ排泄されてしまう（第5章参照）．ヒトはつねに食品から栄養素を取り込むことができる"開いた系"である．よって食品保存に効果があるから，からだにもよい抗酸化剤（抗酸化物質）であるという発想は誤りで，よい抗酸化剤とは，時と場合により異なるということを認識することが重要である．

8.4 キレート剤（キレーター）

　食品中に微量に存在する遷移金属イオンは，食品中に生成したLOOHと反応し，脂質アルコキシラジカル（LO・）を生成する．この反応は，遷移金属が自らの電子をLOOHに渡し，LOOHをヒドロキシイオン（OH^-）とLO・に分解することにより起こる（第7章参照）．
　ここで生成したLO・はPUFAのビスアリル位水素を引き抜き，脂質のラジカル連鎖反応を開始する．このため食品中の微量遷移金属イオンは食品劣化に大きく影響を与える．
　このような脂質酸化はキレート剤により抑制することができる．食品に添加可能なキレート剤としては，エチレンジアミン四酢酸カルシウム二ナトリウム，エチレンジアミン四酢酸二ナトリウム，クエン酸イソプロピルなどがある．これらキレート剤は遷移金属イオンに配位（電子供与体（キレート剤）から原子（遷移金属）へ，結合電子を一方向からのみ与えられて結合をつくること）することにより，遷移金

属イオンの反応性を変化させる性質をもつ．そのため金属配位物は，LOOH に電子を渡すことができなくなり，結果として LO・の生成が抑制される．以上のようなメカニズムにより，キレート剤は食品中で脂質のラジカル連鎖反応を抑制し，食品保存において重要な役割を果たす．

8.5 電子供与物質（エレクトロンドナー）

ビタミンCであるアスコルビン酸も脂質過酸化に対して，抗酸化的に働くことが知られている．実際に，アスコルビン酸の脂肪酸エステルは，食用油の抗酸化剤として使用されている．ただし，アスコルビン酸自身は水溶性であるため，脂質過酸化を直接抑制することは難しい．

アスコルビン酸は，α-トコフェロールが LOO・などに電子を供与したあとに生成する α-トコフェロールラジカルに電子を供与し，これをもとの α-トコフェロールに還元させる能力をもっている（図 8.8）．そのため，脂質中にトコフェロールが存在すれば，トコフェロールに電子を供与することにより脂質過酸化を抑制することができる．このような物質を，電子供与物質（電子供与体，エレクトロンドナー）とよぶ．

水中に油脂を分散させ酸化させたとき，その中に α-トコフェロールのみ存在するときの酸化抑制期間を t_1，アスコルビン酸のみ存在するときの酸化抑制期間を t_2 とすると，この系中に α-トコフェロールとアスコルビン酸が同時に存在する際の酸化抑制期間 t_3 は，$t_3 > t_1 + t_2$ となることが知られている（図 8.9）．それぞれの抗酸化剤が示した酸化抑制期間の和より，両方を同時に加えた方が強い抗酸化効果を示すのである．この効果をとくに相乗効果（synergistic effect）とよぶ．この効果は，アスコルビン酸が α-トコフェロールに電子を供与した結果得られる効果である．このほかにもトコフェロールに電子を供与する物質は存在し，これらを組み合わせることにより非常に強い抗酸化能が生まれる．トコフェロールと相乗効果を示す物質として香辛料のローズマリーなどもある．

図 8.8 アスコルビン酸による α-トコフェロールラジカルの還元反応

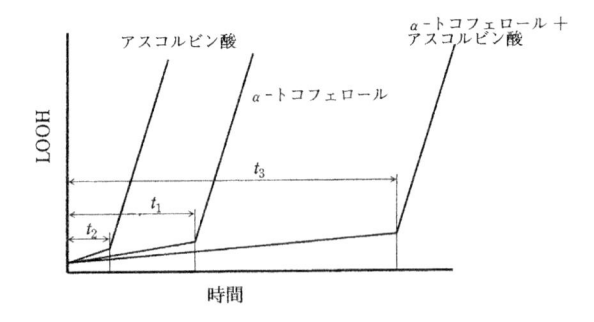

図 8.9 抗酸化剤の相乗効果

8.5 電子供与物質（エレクトロンドナー）　　131

表8.1　日本で使用が許可されている酸化防止剤用途の食品添加物一覧

食品添加物名	許可状況	用途
アオイ花抽出物	使用可（使用基準なし）	酸化防止剤
アズキ全草抽出物	使用可（使用基準なし）	酸化防止剤
アスペルギルステレウス抽出物	使用可（使用基準なし）	酸化防止剤
エチレンジアミン四酢酸二ナトリウム	使用可（使用基準あり）	酸化防止剤
エラグ酸	使用可（使用基準なし）	酸化防止剤
エリソルビン酸	使用可（使用基準あり）	酸化防止剤
エリソルビン酸ナトリウム	使用可（使用基準あり）	酸化防止剤
エンジュ抽出物	使用可（使用基準なし）	酸化防止剤
γ-オリザノール	使用可（使用基準なし）	酸化防止剤
カテキン	使用可（使用基準なし）	酸化防止剤
カンゾウ油性抽出物	使用可（使用基準なし）	酸化防止剤
グアヤク脂	使用可（使用基準あり）	酸化防止剤
クエルセンチ（ケルセチン）	使用可（使用基準なし）	酸化防止剤
クエン酸イソプロピル	使用可（使用基準あり）	酸化防止剤
クローブ抽出物	使用可（使用基準なし）	酸化防止剤
酵素処理イソクエルシトリン	使用可（使用基準なし）	酸化防止剤
酵素処理ルチン（抽出物）	使用可（着色料は使用基準あり）	酸化防止剤，強化剤，着色料
酵素分解リンゴ抽出物	使用可（使用基準なし）	酸化防止剤
ゴマ油不けん化物	使用可（使用基準なし）	酸化防止剤
コメヌカ油抽出物	使用可（使用基準なし）	酸化防止剤
コメヌカ酵素分解物	使用可（使用基準なし）	酸化防止剤
L-システイン塩酸塩	使用可（使用基準あり）	酸化防止剤，製造用剤
ジブチルヒドロキシトルエン	使用可（使用基準あり）	酸化防止剤
食用カンナ抽出物	使用可（使用基準なし）	酸化防止剤
精油除去ウイキョウ抽出物	使用可（使用基準なし）	酸化防止剤
セイヨウワサビ抽出物	使用可（使用基準なし）	酸化防止剤，製造用剤
セサモリン	使用可（使用基準なし）	酸化防止剤
セサモール	使用可（使用基準なし）	酸化防止剤
セージ抽出物	使用可（使用基準なし）	酸化防止剤
セリ抽出物	使用可（使用基準なし）	酸化防止剤
ソバ全草抽出物	使用可（使用基準なし）	酸化防止剤
単糖・アミノ酸複合物	使用可（使用基準なし）	酸化防止剤
チャ抽出物	使用可（使用基準なし）	酸化防止剤，製造用剤
テンペ抽出物	使用可（使用基準なし）	酸化防止剤
ドクダミ抽出物	使用可（使用基準なし）	酸化防止剤
トコトリエノール	使用可（使用基準なし）	酸化防止剤
dl-α-トコフェロール	使用可（使用基準あり）	酸化防止剤
d-α-トコフェロール	使用可（使用基準なし）	酸化防止剤，強化剤
d-γ-トコフェロール	使用可（使用基準なし）	酸化防止剤，強化剤
d-δ-トコフェロール	使用可（使用基準なし）	酸化防止剤，強化剤
ナタネ油抽出物	使用可（使用基準なし）	酸化防止剤
生コーヒー豆抽出物	使用可（使用基準なし）	酸化防止剤
ノルジヒドログアヤレチック酸	使用可（使用基準あり）	酸化防止剤
ヒマワリ種子抽出物	使用可（使用基準なし）	酸化防止剤
ピメンタ抽出物	使用可（使用基準なし）	酸化防止剤

表 8.1　つづき

食品添加物名	許可状況	用　途
フェルラ酸	使用可（使用基準なし）	酸化防止剤
ブチルヒドロキシアニソール	使用可（使用基準あり）	酸化防止剤
ブドウ種子抽出物	使用可（使用基準なし）	酸化防止剤，製造用剤
ブルーベリー葉抽出物	使用可（使用基準なし）	酸化防止剤
プロポリス抽出物	使用可（使用基準なし）	酸化防止剤
ヘゴ・イチョウ抽出物	使用可（使用基準なし）	酸化防止剤
ヘスペレチン	使用可（使用基準なし）	酸化防止剤
ペパー抽出物	使用可（使用基準なし）	酸化防止剤
ホウセンカ抽出物	使用可（使用基準なし）	酸化防止剤
没食子酸	使用可（使用基準なし）	酸化防止剤
没食子酸プロピル	使用可（使用基準あり）	酸化防止剤
ミックストコフェロール	使用可（使用基準なし）	酸化防止剤，強化剤
メラロイカ精油	使用可（使用基準なし）	酸化防止剤
モリン	使用可（使用基準なし）	酸化防止剤
ヤマモモ抽出物	使用可（使用基準なし）	酸化防止剤
ユーカリ葉抽出物	使用可（使用基準なし）	酸化防止剤
リンドウ根抽出物	使用可（使用基準なし）	酸化防止剤
ルチン酵素分解物	使用可（使用基準なし）	酸化防止剤
ルチン（抽出物）	使用可（着色料は使用基準あり）	酸化防止剤，着色料
ローズマリー抽出物	使用可（使用基準なし）	酸化防止剤

9

食用油の製造

　ヒトが食する油（脂）の分け方に，"見える油"と"見えない油"に分ける方法がある．"見える油"とは，食用油，マーガリン，クリームなどのことであり，"見えない油"とは，肉，野菜，乳製品などに含まれる油のことである．見える油とは人間が意図的に生物から取り出した油とも考えられ，栄養源としてだけでなく，熱媒体や食品への物理的寄与因子（マーガリンの可塑性，チョコレートの油脂結晶，乳化など）としての役割を担う場合がある．たとえば食用油は，天ぷら料理や炒め料理を行う際の熱媒体として必須である．そのためこの油に不純物が混ざると，発煙などの問題を起こし，調理操作性が低下する．また生鮮食品とは異なり，長期間保存して使用するものでもあるため，酸化安定性も高くなくてはいけない．

　食用油は植物性（植物油脂，植物油）と動物性（動物油脂，動物油）に分けられる．たとえば植物油脂としては，大豆油，ナタネ油（キャノーラ油），サフラワー油（紅花油），オリーブ油，パーム油，ゴマ油，コメ油などが存在する．一方，動物油脂としては，タロー（牛脂），ラード（豚脂），魚油，乳脂などが存在する．これら食用油の製造工程には，不純物を取り除く工夫，酸化安定性を高める工夫，原料（素材）が有する特長を生かすための工夫など，様々な処理が施されている．本章では代表的な食用油の製造工程に関してまとめる．

■ 談話室 ■

サラダ油

　"サラダ油"は，日本農林規格の油の名称である．脱ろう（ウインタリング）とよばれる処理によりろう分を除去した精製度の高い植物油で，冷却に対する安定性が高い．市販油で"サラダ油"と名づけられているものは，日本農林規格（JAS）の，"摂氏0度で5.5時間以上置いても澄んだままの状態である"という基準を満足したものである．

表 9.1 日本の種類別食用植物油需要の推移

	食用需要（千トン）					割合（％）				
	'70年	'80年	'90年	'00年	'01年	'70年	'80年	'90年	'00年	'01年
ナタネ油（キャノーラ油）	114	404	700	908	886	14.4	28.9	37.4	40.4	39.3
大豆油	396	581	643	654	687	50.0	41.5	34.3	29.1	30.4
パーム油	27	148	213	324	329	3.4	10.6	11.4	14.4	14.6
コーン油	25	62	104	89	95	3.2	4.4	5.5	4.0	4.2
こめ油	61	61	57	65	66	7.7	4.4	3.0	2.9	2.9
ゴマ油	12	15	29	39	40	1.5	1.1	1.5	1.7	1.8
ヤシ油	30	28	31	38	36	3.8	2.0	1.7	1.7	1.6
べに花油（サフラワー油）	9	10	28	38	31	1.1	0.7	1.5	1.7	1.4
オリーブ油	0	1	2	23	25	—	0.1	0.1	1.0	1.1
パーム核油	13	14	13	23	22	1.6	1.0	0.7	1.0	1.0
ひまわり油	24	6	16	22	20	3.0	0.4	0.9	1.0	0.9
綿実油	50	47	30	16	15	6.3	3.4	1.6	0.7	0.7
落花生油	0	0	1	1	1	—	—	0.1	0.0	0.0
その他	31	22	7	8	4	3.9	1.6	0.4	0.4	0.2
合 計	792	1 399	1 874	2 248	2 257	100.0	100.0	100.0	100.0	100.0

［資料：農林水産省食品産業振興課調べ，http://www.oil.or.jp/bn/html/26/26_2.html］

9.1 植物油の製造

　日本で年間もっとも多く消費される植物油はナタネ油（キャノーラ油）であり，次に大豆油，パーム油の順番となっている（原料油ベース，2001年の統計による表9.1）．ナタネ油や大豆油は，サラダ油の原料として多く使用されている．パーム油は，ショートニング，マーガリン，フライ油などに使用されているものの，家庭ではあまり目にしないため，日本では一般的に多く食している油としては知られていない．植物はその種子（ナタネ，大豆，ゴマ），胚芽（コメ，コーン），果肉（パーム，オリーブ）などに油を溜め込んでいるが，植物油とはこの油を物理的な力により細胞を破壊して取り出したものである．動物の場合は，脂身を火であぶるだけで細胞内に含まれる脂が滴り落ちるが，植物の場合は，細胞が細胞壁で覆われているため，これを破壊するために物理的な力（機械力）が必要となる．このように物理的な力をかけて油を取り出す操作を"圧搾"とよぶ．

　細胞を破壊して集めた油には種々の不純物が存在し，これを直接食することは風味上，油の性質上好ましくない．そのため，これら不純物を取り除くために，精製工程が必要となる．ほとんどの植物油は，ほぼ同じ精製工程を経て製造されるが，

9.1 植物油の製造　135

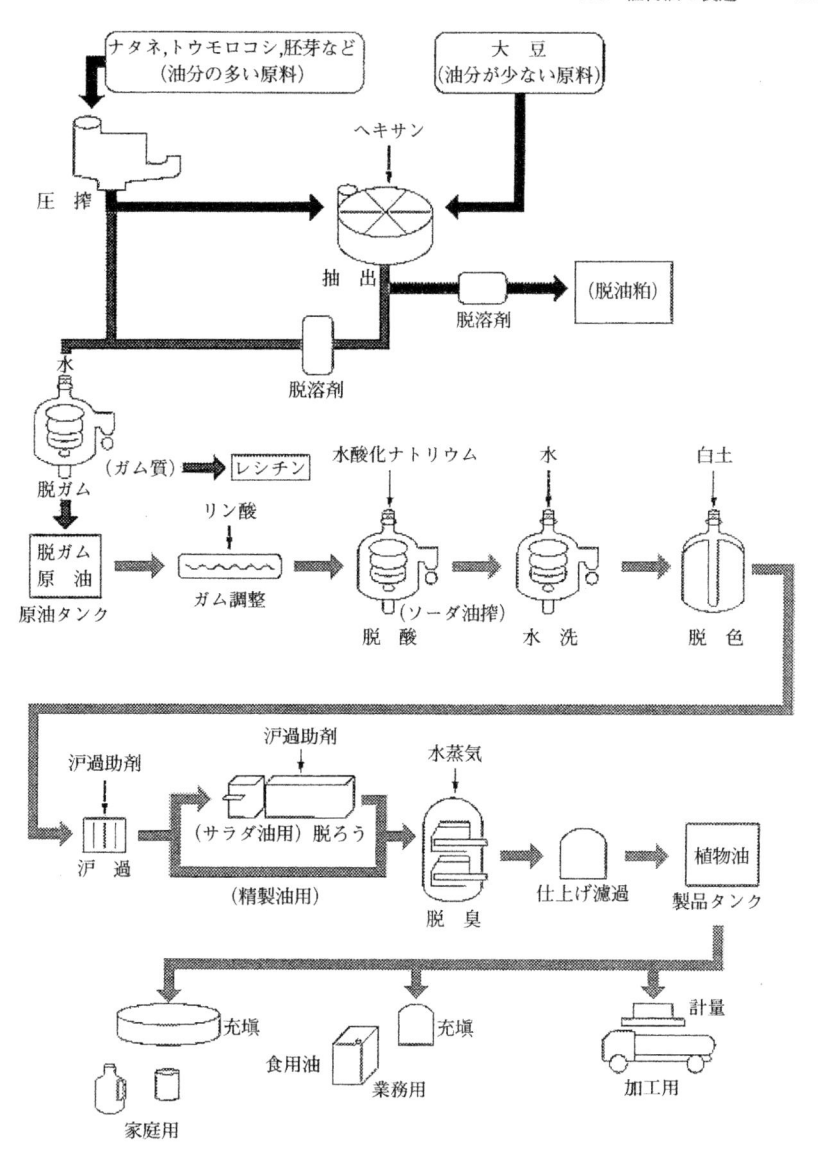

図9.1　植物油の製造工程
　　　[日本植物油協会：http://www.oil.or.jp/3/index.html]

ゴマ油やオリーブ油のように，特長的な風味を有する植物油の場合は少々異なる工程で精製される．このように油を製造することをまとめて"製油"とよぶ．以下，代表的な植物油の製油方法，およびゴマ油，オリーブ油の製油方法について示す．植物油の製造工程を図9.1に示す．

9.1.1 代表的な植物油の製油工程

製油の工程は大きく，"前処理工程"，"採油工程"，"精製工程"に分けられる．

a. 前処理工程

(ⅰ) **原料の保管**　植物油を得るためには，まず原料が必要である．現在，日本で製造される植物油の原料は，コメ油を除いてそのほとんどを輸入に頼っている．原料は海外より船で輸入し，製油するまで貯蔵しなくてはいけない．通常，大豆やナタネなどはサイロ（北海道の牧場で目にする塔状の建築物．ただし規模は桁違いに大きい）で貯蔵され，ゴマや綿実などは麻袋で倉庫に貯蔵される．貯蔵状態や環境条件は原料の品質に影響を与え，結果として油の質や歩留まりに影響を与える．そのため保管条件には十分な注意が払われており，とくに水分のコントロールには細心の注意が払われている．

(ⅱ) **原料精選**　貯蔵されている原材料中には，茎，葉，金属，砂利など夾雑物が含まれている．これらを含んだまま製油すると，工程中の諸設備の破損を起こし，さらには製品の品質低下につながる．そこで，これら夾雑物をふるい分け，磁石，比重差を利用した風別などにより取り除いて原料の精選を行う．

(ⅲ) **乾　燥**　夾雑物を除去された原料は，次に乾燥される．これは，採油工程での採油を効率化し，タンパク質，リン脂質などの油中への溶出を軽減するためである．

(ⅳ) **粗砕・圧扁**　原料から油脂を得る方法としては"物理的に搾る方法"と"有機溶剤により溶出させる方法"が存在するが，どちらの操作を行うにしてもあらかじめ原料を粗砕（割る）し，圧扁（つぶす）しなくては効率的な油脂の抽出は行えない．よって植物油を製造する際には採油工程前に粗砕・圧扁工程が必須となる．

(ⅴ) **加熱処理**　搾油の前処理として加熱処理を行う．この処理は，植物の細胞壁のタンパク質を凝固させ，次の採油工程での油の流れや溶剤抽出時のヘキサンとの混ざり方をなめらかにし，原料中の酵素を失活させる働きがある．この処理をクッキングともよぶ．

b. 採油工程

植物油の採油には，使用する原料の性質，さらには採油される油の特徴を考慮した方法がとられている．たとえば，大豆油とナタネ油では採油工程が異なる．これは，大豆は油分含量が低いのに対し，ナタネは油分含量が高いからである．また，ゴマ油やオリーブ油などの場合は，その油分含量が高く，さらにそれらのフレーバーが製品価値に大きく影響するため，大豆油やナタネ油と異なった工程をへて採油される．以下におもな抽出法を示す．

（i）採油（圧搾法）　原料に圧力をかけて植物細胞中に含まれる油を搾り出す方法で，ナタネ油など油分含量が多い原料に対して行われる．比較的簡単な装置で行うことができるが，脱脂粕中に油が残るという欠点も有する．そのためナタネの場合は，圧搾のあとに脱脂粕中の油を溶剤抽出で取り出す（溶剤抽出法，圧抽法）ことも行われている．

（ii）採油（溶剤抽出法）　前処理した原料を溶剤（ヘキサン）に溶かし，原料中の油を抽出する方法である．油を溶解した溶剤を"ミセラ"とよび，このミセラ中の溶剤を注意深く蒸留して油を得る．この方法では油粕中にほとんど油は残らない．大豆からはこの方法で採油される．

（iii）採油（圧抽法）　ナタネ，コーンなどの油分量の多い原料に対して行われている採油方法である．その名のとおり，圧搾と溶剤抽出を組み合わせた方法で，含油量が多い原料中から徹底的に油を抽出する方法である．圧搾した後に溶剤抽出を行う．

c. 精製工程

いずれの採油方法においても，採油された油（粗原油）中には，水，タンパク質，繊維，砂，油粕の粉，リン脂質（レシチン），遊離脂肪酸，モノアシルグリセロール，ジアシルグリセロール，着色成分，有臭成分，脂質酸化生成物，ステリン（植物性ステロール）などの製品価値を下げるものが含まれる．そのため，高品質の製品を得るためにはこれらを除去する必要がある．精製工程はそのための工程であり，脱ガム工程（リン脂質除去），脱酸工程（遊離脂肪酸除去，金属塩除去），水洗工程（遊離脂肪酸除去），脱色工程（色素成分除去），脱ろう工程（ろう分除去，固体脂除去），脱臭工程（有臭成分除去，ステリン除去）からなる．

d. 脱ガム

粗原油中の夾雑物は，静置タンクに放置して自然沈降により除去される．夾雑物が除去された粗原油中には，レシチンや各種リン脂質，リポタンパク質，粘着物な

ど，吸水すると膨潤してコロイド状に懸濁する物質が存在する．これらはガム質とよばれている．

　ガム質が除去されないと，のちの遊離脂肪酸のアルカリ中和工程で脱酸油の収率が落ち，さらに原油貯蔵時に空気中の水分を吸収し，タンク低部に堆積するので作業上障害になる．さらに，最終製品の透明度や色が悪くなり，風味低下を起し，調理時の泡立ちの原因ともなる．したがって，ガム質の除去は精製工程のなかでも非常に大切な工程である．この工程を脱ガム工程とよぶ．

　脱ガムは，粗原油に，水，水蒸気，もしくは酸などを加え，ガム分を析出させ，静置，あるいは遠心分離により沈殿させて取り除く．使用する酸としては，酢酸，シュウ酸，クエン酸，リン酸，塩酸などがあり，酸濃度としては，0.05～0.1%程度のものを使用する．大豆粗油は，レシチンを2～3%と多く含むが，脱ガム工程により0.03%程度までに低下させることができる．なお，脱ガムされた油を原油とよぶ．一方，ガム分はリン脂質（レシチン）の精製原料として使用される．

e. 脱　酸

　原油中に含まれる遊離脂肪酸は，アルカリ水溶液（カセイソーダ水溶液）により中和し，油に不溶のセッケンを生成させたのち，遠心分離にて除去される．この方法をアルカリ脱酸法という．この工程では，脱ガム工程で十分に除去されなかった，リン脂質，金属塩，着色成分などもあわせて分離，除去することが可能である．しかし，トコフェロール類やステリンはほとんど除去されない．

　脱酸後の油中の脂肪酸含量は0.01～0.03%まで低下し，リン脂質は0.0015%以下となりほぼ取り除かれる．なお，脱酸後に残留セッケンを除くために水洗（温水洗浄）を行い，その後乾燥（真空乾燥，噴霧乾燥など）される．

f. 脱　色

　この工程は，粗油中に含まれるクロロフィルやカロテノイドなどの着色成分を除去する工程である．脱色は活性白土や活性炭などの吸着剤を用いて行われる．活性白土は，クロロフィルをよく吸着し，活性炭は，カロテノイドや重合物の色素をよく吸着するといわれている．またこの工程では，着色成分だけではなく，残存している各種金属，リン脂質，セッケンを取り除く役割も担っている．しかしその一方で，天然の抗酸化剤のトコフェロールなども吸着され含量が減少する．

　脱色は，脱酸水洗した油を加熱し，かくはんしながら0.1～2%程度の活性白土や活性炭を添加し，90～120℃で10～20分の保持で脱色した後，冷却し，濾過する．常圧で脱色を行うと，油の酸化が促進され，活性白土の活性が低下するため，通常，

脱色工程は真空下で行われている．

g. 脱ろう

　油の種類によっては，かなり高融点のロウ分が含まれているものがある．よってこれらを冷却して分離・除去する．この処理により，耐寒性に優れた油を製造することができる．このように油中のろう分を取り除く工程を脱ろうという．また狭義には，高融点ろうを除くことを脱ろうといい，低融点ろうおよび高融点固体脂を除くことをとくにウインタリングといい区別する．

　脱ろう工程が必要な油には，綿実油，コメ油，ナタネ油などがある．サフラワー油，コーン油，ヒマワリ油などは濁りが少ない油であるが，場合によっては脱ろうを行うときもある．大豆油は脱ろうの必要がない．一般に脱ろうは，20〜25℃で析出するものを除去し，ウインタリングは5℃付近で析出するものを除去している．ウインタリングは冷却タンクで徐冷し，その後保冷して結晶を析出させる．徐冷する理由は，油から沪過しやすい大きな結晶をつくるためである．いずれも沪過により析出物を取り除く．

h. 脱臭工程

　脱臭は製油の最終工程であり，有臭物質を取り除き，風味のよい油をつくるために行う工程である．有臭物質としては，アルデヒド類，ケトン類，アルコール類，炭化水素類，硫黄化合物などが考えられる．脱臭工程では有臭成分のほかに，遊離脂肪酸，色素，トコフェロール，ステリンなども一緒に除去される．脱臭は，高真空下（2〜6 mmHg 程度），高温度（240〜260℃程度）に加熱し，水蒸気を吹き込みながら（吹入蒸気量 3〜4.5％，蒸留時間 40〜60 分）水蒸気蒸留にて行う．この方法により，有臭成分や，遊離脂肪酸，色素などの揮発性成分の大部分が留去できる．金属塩は，脱臭操作の前後に，クエン酸によって除去される．

　脱臭留出物は，揮発性物質の凝縮物および水（水蒸気由来）中に浮遊する物質の2つに分けられて回収される．水中に浮遊する物質は，水を分離し，油状態にする．一般に前者を"粗脂肪酸"，後者を"スカム"とよぶ．脱臭留出物にはトコフェロールやステリン（植物性ステロール）が含まれるため，トコフェロール類や植物性ステロールの精製原料として利用されている．

　以上のような工程をへて製造された油は，容器に充填され，食用油として市場へ流通される．

9.1.2 ゴマ油の製造

独特の香りをもつゴマ油は，抗酸化物質であるリグナン（フェノール化合物）を多く含むため，酸化に対して非常に安定な油である．ゴマ油はその香りに特徴があるため，製油工程に脱臭工程は含まれない．また脱色工程，脱ろう工程なども含まれないが，逆に香りを高めるための原料ゴマの焙煎工程が含まれる．ゴマ油製造の流れは，"選別"→"焙煎"→"圧搾・沪過"→"静置"→"仕上げ沪過"→"容器詰め"となる．ゴマ油製造工程において，油の溶媒抽出は行われないが，ゴマサラダ油を製造する際は，焙煎をせず，一般的な植物油製造工程に沿って製油される．

9.1.3 オリーブ油の製造

オリーブ油はオリーブの果肉と果皮より採油される果肉油である．よって他の種子油と比較して原料の保管が難しく，高品位のオリーブ油を得るためには，収穫した後にできるだけ早く搾油する必要がある．多くの検証より，収穫から採油までの時間は48時間が限界だといわれ，1970年代までは，オリーブ油の製油工場は農場に近いところに設けられていることが多かった．しかし近年は，輸送方法の発達，生産設備の近代化・大型化により，必ずしも農場の近所に位置する必要性はなくなっている．オリーブ油はゴマ油と同様にその香りに特長をもつ油である．製油工程には脱臭工程は含まれない．

オリーブ油の食品規格は"オリーブの果実から溶媒を用いずに取り出される油で，他の油との混合のないもの"とされている．しかし，機関によりその分類は若干異なる．たとえば，CODEX（国連食糧農業機関（FAO）と世界保健機関（WHO）が合同で設置した食品規格委員会）規格では，オリーブ油は大きく，① バージンオリーブオイル，② 精製オリーブオイル，③ 精製オリーブポマスオイル（オリーブオ

■ 談話室 ■

リグナン

ゴマに特異的に含まれる，リグナン骨格をもつ物質の総称．ゴマ油には，0.5～1％ほど含まれるといわれている．代表的なリグナンには，"セサミン"，"セサモリン"，"セサミノール"，"セサモール"などがあり強い抗酸化能があることが知られている．近年は，その保健効果にも注目が集まり，コレステロール低下作用，肝機能改善作用，血圧低下作用，免疫強化作用などが報告されている．

■ 談話室 ■

CODEX（Codex Alimentarius：国際食品規格）

1962年に国連食糧農業機関（FAO）と世界保健機関（WHO）が合同で設置した．CODEX（コーデックス）委員会は，Codex Alimentarius（コーデックス・アリメンタリウス）の略であり，ラテン語で"食品基準"を意味する．2003年12月現在，169ヵ国が加盟．この委員会の目的は，① 世界の消費者の健康を守る（とくに開発途上国は食品の独自基準を定めるのが困難），② 世界共通の基準を設定することによって食品の貿易の公正化を図る，の大きく2つである．

日本農林規格（Japanese Agricultural Standard：JAS）

一般にJAS（ジャス）とよばれている．"農林物資の規格化および品質表示の適正化に関する法律"（昭和25年法律第175号）に基づいて，飲食料品や木質建材等の品質と表示について定めている制度．大きく2つの内容に分かれる．① 農林物資の品質の改善，生産の合理化，取引の単純公正化及び使用又は消費の合理化を図るために，農林水産大臣が制定した品質基準及び表示基準（日本農林規格）による格付に合格した製品にJASマークの添付を認める"JAS規格制度"．② 一般消費者の選択の手助けとして，特定の品目の農林物資についてすべての製造業者に，農林水産大臣が制定した基準による品質に関する適正な表示を義務づける"品質表示基準制度"．

"JAS規格制度"は，規格に基づいた格付を行うか否かを製造業者の意志に委ねられた任意の制度であるが，"品質表示基準制度"は，一般消費者向けのすべての飲食料品を対象とし，これらを製造または販売するすべての業者が遵守しなければならない強制的な制度である．

平成11年7月の法律改正により，既存の規格が適正であるかを5年ごとに見直し，改正または廃止をすることが法律で規定された．

イルの採油粕から溶剤抽出したオイルのこと），④ 精製オリーブオイルとバージンオリーブオイルの混合物，⑤ 精製オリーブポマスオイルとバージンオリーブオイルの混合物の5つに分類している．一方，国際オリーブ油協会（international olive oil council：IOOC）規格におけるオリーブ油の分類は，① バージンオリーブオイル（(1-1)エクストラバージンオリーブオイル，(1-2)バージンオリーブオイル，(1-3)オーディナリーバージンオリーブオイル，(1-4)ランパンテバージンオリーブオイル），② 精製オリーブオイル，③ オリーブオイル（精製オリーブオイルとバージンオリーブオイルの混合物），④ オリーブポマスオイル（(4-1)クルードオリーブポマスオイル，(4-2)精製オリーブポマスオイル，(4-3)オリーブポマスオイル）となっている．日本農林規格（JAS）においても，① オリーブ油，② 精製オリーブ油の2つの規格に分類されている．

バージンオリーブ油とは、"オリーブ樹の果実から、特に温度などオイル変質をもたらさない条件下で、機械的あるいはその他の物理的な方法だけで採取したものであって、洗浄、デカンテーション、遠心分離、および沪過以外のいかなる処理も施されていないもの"とIOOCの国際取引基準に規定されている。このようなことから、バージンオリーブ油の精製工程には、脱酸工程、脱色工程、脱臭工程は含まれない。そのためバージンオリーブ油中には脂肪酸が含まれている。これは、収穫から処理工程での果実の損傷や実の粉砕において、オリーブ中にあったリパーゼにより油脂の加水分解が起こった結果生じるものである。IOOCにおけるバージンオリーブ油中の詳細な規格は、含有脂肪酸量により区分されていて、エクストラバージンオリーブオイルがもっとも含有脂肪酸量が少ない高級なオリーブ油とされている。

9.2 動物油脂の製造

9.2.1 牛脂の製造

牛脂とは、"牛のあぶら"という意味であるが、広義としては"動物性固体脂肪の総称で、天然ラード（豚脂）以外のもの"とされている。通常、牛脂はその油脂の凝固点（タイター）が39℃以上のものを"タロー"、それ以下を"グリース"として区別している。タローは食用として精製後に使用するが、グリースは米国においては非食用とされている。しかし欧州などでは、精製したのちに食用として利用している。日本における牛脂のおもな食用用途は、カレーのルウとファーストフードのフライ用油脂である。

牛脂は、牛の脂身、内臓などから加熱溶出（レンダリング）することにより得る。これは、動物細胞は植物細胞と異なり、細胞壁をもたないために、加熱により簡単に細胞膜が破壊され、細胞内に蓄積されていた脂が溶出するからである。レンダリングの方法には乾式法と湿式法がある。乾式法は古くから行われており、原料を間接加熱で120～130℃に加熱し、脂を溶出させ、水分を蒸発後、金網を使って沪過する方法である。一方、湿式法は、原料に水蒸気（80～90℃）を吹きかけ脂を溶出させ、遠心分離により脂を分ける方法である。湿式法は乾式法と比較して高品位なものが得られる。このようにして得られた粗牛脂は、脱酸、脱色、脱臭などの精製工程をへて食用として使用される。

9.2.2 豚脂（ラード）の製造

ラードは古くより，ベーカリー用油脂，フライ用油脂，クッキング用油脂として使用されてきた脂である．国際規格では"豚の背，腹，ももなどの皮下脂肪組織や腎臓などの，特定の内臓の蓄積脂肪から分離したもの"をラードとし，脂肪組織以外の，骨，耳，臓器，皮などからの脂肪が混ざったものを"レンダード ポーク ファット"として区別している．日本ではJASで，"豚脂を精製（脱酸，脱色，脱色）したもの"を"精製ラード"と定義している．さらに，精製ラードは，"純製ラード"と"調製ラード"に区別される．純製ラードは豚脂のみを原料としたものをさし，調製ラードは融点調製のために，牛脂や，パーム油などが若干配合されたものである．ラードの製造方法は牛脂とほぼ同じである（調製ラードは業務用途のラードとしてしか使用されていないため，平成15年7月10日に開催された農林物資規格調査総会において，精製ラード品質保持基準（一般消費者向けの製品基準．加工食品の"一般的名称"，"原材料名"，"賞味期限"などの品質に関する表示）から削除されることが決定した．なお，JASの規格基準にはこれまでどおり残る）．

9.2.3 水産油脂の製造

水産油脂は動物油脂であるが，固体脂である牛脂や豚脂とはその性質が大きく異なり，液状の油である．この違いは，それぞれの油脂を構成する脂肪酸の種類の違いに起因する．一般に，水産油脂とは魚油のことをさし（ほかに"鯨油""海獣油"，"粗肝油"などがある），動物飼料の原料として生産される魚粉，魚粕，フィッシュソリュブル（魚を搾った際にできる水溶性成分）の副産物として得られる．

搾油は，"魚体の水洗"，"加熱による魚油の融出"，"圧搾によるフィッシュミールと液体成分の分離"の順で行われ，魚油を含む搾汁が得られる．この工程で，加熱により魚油が融出するのは，魚の細胞には，植物のような細胞壁が存在しないため，加熱により容易に細胞が破壊され，細胞中の油が溶出するためである．魚油の粗原油は，搾汁の遠心分離によって得られる．遠心分離した粗原油には水分や多くの夾雑物が含まれるため精製を行うが，その工程は植物油精製の工程とほぼ同様である．

魚油にはDHAやEPAなどの高度不飽和脂肪酸が多く含まれるため，容易に酸化を受け，過酸化脂質や二次酸化生成物（毒性アルデヒドやにおい物質）を生成する．これらの酸化機構については第6章でまとめられているように，DHAやEPAには，ラジカルにより引き抜かれやすい二重結合に挟まれたビスアリル位水素が多

く存在する．近年，DHAやEPAを多く含むサプリメント食品が販売されているが，酸化安定性の面から魚油そのもので流通されることは少なく，抗酸化剤を加えて，ゼラチン膜でつつむか，デンプン粒を酵素処理により多孔質にしてその中に油を入れ込むなど工夫が施されている．魚油は利用する用途に応じて水素添加により二重結合の一部を単結合に還元し，安定性を増加させた形で使用される．このような魚油を"部分水素添加油"，もしくは"部分硬化油"とよぶ．水素添加油はおもに，業務用マーガリン，ショートニングの原料としても使用されている．

9.3 水素添加

　油脂の水素添加の目的は，上記したように油脂の安定性を上げることが第1の目的であるが，液状油を硬化（部分硬化）させ，牛脂や豚脂のように，製菓，製パン，コンフェクショナリー（お菓子を意味する．近年，日本語でも"お菓子"の代わりに使用するようになってきている）などの用途に使用できるようにさせるという目的もある．水素添加して使用する油としては，魚油のほかにも，牛脂，豚脂，大豆油，ナタネ油などがある．

　水素添加反応は，油脂を高温（250～300℃），高圧（数百kPa）下でニッケルなどの触媒（油脂重量の0.01～0.2％）を加え，水素ガスを吹き込んで行う．水素添加される油には精製油が用いられる．その理由としては，油脂中に不純物として含まれる，セッケン，ガム質，硫黄，マグネシウム，カリウムが触媒の活性を低下させるためである．

　多価不飽和脂肪酸の二重結合はシス型であるが，部分添加された硬化油中にはトランス型の二重結合が生成する．このようにトランス型の二重結合を有する脂肪酸をトランス酸とよぶ．トランス酸は，血中コレステロール値を増加させる作用があることから，その摂取がとくにヨーロッパで問題となっている（図4.2参照）．水素添加反応におけるトランス酸の生成は，水素供給量が不十分な場合に起こりやすいといわれている．一方，シス型の二重結合を多くするには，低温，高圧，高速かくはん，十分な水素，低触媒濃度による処理がよいとされている．また，銅触媒はニッケル触媒よりもトランス酸生成が起こりにくいことも知られている．

■ 談話室 ■

トランス酸の規制

　トランス酸摂取はコレステロール値を上昇させることより，欧米においてその製品中の含有量が法律化，もしくは勧告が行われている．2004年2月現在，その含有量が法律化されているのはデンマークのみで，"製品中の2%以下"とされている（2004年1月実施）．欧州全体ではとくに決まりはないが，欧州マーガリン連盟においては含有量を，"家庭用マーガリン，ファットスプレッドでは最大1%まで．家庭用コンパウンドタイプマーガリン，ショートニングでは最大5%まで"と勧告がなされている．米国においてはFDAにより，"製品中0.5g以下ならば製品上に"Free"と表示してよい．"とされているだけでとくに法律は存在しない．

　日本においては，マーガリンやファットスプレットの消費量が少ないことから，現在のところトランス酸に関する勧告はない．

9.4 レシチン（リン脂質）精製

　一般に"レシチン"という場合には大豆レシチンをさし，卵黄から得られる"卵黄レシチン"と区別される．レシチンは"大豆リン脂質に少量の油を含んだもの"のことをさすが，化学用語としてはホスファチジルコリンのことをレシチンとよぶ．また場合によっては，リン脂質のうちアルコールに溶解する部分を"レシチン"とよぶ場合もある．

　レシチンを工業的に得る場合の原料は，油脂の精製の際の脱ガム工程で得られるガム質である．ガム質は粗油から分離された後，素早く乾燥される．この際，水分量が1%以下になるまで乾燥する．乾燥方法には，バッチ式，半バッチ式および連続薄膜式などがある．乾燥されたガム質は脱色され，レシチンとして使用される．

9.5 植物性ステロール（ステリン）およびトコフェロール精製

　油の脱臭工程で得られる脱臭留出物は，植物性ステロールおよびトコフェロールを多く含むため，これらの精製原料となる．

　ステリンは，脱臭留出物をアルカリでケン化後，溶剤（ヘキサンなど）を加え，不ケン化物を集めたのち，結晶化させて集める．一方，トコフェロールは，植物性ステロールを結晶化させた残液より抽出する．これらの操作は比較的簡単であり，とくに決まった方法はない．

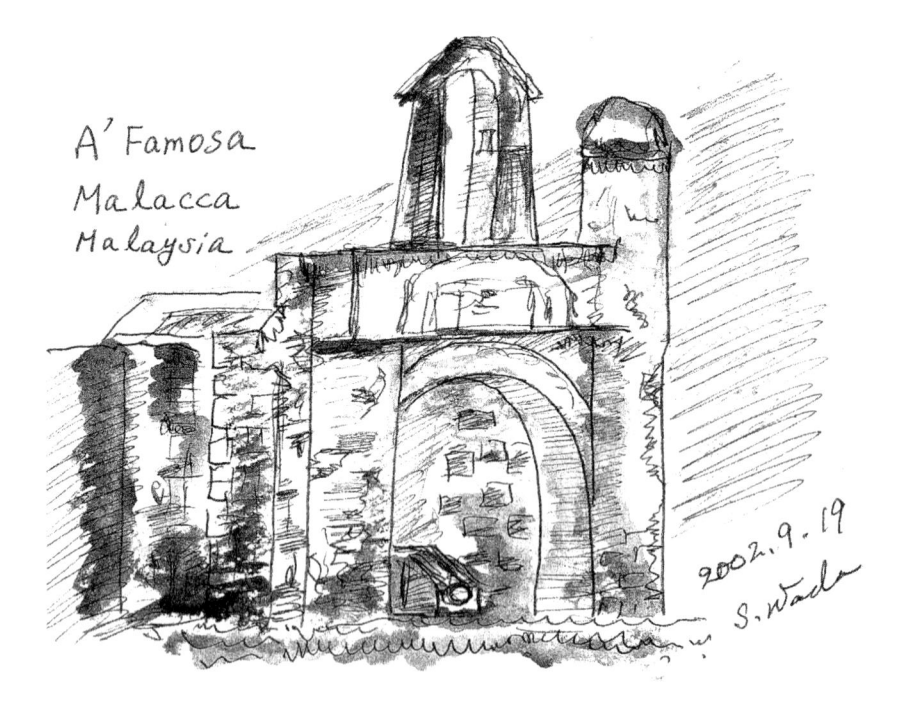

A' Famosa
Malacca
Malaysia

2002.9.19
S.Wada

10

油脂代替物

　欧米では油脂（油）の摂取量がエネルギー比で30％を超えており，生活習慣病との関連より深刻な社会問題となっている．これは油の摂取量の過多が起因して，コレステロール摂取過多，摂取エネルギー過多となり，ひいては動脈硬化，糖尿病につながっているためである．しかし，油は食品のおいしさと密接にかかわっているため，その量を減らすことはなかなか難しい．そこで，これまで油の摂取過多の解消に"油脂代替物"というものが世界中で開発されてきた．油脂代替物とは，食品製造において油の代わりに使用されうるものをさし，そのカロリー量が通常の油の9 kcal/gと比較してかなり小さくなるように設計されているもののことである．本章では油脂代替物の種類とその性質についてまとめる．

10.1　多糖類ベースの油脂代替物

　デンプン，デキストリン，ポリデキストロース，セルロース，増粘多糖類などの糖質を加工して，その食感を油脂に近づけたものが油脂代替物である（表10.1）．油脂代替物は油脂類似物として様々な食品に使用されている．

　油脂は9 kcal/gのカロリーをもつ高エネルギー食品素材である．一方，糖質は4 kcal/g以下のカロリーをもつ食品素材である．そのため糖質を用いて油脂代替物を調製すれば，カロリーは同重量の油の44％となる．さらに，これら糖質を実際に油脂代替物として使用する際は，水を用いてゲル化状態にして使用するため，そのカロリーはさらに低下する．ゲル化させる糖質にセルロースを用いると，ヒトはセルロースを消化できないため，そのカロリーはゼロとなる．このように糖質ベースの素材に油に近い食感と物性をもたせることで，食品中の油の使用量を減らし，食品のカロリーを大きく下げることが可能になる．

　しかし，これら糖質ベースの油脂代替物は使用用途に制限がある．これら油脂代

表10.1 炭水化物をベースとした油脂代替物

成　分	商　標	用　途	cal/g
セルロース	Avicel® cellulose gel, Methocel™, Solka-Foc®	乳製品，ソース，冷凍デザート，サラダドレッシング	0～4
デキストリン	Amylum, N-Oil®	サラダドレッシング，プディング，スプレッド，乳製品および冷凍デザート	4
ファイバー	Opta™, Oat Fiber, Snowite, Ultracel™, Z-Trim	焼き菓子，肉，スプレッド，押し出し成型食品	4
ガ　ム	KELCOGEL®, KELTROL®, Slendid™	焼き菓子，乳製品，冷凍デザート，加工肉，サラダドレッシング，ソース，スプレッド，スープ	0
イヌリン	Raftiline®, Fruitafit®, Fibruline®	ヨーグルト，チーズ，冷凍デザート，焼き菓子，アイシング，フィリング，ホイップクリーム，乳製品，栄養補助食品，加工肉	1
マルトデキストリン	CrystaLean®, Loretlite, Lycadex®, MALTRIN®, Paselli® D-LITE, Paselli® EXCEL, Paselli® SA2, STAR-DRI®	焼き菓子，乳製品，サラダドレッシング，スプレッド，ソース，フロスティング，フィリング，加工肉，冷凍デザート，押し出し成型食品，飲料	4
Oatrim（オート麦の加水分解物）	Beta-Trim™, TrimChoice	焼き菓子，フィリングとフロスティング，冷凍デザート，乳製品飲料，チーズ，サラダドレッシング，加工肉，砂糖菓子	1～4
ポリデキストロース	Litesse®, Sta-Lite™	焼き菓子，チューインガム，サラダドレッシング，砂糖菓子，冷凍乳製品デザート，ゼラチン，プディング	1
多価アルコール	多数存在	凍結乳製品デザート，焼き菓子，フィリング，アイシング，フロスティング	1.6～3
デンプンおよび修飾デンプン	Amalean® I & II, Farinex™ VA15 & VA20, Instant Stellar™, N-Lite, OptaGrade®, Perfectamyl™ AC, AX-1 & AX-2, PURE-GEL®, STA-SLIM™	加工肉，サラダドレッシング，焼き菓子，フィリングとフロスティング，ソース，調味料，冷凍デザート，乳製品	1～4

替物は，マヨネーズ，ドレッシング，ファットスプレッド，アイスクリームなど，常温，あるいは低温で加工する食品中の油を代替することは可能であるが，"揚げる"，"炒める"などの油が有する熱媒体としての性質を代替することは難しい．

　糖質をベースとした油脂代替物を設計する際の基本的考え方は，糖質とくに多糖類と水を用いてゲル化させることによって，油と類似した物性を得るというものである．技術的には大きく2つに分かれる．1つは多糖類の分子マトリックス中に水を抱き込ませ，ゲル化する方法である．この方法は多くの糖質をベースとした油脂

表10.2　タンパク質をベースとした油脂代替物

成　分	商　標	用　途	cal/g
マイクロ粒子化したタンパク質	Simplesse®	乳製品，サラダドレッシング，マーガリン，マヨネーズタイプ製品，焼き菓子，コーヒークリーマー，スープ，ソース	1～2
濃縮修飾ホエータンパク質	Dairy-Lo®	ミルク/乳製品，焼き菓子，フロスティング，サラダドレッシング，マヨネーズタイプ製品	4

代替物に使用されている方法である．もう1つは糖質を直径数ミクロン程度の微結晶にし，水に分散後，強い力（圧力）をかけることにより微結晶のネットワークを作成させ，ゲル化させる方法である．いずれの方法においても物性を油脂に近づけることは可能であるが，油がもつコク（口腔内にしっかりとした食の感触を与える），クリーミー感，口溶けまでを完全に代替するには至っていない．

10.2　タンパク質ベースの油脂代替物

　油脂代替物のベースを糖質ではなくてタンパク質にしたものがある．タンパク質ベースの油脂代替物の考え方は糖質をベースとしたものとまったく同じであり，設計における考え方も同じである．技術的にも糖質ベースの場合と同様に2種類のつくり方が存在する．タンパク質ベース油脂代替物の用途は，多糖類ベースのそれと同様に常温および低温食品に限られている（表10.2）．

10.3　脂肪酸を分子構造中にもつ油脂代替物

　油（トリアシルグリセロール（TG））は小腸でリパーゼにより加水分解され，2-モノアシルグリセロール（2-MG）と脂肪酸に分解される．生成した2-MGと脂肪酸は胆汁酸と細かいミセルを形成し，小腸から体内へ吸収される．（第2章参照）
　このようなTGの消化機構を考慮したうえで，生体内に吸収される油（TG）の量を抑えるためには，① 十二指腸での膵リパーゼによる油（TG）の加水分解を抑制する，② 膵リパーゼによる加水分解で生成した2-MGや脂肪酸の小腸内でのミセル化を阻害し，小腸からの吸収を抑制する，のいずれかの方法をとればよいと考えられる．

これらの考え方に従ってつくられた低カロリー油脂や非吸収性油脂は実際に商品として市場に出ている．低カロリー油脂は，おもに②の考えで設計されているが，完全に2-MGや脂肪酸の吸収を阻害することは不可能である．一方，非吸収性油脂は，①の考え方で設計されている．ほとんどの非吸収性油脂は消化管内で加水分解されにくい構造をもつため，小腸で吸収されずカロリーがゼロとなる．

10.3.1 低カロリー油脂・低蓄積性油脂

脂肪酸が有する様々な性質を利用して生理的な機能を有するように構築された脂質を"構造脂質"(structured lipid)とよぶ．低カロリー油脂や低蓄積性油脂は構造脂質の1つといえる．以下にこれら油脂の考え方を示す．

1) 一般に，長鎖の飽和脂肪酸およびそのモノアシルグリセロールは融点が高く，吸収率が低いため，体外へ排泄されやすい．

2) 短鎖および中鎖脂肪酸は，体内での吸収・代謝経路が長鎖脂肪酸とは異なり，小腸から吸収された後，小腸上皮細胞でTGに再合成されることなく，遊離脂肪酸のまま直接門脈に流れ込み，肝臓のミトコンドリアでβ酸化される．

3) 短鎖および中鎖脂肪酸は，ミトコンドリアの二重膜（内膜，外膜）を通り抜ける際，カルニチンを必要とせず，長鎖脂肪酸と異なり急激なβ酸化により燃焼されるため体脂肪になりにくい．

4) 短鎖および中鎖脂肪酸は，長鎖脂肪酸に比べて単位重量あたりのカロリーが低い．

これら1)～4)の特性を生かすために，長鎖脂肪酸と短鎖，中鎖脂肪酸を組み合わせて構築した構造脂質は低カロリー油脂となり得る．実際にこれらの性質を生かして過去に製造された低カロリー油脂として，プロクター&ギャンブル社（P&G社）の"カプレニン（Caprenin）®"や，カルター・フードサイエンス社の"サラトリム（Salatrim）®"（商品名：Benefat®）がある（図10.1，図10.2）．カプレニン®は，オクタン酸（C_8），デカン酸（C_{10}），ベヘン酸（C_{22}）の組み合わせであるので，そのうちの中鎖脂肪酸であるオクタン酸，デカン酸は容易に生体内で燃焼され，一方，ベヘン酸は長鎖飽和脂肪酸であるため融点が高く吸収されにくい．これら脂肪酸の性質を組み合わせたカプレニン®のカロリーは5 kcal/gとなっている．サラトリム®は，C_{16}～C_{22}の飽和脂肪酸（主としてステアリン酸）とC_2～C_4の短鎖脂肪酸から構築された構造脂質で，カプレニン®と同様，そのカロリーは5 kcal/gとなっている．これらの油脂代替物は加熱に耐えられるため，焼き菓子用の油脂，あるい

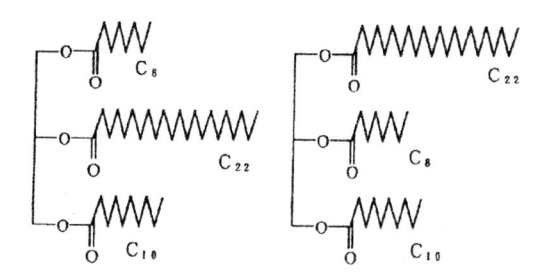

図 10.1　カプレニンの構造
　　　[日本油化学会誌, **46**(10), 1304 (1997)]

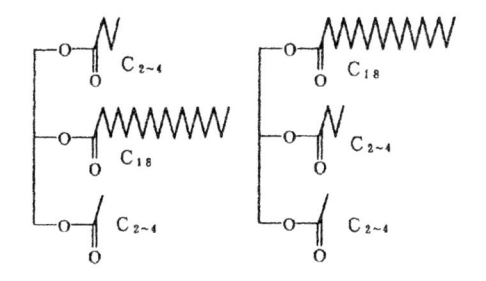

図 10.2　サラトリムの構造
　　　[日本油化学会誌, **46**(10), 1304 (1997)]

はチョコレート用油脂としても使用されていた．しかし，固体脂であるため，調理用油脂としての使用は不適であった．カプレニン®を使用した商品は日本では発売されなかったが，サラトリム®を使用した低カロリークッキーは日本でも発売されたことがあった．しかし現在，これら油脂代替物を使用した商品を日本で見ることはない．

　日本においては中鎖脂肪酸の2)～4)の性質を利用した低蓄積性油脂として，日清オイリオ株式会社の"ヘルシーリセッタ®"（中鎖脂肪（MCT）と植物油のエステル交換油）がある．この油は植物油をベースとしているが，脂肪酸の14%が中鎖脂肪酸となっているため，体内での燃焼性が高く，他の植物油と比較して体蓄積性が小さい．また液体脂であるため，用途範囲が広いという特徴がある．この油は，平成14年に厚生労働省から"からだに脂肪がつきにくい油"として特定保健用食品の表示許可を受けている．

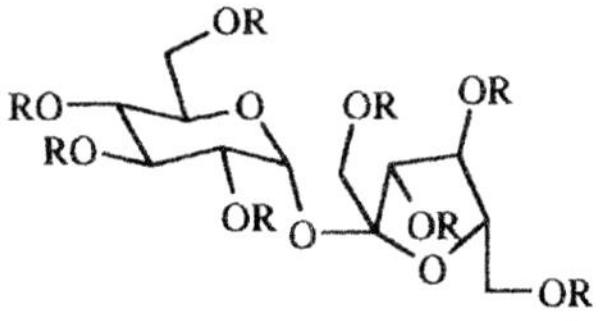

R= 脂肪酸($C_{12\sim20}$)

図 10.3　オレストラの構造

10.3.2　非吸収性油脂代替物

　非吸収性油脂代替物は油脂構造をもたない合成物で，その構造より腸内で加水分解されないという特徴をもつ．これまで実用化されたのは，P&G 社が開発したショ糖ポリ脂肪酸エステル（ショ糖に 6 本以上の脂肪酸がエステル結合した合成物）である"オレストラ（Olestra）"（商品名：Olean®）のみである（図 10.3）．ただし，このオレストラは米国でのみ使用が許可されたにすぎない．

　オレストラがもつ脂肪酸とアルコールのエステル結合は，膵リパーゼにより加水分解されず，結果として体内へ吸収されないためカロリーがゼロとなる．これはショ糖と脂肪酸のエステル結合部位周囲の立体障害が大きく，膵リパーゼがこの位置に作用できないためだと考えられている．オレストラは糖質およびタンパク質をベースとした油脂代替物では実現されなかった高温耐性を有している．

　ショ糖，ソルビトール，ポリグリセロールなどのポリオール多価脂肪酸エステルはいずれも油に似た物性をもち，油との相溶性を示す．しかしながら人類はこれまでこれらの物質を食品添加物としてわずかな量を摂取してきたにすぎず，食品として多量摂取するには新たに十分な裏付けが必要となった．平成 8 年 1 月 30 日，米国の FDA は 10 年におよぶ審査の末，P&G 社が開発したショ糖脂肪酸エステル（オレストラ）の安全性を認め，食品添加物として食品への使用を条件付きで許可した．

　オレストラは小腸で分解されないため，そのままの形で肛門まで届き，場合によっては油が肛門から漏れる，いわゆる"肛門漏洩"という現象が見られる．また，小腸で吸収されないため脂溶性ビタミンの吸収阻害という副作用を起こすという懸念がある．そのため米国の使用許可においては，様々な条件つきで使用許可となっている．

　P&G 社は当初，オレストラの特性を生かした各種用途を FDA に申請したが，最終的にはポテトチップスなどの塩味スナック用のフライ，スプレーおよび練り込み

> **This Product Contains Olestra.** Olestra may cause abdominal cramping and loose stools. Olestra inhibits the absorption of some vitamins and other nutrients. Vitamins A, D, E, and K have been added.

図10.4 オレストラを含む商品のラベル
[日本油化学会誌, **46**(10), 1304 (1997)]

用ショートニングに用途を限定し，許可された．現在許可されているオレストラの融点が37.8℃〜71.1℃の半固体形もしくは固体の物質で，液状のものは含まれない．これは液状のショ糖ポリエステルが小腸で分解・吸収されず肛門まで到達した際，液体であるために肛門より漏洩するおそれがあるためだと考えられる．規格的にも堅さと脂肪酸組成を規定することで液状のものは排除されている．

オレストラは従来の食品添加物と異なり，① 大量の使用，② 吸収されないことによる栄養学的影響への懸念，③ 安全性に関するヒトのデータは期限が決められた臨床試験のみ，④ 許可されればあらゆる栄養状態，健康状態のヒトが大量かつ長期間摂取することになる，などの理由から安全性の判断は困難を極めた．最終的にFDAは塩味スナックのフライ用油，スプレー油などに使用された場合，オレストラ摂取量の90%に相当する20 g/dayの摂取ではヒトの健康に対する毒性，発がん性，変異原性，催奇性はないと結論し，この用途に限定した使用を承認した．ただし，使用に当たっては，① 脂溶性ビタミンの添加（オレストラの摂取により脂溶性ビタミンの吸収阻害が起こるため），および ② 商品ラベルに"多量摂取により消化管に不快な症状が現われる可能性があること，および脂溶性ビタミンの添加は栄養強化のためでなく吸収阻害を補うためのものである"旨を商品に表示すること，

■ 談話室 ■

オレストラに関するその後の動き

■ 平成14年2月

P&G社は，Olean®ブランドを保持するかたちでオレストラの製造プラントを，脂肪酸製造会社であるTwin Rivers Technology社に売却するとの発表を行った．

■ 平成15年8月

FDAは，オレストラ使用商品に表示が義務づけられている"多量摂取により消化管に不快な症状が現われる可能性があること，および脂溶性ビタミンの添加は栄養強化のためでなく吸収阻害を補うためのものである"との表示を，今後は行わなくてよいと発表した．

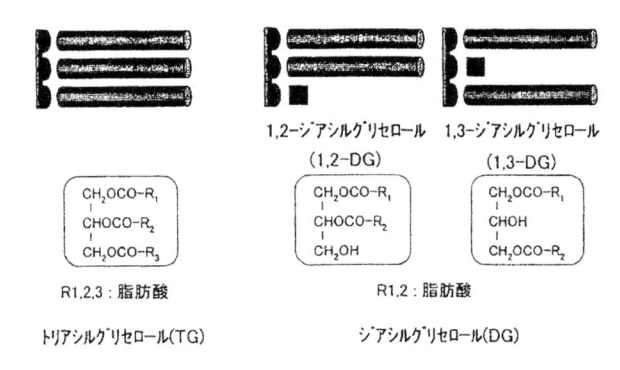

```
                    1,2-ジアシルグリセロール    1,3-ジアシルグリセロール
                         (1,2-DG)              (1,3-DG)

   CH₂OCO-R₁          CH₂OCO-R₁            CH₂OCO-R₁
   CHOCO-R₂           CHOCO-R₂             CHOH
   CH₂OCO-R₃          CH₂OH                CH₂OCO-R₁

   R1,2,3：脂肪酸       R1,2：脂肪酸

 トリアシルグリセロール(TG)        ジアシルグリセロール(DG)
```

図 10.5　ジアシルグリセロールの構造の比較
[鈴木修,佐藤清隆,和田俊 監修,"機能性脂質の新展開",
p.168,シーエムシー(2001)]

が義務づけられた（図 10.4）.

このようにオレストラの開発には多くの難題が立ちふさがった結果，最終的には約 30 年の年月と，5 億ドルの開発費が費やされたといわれている．

10.3.3　ジアシルグリセロール（ジグリセリド：DG）

グリセロール骨格に 2 つ脂肪酸が結合した構造をもつ脂質のことで，脂肪酸がグリセロールの 1 位と 2 位に結合した 1,2-ジアシルグリセロール（1,2-DG）（この場合，2,3-DG も同じとみなす）と，1 位と 3 位に結合した 1,3-ジアシルグリセロール（1,3-DG）の 2 種類の異性体が存在する（図 10.5）．これら 2 種類の DG は，天然には片方の構造物のみが存在することはなく，必ず 2 つの異性体の混合物として存在する．存在比はおよそ [1,2-DG]：[1,3-DG]＝3：7 といわれている．また，DG の 1g あたりの熱量は 9 kcal であり TG と同じである．

DG の主成分である 1,3-DG は，β 位に脂肪酸を結合していないため，消化・吸収過程においてトリアシルグリセロール（TG）のそれとは異なる挙動を示す．通常 TG は消化管内で膵リパーゼにより加水分解され，2-モノアシルグリセロール（2-MG）と脂肪酸を生成し，小腸上皮細胞へと吸収される．その後，小腸上皮細胞内で，2-MG の α 位に脂肪酸が 2 つ結合することにより TG を再合成する．

一方，DG の主成分である 1,3-DG は，TG とは異なる消化・吸収経路をたどる．1,3-DG が摂取され体内に取り込まれると，TG と同様に膵液リパーゼにより加水分解を受けるが，膵液リパーゼは α 位のみを選択的に加水分解するため，1,3-DG より生成するモノアシルグリセロールは 2-MG ではなく，1-モノアシルグリセロー

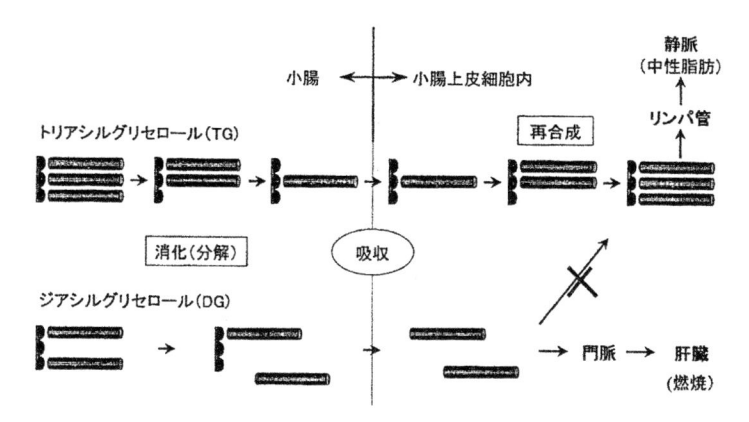

10.3 脂肪酸を分子構造中にもつ油脂代替物　155

図10.6　トリアシルグリセロールとジアシルグリセロールの消化・吸収経路の比較
[鈴木修,佐藤清隆,和田俊 監修,"機能性脂質の新展開", p.169,シーエムシー(2001)]

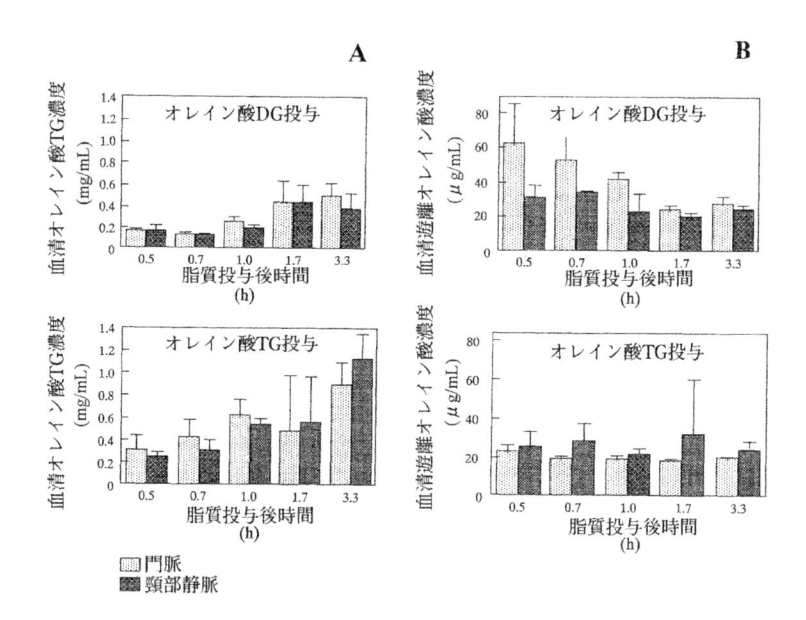

図10.7　DGおよびTG投与後の門脈および頸部静脈における
オレイン酸TGおよび遊離オレイン酸濃度の変化
[渡邉浩幸ほか,日本油化学会誌, **46** 301 (1997)より作図]

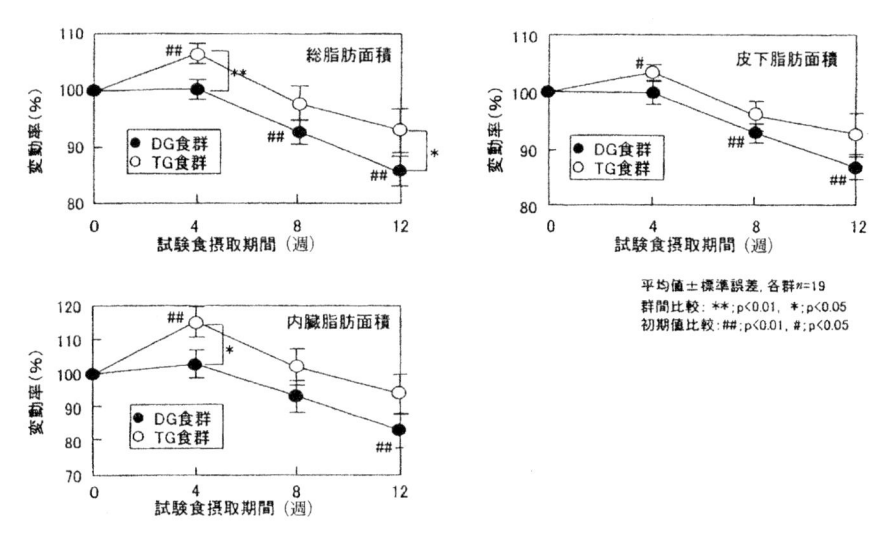

図 10.8　長期摂取後の腹部脂肪量変化
[鈴木修, 佐藤清隆, 和田俊 監修, "機能性脂質の新展開", p.173, シーエムシー (2001)]

ル (1-MG) となる．TG の消化の場合と比較してこの点が大きく異なる．これらをまとめて図 10.6 に示した．生成した 1-MG は同時に生成した脂肪酸とともにミセルを形成し，小腸の脂質膜である刷子縁膜から吸収され小腸上皮細胞に取り込まれる．もしくは 1-MG は，さらに脂肪酸とグリセロールにまで分解され，その後に吸収される．小腸上皮細胞に取り込まれた 1-MG は 2-MG と異なり，TG 合成の基質とはなり難い．つまり，小腸上皮細胞内の TG 合成酵素は，2-MG を基質として α 位に選択的に脂肪酸を結合させて TG を合成するが，β 位に脂肪酸が結合していない 1-MG に対する親和性は低いからである．よって，1,3-DG を摂取した際は TG の合成が抑制され，代わりに一部が門脈に遊離脂肪酸の形で放出される．通常，小腸上皮細胞内で再合成された TG は，リンパ管を経由して静脈に流れ込むため，油を食べた後は血中の中性脂肪値が増加するが，1,3-DG 摂取時は，脂質を構成する脂肪酸が肝臓に直結している門脈に流れ込むため，TG を摂取した場合と比較して食後の血中中性脂肪の増加が抑えられる（図 10.7）．さらに，肝臓は脂肪酸の β 酸化が活発に行われる場でもあるため，門脈経由で肝臓に流れ込んだ 1,3-DG 由来の脂肪酸は燃焼され，すぐにエネルギーに変換されるので，体脂肪になりにくいと考えられている（図 10.8）．DG を 80% 以上含有した油脂は，花王株式会社からエコナクッキングオイル®として市販されており，厚生労働省から特定保健用食品の表

示許可を受けている．また米国 FDA の GRAS（一般に安全と認められている物質，Generally Recognized as Safe）にも，食用油用途（GRAS Notice No. 000056）として，さらにベーカリ，サラダドレッシング，マヨネーズ，ピザなどの用途（GRAS Notice No. 000115）として登録されており，現在，ENOVA™ oil（ADM-Kao LLC）として米国のシカゴ市とアトランタ市で販売されている．

11

食品脂質と健全性

　近年，死亡原因におけるがん，心臓病，脳卒中などの生活習慣病の割合が増加するに伴い，これら生活習慣病の発症を生活習慣（運動・休養・食事）により予防しようとする考え方（一次予防）が強くなってきた．生活習慣病は，食習慣，運動習慣などの普段の生活習慣に大きく影響を受ける疾病である．これまでは，早期に発見し，早期に治療する（二次予防）という考えが主流であったが，21世紀を迎え，ますますの少子高齢化社会に突入している現在（2006年には65歳以上の高齢者が，日本国民の20％を超えるといわれている），生活の健全化により生活習慣病の発症を抑えるという考え方は，"高齢者の健康寿命を延ばす"，"医療費高騰を防ぐ"ことにもつながり，わが国の活性化のためも重要な意味をもつものと期待される．

　普段の生活から生活習慣病の発症を抑えるには，食生活が非常に大切な要素となる．この際，大きく2つのことを考えなくてはいけない．1つは，"摂取する食品をバランスよく，適量摂取することにより健康を維持する"ことである．この考え方は，喫煙，飲酒，運動などすべての生活習慣と絡み合ってくる．その一方で，"バランス""適量"とは具体的にいかなる値なのかという問題もある．もう1つは，"少々異常（生活習慣病になる予備段階や軽症状態）が出てきたら，保健効果のある食品を摂取して健康を維持する"という考え方である．たとえば，便秘ぎみになった場合，繊維質の食品（たとえば野菜）を多く摂ったりすることはこれに相当する．

　厚生労働省が推進している"21世紀における国民健康づくり運動（健康日本21）"は，この考え方で生活習慣を見直して健康を維持するというものである．一方，"特定保健用食品の表示許可制度"は，食品中に含まれる保健機能成分を積極的に摂取して，少々異常が出たとき食品で症状を抑えるという考え方である．

　以上のことから，一次予防の実践には，食品の"栄養"，"機能"を各自がしっかり把握することが大切である．そこで本章では，食品脂質の"栄養"と"機能成分"の両面に焦点を当てて，食品脂質からの健康についてまとめる．

■ 談話室 ■

マクガバン・レポート（白書）

　医療費の高騰は現在の日本が抱えているだけの問題ではない．じつは 1970 年代の米国においても同じ問題が起こっていた．当時の米国民は，摂取エネルギーの 40% 程度を脂肪に依存していたため，心疾患発症者が非常に多く，そのため医療費が国家財政を圧迫し続けていた．この問題を重くみた米国政府は，医療改革の一環として上院に"特別委員会"を設置し，"食事と健康・慢性疾患の関係"について 2 年間にわたり調査・研究を行った．この結果は 1977（昭和 52）年に 5000 頁にも及ぶ報告書としてまとめられ，そのときの委員長を務めていた George McGovern の名前を取って"マクガバン・レポート（白書）"とよんだ（図 11.1）．

```
95th Congress 1st Session Committee Print
Excerpts from Dietary Goals for the United States

    DIETARY GOALS FOR THE UNITED STATES

    PREPARED BY THE STAFF OF THE

    SELECT COMMITTEE ON NUTRITION

    AND HUMAN NEEDS

    UNITED STATES SENATE

    FEBRUARY 1977

    Original Document Printed for the use of the
    Select Committee on Nutrition and Human Needs

    U.S. Government Printing Office

    Washington : 1977
```

図 11.1　マクガバン・レポート（白書）

このレポートには結論として以下のような点が指摘されている．
◎　がん，心臓病，脳卒中など，6 大死因となっている生活習慣病の原因の 1 つは，現代の肉食中心の誤った食生活（食源病）にあり，自然とバランスの双方が欠けた食品を過剰に摂取していることによるものである．
◎　現代の医学は薬や手術に偏りすぎていて，栄養的な視点が欠如している．食生活のあり方を改善し，病気の予防にもっと積極的に取り組む必要がある．
◎　7 項目の食事改善指針の発表．
　1. 果物，野菜，穀物の摂取を増やすこと
　2. 肉の消費を減らし，鳥肉や魚を多くすること
　3. 脂肪の多い食品の消費を減らし，部分的に飽和脂肪を高価不飽和脂肪へ換えること

4. 脱脂牛乳を牛乳に置き換えること
5. バター脂, 卵, その他高コレステロール食の消費を減らすこと
6. 砂糖や砂糖を多く含む食品の消費を減らすこと
7. 塩や塩を多く含む食品の消費を減らすこと

さらに, もっとも理想的な食事として元禄時代以前の日本人の食事であることも明記されている (これにはある日本人の意見が大きく影響しているといわれている).

この内容は, その後, 米国における栄養教育へと発展した. その結果, 米国における脂肪エネルギー摂取比率は確実に減少しており, 大きな効果を生んだ調査・研究であったといえる.

米国人から見れば日本人の食事は理想的食事だったにもかかわらず, いまや若年層の血中中性脂肪値は日本人のほうが米国人より高いという悲しい事態となっている. これからは, 日本人が 1970 年代の米国同様, 食習慣に対して猛省する番なのかもしれない.

11.1 栄養と脂質

脂質摂取量を考える際, 大きく 2 つのことを考えなくてはいけない. 1 つは, 飢餓などの状態に至らないための量, つまり "ヒトは最低どの程度の栄養を摂取しなくてはいけないのか"(欠乏症) という点である. 厚生労働省が行っている "国民栄養調査" は, 戦後の日本において食料が不足した際に, GHQ (General Headquarters of the Allied Forces: 日本占領下の連合軍総司令部) が日本人の栄養状態を把握する目的で始めた調査であり, これがまさに最低摂取量を考慮したものといえる. もう 1 つは, 近年の飽食の時代において, "どこまで摂取してよいのか. またどのようにバランスよくとるのか"(過剰症) という点である. 国民栄養調査は続けられているが, その調査目的は "欠乏から過剰の予防" へと 180 度反転した. 飽食の時代を迎えた今日, 国民栄養調査は過剰摂取に警笛を鳴らすための貴重な資料となっている.

マクガバン・レポートにもあるように飽食の時代には食品の過剰摂取が生活習慣病発症との関連から大きな社会問題となる. とくに脂質の過剰摂取は, 生活習慣病発症の引き金になっているので極めて重要な項目である. 日本では厚生労働省の栄養所要量策定検討委員会において, 5 年ごとに "日本人の栄養所要量"(摂取エネルギー, 各種栄養素などの摂取規拠) を設定している. この規準は国民の健康増進および生活習慣病予防を目的として科学的根拠に基づき定められた値である. この中で, 脂質に関しては, "脂肪エネルギー比率", "脂肪酸摂取比率", "コレステロー

■ 談話室 ■

栄養所要量と摂取基準

『第六次改定日本人の栄養所要量―食事摂取基準―』(平成11年答申,平成12年～平成16年実施)中では以下のように示されている.

日本人の栄養所要量は,健康人を対象として,国民の健康保持・増進,生活習慣病予防のために標準となるエネルギーおよび各栄養素の摂取量を示すものである.

栄養欠乏症を予防する観点から,特定の年齢層や性別集団の必要量を測定し,その集団における50％の人が必要量を満たすと推定される1日の摂取量を"平均必要量"とした."栄養所要量"は,特定の年齢層や性別集団のほとんどの人(97～98％)が1日の必要量を満たすのに十分な摂取量であり,原則として"平均必要量＋標準偏差の2倍(2SD)で表される.また,平均必要量を算定するのに十分な量を所要量として用いることとした.

一方,過剰摂取による健康障害を予防する観点から,特定のほとんどすべての人に健康上悪影響を及ぼす危険のない営養素摂取量の最大の量を"許容上限摂取量"とした.これらの数値を総称して"食事摂取基準"とする.

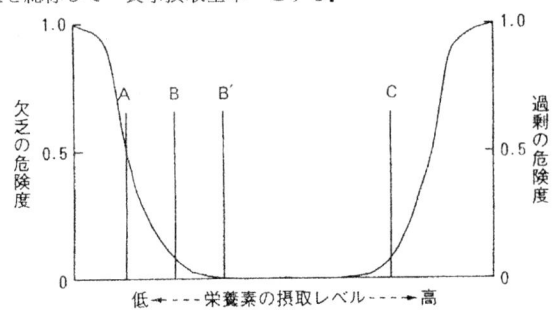

図11.2 食事摂取基準
A:平均必要量
B:栄養所要量(平均必要量が算定される場合)
B′:栄養所要量(平均必要量が算定されない場合)
C:許容上限摂取量
[健康・栄養情報研究会 編,"第六次改訂日本人の栄養所要量食事摂取基準"
p.10,第一出版(2000)]

以上のように各量は定義されている.ここで注意しなくてはならないのは,ここでいう"食事摂取基準"は,あくまでも健康人を対象としているものであるということである.健康な人がより健やかに過ごすための基準値であることを忘れてはいけない.

ル"，"脂質過酸化物"，"その他（トランス酸，中鎖脂肪酸，構造脂質）"に関して論じられている．

11.1.1 脂肪エネルギー比率

普段摂取している油には，"見える油"と"見えない油"が存在する（第9章参照）．脂肪エネルギー比率を考慮する際，この2つの油（脂）を合わせて考える必要がある．

脂肪エネルギー比率を，表11.1に示した．ここで生活活動強度ⅠもしくはⅡにおいて，18歳以上の脂肪エネルギー比率は20〜25％とされている（生活活動強度Ⅲ，Ⅳにおいては，25〜30％）．この根拠として，① 疫学調査結果より，脂肪エネルギー比率が15％以下になると"脳出血が増えること"，"平均余命が短いこと"，② 脂肪エネルギー比率を20％以下にした場合，糖質摂取量の増加にともなう血中中性脂肪値の増加および食塩（ナトリウム）摂取量の増加の可能性があること，③ 脂肪エネルギー比率が30％を超える欧米においては，心疾患死亡率が高いこと，さらには日系移民研究で，耐糖能異常，高脂血症の増加が確認されていること，④ 現在の日本人の平均的脂肪摂取エネルギー比率は26.6％であること，平均余命の長い地域に入る沖縄では，脂肪摂取エネルギー比率が28％を超えていて，肥満の増加，耐糖能異常および高コレステロール血症などの斬増をきたしていること，
をあげている．

したがって，油を"適量摂取する"という言葉の適量値としては，"摂取エネルギーの20〜25％"という値が設定されている．

11.1.2 脂肪酸摂取比率

"食品をバランスよく摂取する"と一般に広くいわれるが，脂質の摂取においてこのバランスに対応するのが脂肪酸摂取比率である．

脂肪酸は大きく"飽和脂肪酸"，"モノ不飽和脂肪酸"，"多価不飽和脂肪酸"に分けることができる．これら脂肪酸の摂取比率を，日本人の現状（日本人は動物，植物，魚類由来の脂肪を4：5：1の比率で摂取している）および欧米人における報告

表11.1 脂質所要量

年齢 （歳）	脂肪エネルギー比率 （％）
0〜（月）	45
6〜（月）	30〜40
1〜17	25〜30
18〜69	20〜25
70以上	20〜25

1. 飽和脂肪酸（S），一価不飽和脂肪酸（M），多価不飽和脂肪酸（P）の望ましい摂取割合は概ね3：4：3を目安とする．
2. n-6系多価不飽和脂肪酸とn-3系多価不飽和脂肪酸の比は，健康人では4：1程度を目安とする．

[健康・栄養情報研究会編，"第六次改定日本人の栄養所要量食事摂取基準"，p.13，第一出版（2000）]

■ 談話室 ■

生活活動強度と基礎代謝量

"第六次改定日本人の栄養所要量―食事摂取規準―"中で生活活動強度は，表11.2のように区分され，各生活活動強度を指数（基礎代謝量の倍数）で表している．

基礎代謝量とは，"肉体的・精神的な安静状態において産出される最小のエネルギー代謝量であって，生きていくために必要な最小のエネルギー代謝量"と定義された値のことで，具体的には，"特定の条件，すなわち前日の夕食として軽い食事をした後は何も口にせず，翌朝の覚醒時に20℃の室内において，安静仰臥状態で測定されるエネルギー代謝量"として，簡易熱量計を用いて求められた値のことである．

表11.2 生活活動強度の区分（目安）

生活活動強度と指数（基礎代謝量の倍数）	日常生活活動の例		日常生活の内容
	生活動作	時間	
I (低い) 1.3	安　静 立　つ 歩　く 速　歩 筋運動	12 11 1 0 0	散歩，買物など比較的ゆっくりした1時間程度の歩行のほか，大部分は座位での読書，勉強，談話，また座位や横になってのテレビ，音楽鑑賞などをしている場合
II (やや低い) 1.5	安　静 立　つ 歩　く 速　歩 筋運動	10 9 5 0 0	通勤，仕事などで2時間程度の歩行や乗車，接客，家事等立位での業務が比較的多いほか，大部分は座位での事務，談話などをしている場合
III (適度) 1.7	安　静 立　つ 歩　く 速　歩 筋運動	9 8 6 1 0	生活活動強度II（やや低い）の者が1日1時間程度は速歩やサイクリングなど比較的強い身体活動を行っている場合や，大部分は立位での作業であるが1時間程度は農作業，漁業などの比較的強い作業に従事している場合
IV (高い) 1.9	安　静 立　つ 歩　く 速　歩 筋運動	9 8 5 1 1	1日のうち1時間程度は激しいトレーニングや木材の運搬，農繁期の農耕作業などのような強い作業に従事している場合

注）生活活動強度II（やや低い）は，国民の大部分が該当するものである．生活活動強度III（適度）は，国民が健康人として望ましいエネルギー消費をして，活発な生活行動をしている場合であり，国民の望ましい目標とするものである．

[健康・栄養情報研究会編，"第六次改定日本人の栄養所要量　食事摂取基準"，p.12, 第一出版（2000）]

日本国民の大部分は生活活動強度II（やや低い）に該当するといわれており，生活活動強度III（適度）は，国民が健康人として望ましいエネルギー消費をして，活発な生活行動をしている場合であり，国民の望ましい目標とする強度である．

を考慮して，"栄養所要量"では，飽和脂肪酸：モノ不飽和脂肪酸：多価不飽和脂肪酸＝3：4：3の比で摂取することが望ましいとしている．

また，多価不飽和脂肪酸には，n-6系列脂肪酸とn-3系列脂肪酸が存在し，この摂取比率も大切である（第1章参照）．それは，これら脂肪酸は体内合成ができない脂肪酸であり，発育成長や健康維持に重要な意味をもつからである．ただし，過剰摂取やバランスのくずれは健全な生体を維持できず，健康障害をもたらすおそれがある．

n-6系列脂肪酸とn-3系列脂肪酸の摂取比は，欧米諸国ではn-6/n-3＝4〜10という値が推奨されている．日本人におけるn-6/n-3比は4が設定されている．各種データの十分なコンセンサスが不足しているため，現在は，平均的日本人のn-6/n-3の実態が4.2程度であることより，健常人では"n-6/n-3＝4を目安にするように"とされている．この値に関しては現在も議論が続けられている．正確な摂取量比の測定についても難しい点があるが，最近になりNMR法による公定法が日本油化学会から制定された．これらの詳細については参考文献『"あぶら"は訴える・油脂栄養論』菅野道廣著（講談社，2000），『心疾患予防—コレステロール仮説から脂肪酸のn-6／n-3バランスへ』奥山浩美ら編著（学会センター関西，2002），『食品中のn-3系，n-6系脂肪酸—新しいNMR分析技術を応用して—』和田俊監修（日本学会事務センター，2003）などがある．

11.1.3 コレステロール

コレステロールに関しては"摂取量"ではなく，"脂質摂取時に配慮すべき要因"として扱われている．コレステロールは生体にとって必要なものであるが，過剰に摂取すると動脈硬化を促進させる可能性がある．"一般にコレステロール摂取量を制限する必要はないが，高コレステロール血症体質の人では300 mg/dayとすることが望ましい"とされている．

11.1.4 脂質過酸化物

脂質過酸化物も"脂質摂取時に配慮すべき要因"として扱われている．ここでは，"多価不飽和脂肪酸は体内で酸化し，さまざまな健康障害を起こすことより，脂質過酸化物の生成を抑える目的で，ビタミンE，ビタミンC，カロテノイドなどの抗酸化ビタミンをはじめとした抗酸化物を併せて摂取することが大切である"とされている．

■ 談話室 ■

食品摂取とバランス

　食品を摂取する場合は，油脂摂取のみに気をつければよいというものではない．そこでは各種栄養素のバランスというものが大切となってくる．
　バランスを考えた食事摂取方法としては，厚生省（現厚生労働省）の保健医療局が示した，"六つの基礎食品群"の考え方が有名である（図11.3）．これは食品を，
　第1群：魚，肉，卵，大豆，大豆製品など．主としてタンパク質供給源となる．
　第2群：牛乳，乳製品，海藻，小魚類など．主としてカルシウム供給源となる．
　第3群：緑黄色野菜など．主としてカロテン供給源となる．
　第4群：淡色野菜，果物など．主としてビタミンC供給源となる．
　第5群：穀類，いも類，砂糖など．主として糖質供給源となる．
　第6群：油脂類，脂肪の多い食品など．主として脂肪性の供給源となる．
に分け，これらを組合わせて1日に30種類の食品を取ることが理想とする食事摂取の考え方である．この考え方は長い間使用されてきており，現在でもバランスを考えた食事摂取方法の基本となっている．

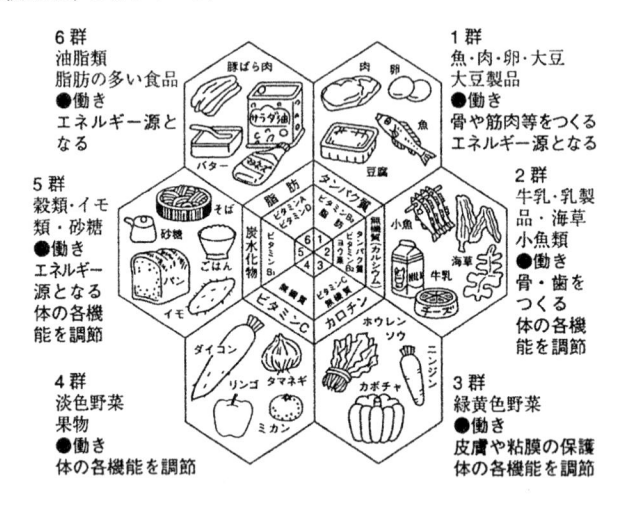

図11.3　六つの基礎食品群
["五訂食品成分表", p.395, 女子栄養大学出版部 (2001)]

　一方，厚生労働省，農林水産省，文部科学省では，国民が日々の生活の中で"何をどれだけ，どのように食べたらよいのか"，具体的に実践できる目標として，"食生活指針"を策定している（平成12年3月策定）．ここでは，単純に食品の摂取の仕方だけでなく，心のもち方や生活リズムまで考慮して策定がなされており，食生活全体を深く考慮した指針といえる．
　食事の摂り方が問題となっているのは日本だけではない．マクガバン・レポート（談

話室参照）が発表された米国では，米国農務省（United States Department of Agriculture：USDA）より"The Food Guide Pyramid"が食事摂取方法のガイドラインとして示されている．ここでは，マクガバン・レポートの指摘点であった，いかに脂質と砂糖の摂取を抑えるかがおもなターゲットとなっている．

このガイドラインは，食品群をピラミッドの階層にたとえ，最下層部に"パン，穀類，米，パスタグループ"，第2層には，"野菜グループ"と"果物グループ"が配置され，第3層に"牛乳，ヨーグルト，チーズグループ"と"肉類，家禽類，魚，豆類，卵，種子類グループ"が位置するようになっている．そして頂点部分に"脂質，油，砂糖"が置かれ，この部分は栄養価としてその価値をまったく認めていない．すなわち，最下層部に位置する食品ほど多く摂取し，頂点に近づくにつれその摂取を差し控えることがイメージできるようにイラスト化したものである（図11.4）．具体的実施方法としては，各グループの食品をバランスよく摂取するために，各グループの1日の食事におけるサービング（Serving）数が示されており，その数を満たすように食品を選ぶこととしている．各グループにおける1サービングサイズは，ガイドライン中にその具体的な量が示されているが，米国では栄養表示と栄養教育に関する法令（Nutritional Labeling and Education Act：NLEA 1990）が施行されていて，すべての加工食品に対して企業責任で栄養成分表示を行うことが義務づけられている．よって，各食品のラベルに示された栄養成分表示を使用すれば，かなり容易に実施することが可能となる（図11.5）．USDAでは，このガイドラインに従って食事をすることで，より健康的に生活を楽しむことができるようになるとしている．

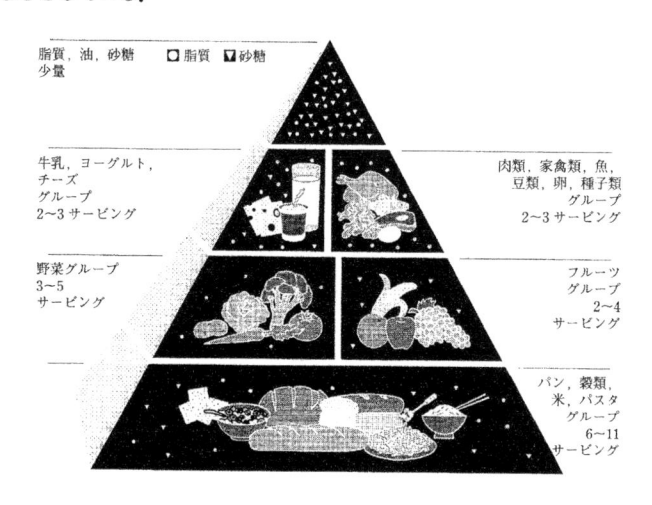

図11.4 フード・ガイド・ピラミッド（米国・農務省）

Nutrition Facts
Serving Size 5 Crackers (15g)
Servings Per Container About 15

Amount Per Serving	
Calories 70	Calories from Fat 15
	% Daily Value*
Total Fat 2g	**3%**
Saturated Fat 0g	**0%**
Polyunsaturated Fat 0g	
Monounsaturated Fat 0.5g	
Cholesterol 0mg	**0%**
Sodium 220mg	**9%**
Total Carbohydrate 11g	**4%**
Dietary Fiber 0g	**0%**
Sugars 0g	
Protein 1g	

Vitamin A 0% • Vitamin C 0%
Calcium 0% • Iron 4%

*Percent Daily Values are based on a 2,000 calorie diet. Your daily values may be higher or lower depending on your calorie needs:

	Calories:	2,000	2,500
Total Fat	Less than	65g	80g
Sat Fat	Less than	20g	25g
Cholesterol	Less than	300mg	300mg
Sodium	Less than	2400mg	2400mg
Total Carbohydrate		300g	375g
Dietary Fiber		25g	30g

INGREDIENTS: ENRICHED FLOUR (WHEAT FLOUR, NIACIN, REDUCED IRON, THIAMINE MONONITRATE [VITAMIN B1], RIBOFLAVIN [VITAMIN B2], FOLIC ACID), PARTIALLY HYDROGENATED SOYBEAN OIL, SALT, HIGH FRUCTOSE CORN SYRUP, YEAST, MALTED BARLEY FLOUR, BAKING SODA, VEGETABLE MONOGLYCERIDES (EMULSIFIER), CALCIUM CARBONATE.

図 11.5　米国の食品（クラッカー）ラベルに示された栄養成分表示

11.1.5　その他（トランス酸，中鎖脂肪酸，構造脂質）

トランス酸，中鎖脂肪酸，構造脂質について，現在までのところわが国における指針はない．これらの脂質に関する栄養指針では，その性質と使用現状についてのみが示されている．たとえばトランス酸に関しては，“トランス酸は，血中のコレステロール値を上昇させ，高密度リポタンパク質（HDL）の値を低下させることより，動脈硬化症の危険性が増加する”と示されている（第 4 章および第 9 章談話室）．一方，中鎖脂肪酸は，“中鎖脂肪酸を含む中鎖トリアシルグリセロール（MCT）（第 2 章談話室参照）は，術後のエネルギー源として経腸栄養に用いられている”と示され，構造脂質は，“低エネルギーの油脂として利用され始めてきている”と示されている．この低エネルギーの油脂とは，この栄養指針が発表された時期に日本に上陸したカルターフードサイエンス社のサラトリム®をさしているものと考えられる（第 10 章参照）．

以上のように日本人の脂質摂取の量やバランスに関しては規準が示されており，これにしたがって脂質を摂取することが望ましいとされている．しかし現状では，各食品中にどの成分がどの程度含まれているのかを正確に知ることはかなり難しい．近年各食品にも"栄養成分表示"が行われるようになってきており，これと食品成分表を利用するのが，現状ではもっとも行いやすい方法と思われる．

11.2 脂質機能の表示問題

　文部省特定研究"食品機能の系統的解析と展開"により，食品の"一次機能"，"二次機能"，"三次機能"の概念が示されたことは序文において述べた．この"食品機能"という概念を背景として，"機能性食品"とよばれる食品群が誕生し，"健康食品"や"自然食品"と相まって，大きな市場へと成長した．ただし，このような食品は，本当に効果があるのか否か疑わしいものも多く，さらに法外な値段で売られるなど，大きな社会問題となっている．この問題が起きている原因の1つに，食品であるため保健機能を表示することができず，正確な情報が消費者に伝わらないこと，逆に，効果を示す量が含まれていないにもかかわらず，その成分が入っていることを表示した食品（業界用語では"入り食品"）が多くなっていることが考えられる．

11.2.1　特定保健用食品の誕生

　前項に示した表示問題の発生やその混乱の適正化をふまえて，特定保健用食品という概念づけが行われた．すなわち，厚生省（現厚生労働省）は，昭和63（1988）年機能性食品懇談会を設け，この中で機能性食品を"食品成分のもつ生体防御，体調リズム調節，疾病防止と回復等にかかわる体調調節機能を，生体に対して十分に発現できるように設計し，加工された食品であること"とし，さらに"体調調節に関する標示の適正化を図るため，"栄養改善法第12条の規定に基づき標示を許可して規制することが適切である"と報告した．これにより機能性食品の保健効果を食品ラベル上に表示する方法に薄日が差し始めたといえる．

　この報告に基づき，平成2年（1990年）に設置された機能性食品検討会（機能性食品の規格作りのための検討会）で機能性食品を許可する要件に関して検討を行い，平成2年（1990年）11月，"機能性食品の制度化について"の報告書が厚生省に提出された．この報告で機能性食品は"特定保健用食品"と名称変更が行われ，"食生活

■ 談話室 ■

保健機能表示と薬事法

薬事法第2条の中で，医薬品とは，"人又は動物の身体の構造又は機能に影響を及ぼすことが目的とされている物であって，器具器械でないもの（医療部外品及び化粧品を除く．）"と定義されており，食品ラベル上に保健機能を示すことは法律違反となる．

において特定の保健目的で摂取するものに対し，その摂取により当該保健の目的が期待できる旨の表示をするもの"（栄養改善法施行規則第6条第1項第5号）と定義された．特定保健用食品表示許可制度は，栄養改善法第12条に規定されている厚生（労働）大臣が許可する特別用途食品の中の1つとして平成3年（1991年）9月1日からスタートした．その後，平成13年4月保健機能食品制度の創設に伴って，"食品衛生法施行規則等の一部を改正する省令"（厚生労働省令第43号）により，新たに食品衛生法第7条に基づく審査が行われるようになり（ダブルスタンダード）これに伴い大幅な違反が確認された際は，罰則が適用されるようになった．そして現在，健康増進法（平成15年5月1日施行）に基づく食品となっている．

11.2.2　特定保健用食品の表示許可申請

特定保健用食品は，健康増進法第26条（前：栄養改善法第12条）に示されている許可要件を満足しなくてはならない．そのため申請書類は，許可要件の各項目に答える形で作成する．申請は大きく以下の3つに関して行う．

① 許可申請書を管轄の保健所へ提出（その後，都道府県庁経由で，厚生労働省へ送られる）

② 審査申請書（許可要件に答える形で作成した書類）を厚生労働省（医薬局 食品保健部 企画課 新開発食品保健対策室）へ提出により行う

③ さらにサンプルの分析を独立行政法人 国立健康・栄養研究所で行い，試験報告書を分析結果として厚生労働省に提出する

書類提出後，厚生労働省でヒアリングが行われ，このときの内容をもとに，薬事・食品衛生審議会で厳密な審査が行われる．最終的に審査に合格した食品のみに厚生労働大臣から表示許可が下りる．

現在，特定保健用食品は，図11.6のような位置づけになっている．個別評価型の"特定保健用食品"，規格規準型の"栄養機能食品"があり，これらを合わせて保健機能食品という枠で区切られている．脂質成分の機能を用いた特定保健用食品とし

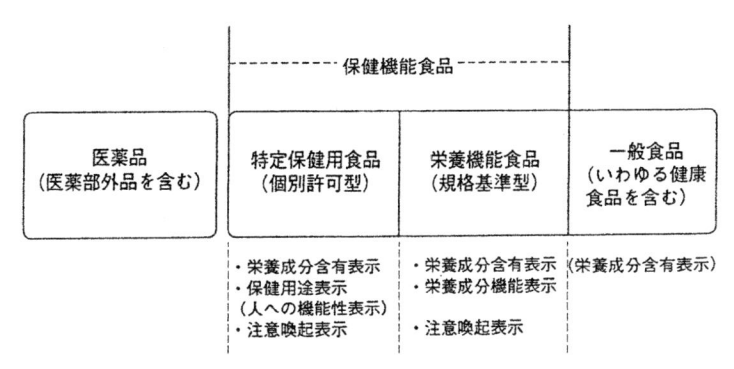

図 11.6　保健機能食品制度とその位置づけ
[村上明, 森光康次郎 編, "食と健康―情報のウラをよむ―", p.37, 丸善 (2002)]

て表示許可が下りた特定保健用食品は 396 商品存在する（平成 15 年 10 月 7 日現在）．巻末付表に，脂質機能改善に関する特定保健用食品をまとめた．

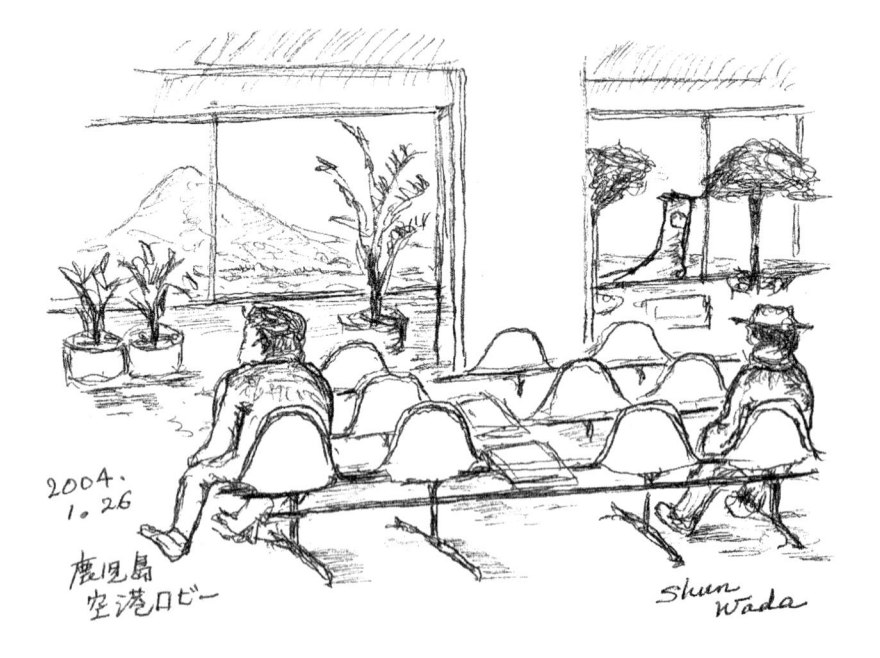

2004.
1.26
鹿児島
空港ロビー

Shun Wada

12

脂質分析の基礎と分子種分析

　食品脂質の機能を知るためには，脂質成分を分析する必要があるが，食品中の脂質分析の目的は様々である．たとえば，脂質含量の正確な定量（抽出・定量），食品中の脂質構成成分の確認（分画），油の種の判別（分画，脂肪酸組成分析），油脂の酸化や劣化度の確認など（過酸化物価，酸価，アニシジン価など）がある．現在，これらの目的の達成には多くの分析方法が開発・改良され，現場で使用されている．そこで本章では，脂質のこれら各種認知したい項目を調べる方法に関して概説する．

12.1　食品からの脂質の抽出・定量

　食品中に含まれる脂質を分析するためには，最初に食品からサンプルを抽出する必要がある．そして，その際にサンプル中の脂質含量も知る必要がある．脂質の抽出とは，疎水結合，親水結合，共有結合などの様々な結合により食品中に閉じこめられた脂質を得ることである．これらの化学結合を切り離すために，現在，クロロホルム−メタノール混液，エチルエーテルなどの有機溶媒を用いた抽出法が使用されている（表12.1）．その一部は脂質定量の公定法などに採用されている．『五訂日本食品標準成分表』中で使用されている，各種食品に対する脂質の抽出方法を表12.2に示す．

　食品の脂質定量の公定法として，日本油化学会基準油脂分析試験法のほかにも食品衛生法と日本農林規格法（JAS）がある．さらに，参考になるものとしてAOAC (Official Methods of Analysis of the Association of Official Agricultural Chemists) 法，AOCS (American Oil Chemists' Society) 法，IUPAC (International Union of Pure and Applied Chemistry) 法，衛生試験法・注解（2000）などがある．

表 12.1 脂質の溶解性

脂質		溶媒	石油エーテル	エチルエーテル	アセトン	メタノール	エタノール	クロロホルム	クロロホルム+メタノール	ピリジン	水
単純脂質	中性脂質		S	S	S	S	S	S	S	S	X
	コレステロール		S	S	S	S	S	S	S	S	X
リン脂質	ホスファチジルコリン		S	S	X	S	S	S	S	—	X
	ホスファチジルエタノールアミン Na塩		S	S	X	X	X	S	S	—	X
	ホスファチジルセリン Na塩		S	S	X	X	X	S	S	—	X
	カルジオリピン Na塩		S	S	X	X	X	S	S	—	S
	ホスホイノシチド Na塩		S	S	X	X	X	S	S	—	S
	ホスファチジン酸 Na塩		S	S	X	X	X	S	S	—	S
	スフィンゴミエリン		X	X	X	X	H	SまたはH	S	H	X
糖脂質	セレブロシド		X	X	H	H	H	SまたはH	S	S	X
	ムコリピド		X	X	X	H	H	S	S	S	S
	スルファチド		X	X	X	H	H	S	S	S	X

S：可溶，X：不溶，H：熱溶媒に可溶
[野島庄七，永井克孝，"脂質"，p.13，朝倉 (1969)]

表12.2 食品群別の脂質定量法（抽出条件）

食品群	試料調整（特殊条件）	脂質抽出	備考
穀　　　　類		酸分条法*	* 80℃, 7分
い　も　　類	メタノール添加均質化	CM改良法	* 石油エーテル転溶前にクロロホルム転溶
菓　子　　類	粉砕*	エーテル抽出法	* ビスケット
種　実　類 (1)*	粉砕	エーテル抽出法	* 脂質量の多い食品
種　実　類 (2)*1	メタノール添加均質化	CM抽出法*2	*1脂質量の少ない食品（ぎんなん，くり） *2いも類と同じ
豆　　　　類	CM混液で均質化	CM改良法 ケイ藻土吸着， エーテル抽出法*	* みそ，なっとうに適用
魚　介　　類 獣鳥鯨肉類 卵　　　　類	CM混液で均質化	CM改良法	
乳　　　　類		CM改良法 レーゼゴットリーブ法*	* 乳酸菌飲料に適用
野　菜　　類* 果　実　　類 き　の　こ類 藻　　　　類*	メタノール添加均質化，メタノール留去，ケイソウ土混和沪過し，ケイソウ土層→抽出	CM改良法	* 有色野菜及び藻類は活性炭で色素除去
し　好飲料類		液体抽出法*	* 石油エーテル・エチルエーテル
調味料及び香辛料類		CM改良法*	* 有色食品は活性炭で色素除去
調理加工食品類		CM改良法	

[五訂食品成分表, p.303, 女子栄養大学出版部 (2002)]　　　CM：クロロホルム―メタノール

12.1.1　クロロホルム―メタノール混液による抽出法

もっともよく使用される抽出溶媒は，クロロホルム―メタノール混液であり，クロロホルム：メタノール＝2：1で抽出する場合をFolch法，クロロホルム：メタノール＝1：2を（クロロホルム：メタノール：水＝1：2：0.8の場合もあり），Bligh-Dyer法（Bligh and Dyer method）といい，多くの食品サンプルの抽出に使用されている．この方法では，非極性脂質（単純脂質）および極性脂質（複合脂質）が効率よく抽出できる．

食品からの脂質の抽出は，食品試料に対して数倍量のクロロホルム―メタノールを加え，高速破砕機（ワーニングブレンダー，ホモジナイザーなど）でよく混ぜ合わせて行う．食品中に水分が多い場合には，メタノールの量を増して均一とするが，逆に乾燥食品の場合には少量の水を加え，膨張させた後，クロロホルム―メタノール混液を加える．破砕後，抽出液をブフナーの吸引ロートで分ける．抽出操作を数回繰り返して集めた抽出液を，分液ロート中に安静放置し，下層（クロロホルム―メタノール系では当然であるが，クロロホルム層が下層になる）を取り出す．下

層部分には目的とする脂質が溶け込んでいるため，ロータリーエバポレーターなどで濃縮し，デシケーター中で恒量に達するまで真空乾燥させて目的とする脂質を得る．

脂質抽出では塩素系有機溶媒（クロロホルムや四塩化炭素など）が人体や環境へ悪影響を与える観点より，これら塩素系有機溶媒の使用を可能なかぎり少なくしていく努力が望まれている．IUPACの分析試験法では，この溶媒を用いないことが今後の大きなテーマの1つになっている．

12.1.2　ジエチルエーテル抽出法

ソックスレー抽出器を用いて行う方法である．粉砕した食品試料を円筒沪紙に入れ，8～16時間ジエチルエーテルで還流し，脂質を抽出する．単純脂質の抽出率は高いが，複合脂質の抽出率が低いという欠点がある（表12.1）．用いるジエチルエーテルが引火しやすく，しかも抽出時間が長いという欠点がある．食肉加工製品では本法の改良法がAOCS公定法として定められている．

12.1.3　酸分解抽出法

脂質と他の物質（糖やタンパク質）とが共有結合している場合，組織中に脂質が包含されているような食品に使用する．このような食品としては穀類が知られている．

食品に塩酸を加えて加熱することにより，脂質と他の物質との共有結合を加水分解することができる．このような状態にした後，溶媒を用いて脂質を抽出する．この方法では，加水分解により低分子化した誘導脂質が抽出の際に水層へ移行するため，抽出率が低くなるという欠点も有する．本方法はAOAC法中で，穀類の脂質定量方法として採用されている．

12.1.4　その他の溶媒による抽出法

塩素系有機溶媒を用いない方法が開発されており，その代表として，① ヘキサン―2-プロパノール混液，② イソオクタン，③ 2-プロパノール，を用いる方法などが利用されているが，従来のクロロホルム―メタノール混液による抽出法と比較して，複合脂質の抽出率が低く，代用法として使用するには十分ではない．しかしながら21世紀の環境問題や塩素系有機溶媒の人体への影響を考慮すると，早急な解決が望まれる問題であるといえる．

12.2 脂質の精製

抽出した粗総脂質中には多くの非脂質成分が混入している可能性がある．この場合には，分配法，透析法，カラム法などで，夾雑物を除去することで精製する．

12.2.1 分配法

12.1.1項で，"抽出液を，分液ロート中に安静放置し，下層を取り出す"と記したが，この操作が分配法にあたる．脂質はこの際，下層に溶解するので，溶解度の違いを利用して精製することができる．

12.2.2 透析法

セロハンの透析チューブに，クロロホルム―メタノール混液に溶解させた脂質を入れ，水の中で1日透析することにより，非脂質部分を取り除くことができる．このとき非脂質成分は透析膜を通過して水中へ移行するが，脂質はチューブ内に残る．

12.2.3 カラム法

カラム法ではセファデックスLH-20カラム，セファデックスG-25カラム，セルロースカラムなどがよく用いられる．抽出脂質は，速やかに次の分離・分画および分析に供するのが望ましいが，その間クロロホルムまたはクロロホルム―メタノール（2:1）中に1~10%程度に溶かし，窒素置換して冷暗所に保存する．1~2年以上の保存が必要な場合には，抗酸化剤を0.1~1%程度混和して，少なくとも$-40°C$以下で保存する．

12.3 脂質の分画

抽出脂質には様々な種類の単純脂質，複合脂質，誘導脂質が含まれている．これらの脂質は主に，溶媒法とカラム法により分画することができる．現場では，溶媒法は大まかな分画，カラム法は精密な分画と考え，必要に応じて両者を組み合わせて行うことが肝要である．

```
           全脂質(動物，微生物など)
                    │
                  アセトン
           ┌────────┴────────┐
        易溶画分           難溶画分
        (単純脂質)         (複合脂質)
                            │
                          エーテル
                   ┌────────┴────────┐
                易溶画分           難溶画分
              (グリセロリン脂質)   (スフィンゴ脂質)
                                      │
                                    ピリジン
                             ┌────────┴────────┐
                          易溶画分           難溶画分
                        (スフィンゴ糖脂質)  (スフィンゴリン脂質)
```

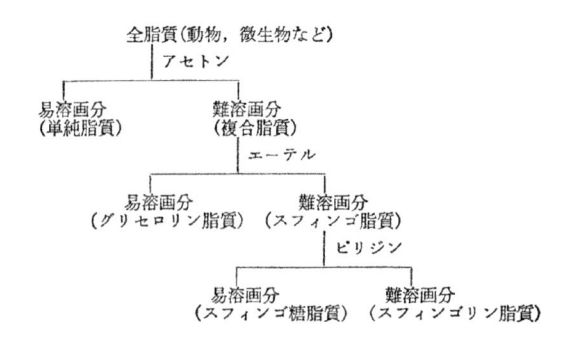

図 12.1　全脂質の系統的な溶媒分画
[宮澤陽夫,藤野泰郎 編著,"生物化学実験法9　脂質・酸化脂質分析法入門", p.69, 学会出版センター (2000)]

12.3.1　溶媒法

溶媒による分画は，各種脂質の溶媒に対する溶解度の差を利用する方法である．ただしこの方法では，各種脂質をある程度系統的に分画することは可能であるが，単一成分にまで純粋に分画することは不可能である．一般に総脂質は，アセトン分画，エーテル分画，およびピリジン分画を行えば，単純脂質，グリセロリン脂質，スフィンゴ糖脂質，スフィンゴリン脂質に分画することができる（図12.1）．また，グリセロリン脂質画分をエタノールにより分画すれば，粗レシチン（エタノール易溶）と粗ケファリン（エタノール難溶）に分画することができる．

12.3.2　カラム法

脂質成分を単一成分にまで純粋に分画する際に使用する方法である．吸着クロマトグラフィーであるケイ酸（シリカゲル）カラムクロマトグラフィーが古くから汎用されている．この方法は，極性結合，イオン結合，ファン・デル・ワールス結合によってカラムに吸着された各脂質成分を，流出させる溶媒の極性を増加させることで，カラムから目的とする物質を溶出させることができる（表12.3，表12.4）．少量（200 mg 程度）の粗抽出脂質を分画する場合は，ケイ酸を塗布した薄層クロマトグラフィー（thin layer chromatography：TLC）を用い，同様の考え方で各脂質成分を分けることができる．セファデックスカラムでは，疎水性脂質，親水性脂質および非極性脂質成分を効率よく分画することができる．複雑なリン脂質の分画では，二次元 TLC が用いられる．

表12.3　ケイ酸カラムクロマトグラフィーでの脂質の溶出順序

展開溶媒[a]	脂質成分
弱極性	
中性脂質（単純脂質）	パラフィン スクアレン，カロテン，ワックス 脂肪酸エステル ステロールエステル，脂肪性アルデヒド トリアシルグリセロール 脂肪酸 ステロール ジアシルグリセロール モノアシルグリセロール
極性脂質（複合脂質）	セラミド ホスファチド酸 カルジオリピン[b] ホスファチジルエタノールアミン セラミドモノヘキソシド ホスファチジルセリン[b] セラミドジヘキソシド セラミドトリヘキソシド ホスファチルイノシトール[b] ホスファチジルコリン リゾホスファチジルエタノールアミン（セリン） ジ，トリホスホイノシチド[b] スフィンゴミエリン
強極性	リゾホスファチジルコリン

[a] 溶液の極性を弱から強の方へ順に示すとつぎのようになる．
ヘキサン＜石油エーテル＜二硫化炭素＜四塩化炭素＜トリクロロエチレン＜ベンゼン＜クロロホルム＜エーテル＜エチルアセテート＜メチルアセテート＜アセトン＜エタノール＜メタノール＜水＜ピリジン＜酢酸
[b] これらは，結合しているイオンによってクロマトグラフィーの挙動が変化する．

[宮澤陽夫，藤野泰郎編著，生物化学実験法 9，脂質・酸化脂質分析法入門 p. 75，学会出版センター（2000）]

表12.4　シリカゲルクロマトグラフィーによる単純脂質の分画

移動相	溶出量/mL	分画される脂質
ヘキサン	45	炭化水素，スクアレン
ヘキサン-エチルエーテル(99:1, vol)	95	ステロールエステル，脂肪酸メチルエステル，ワックスエステル
ヘキサン-エチルエーテル(95:5, vol)	60	トリアシルグリセロール
ヘキサン-エチルエーテル(92:8, vol)	75	脂肪酸，アルコール
ヘキサン-エチルエーテル(85:15, vol)	115	コレステロール，ジアシルグリセロール
エチルエーテル	45	モノアシルグリセロール

シリカゲル 12 g，12 cm×24 cm，負荷量 120〜180 mg，流量 2〜3 mL min^{-1}
[山川民夫，斎藤国彦，林陽，"脂質研究法"，p. 112，東京化学同人(1975)]

■ 談話室 ■

クロマトグラフィー

1906年にロシアの科学者 M. Tsvet（ツウエット）により開発された，混合物より単体を得る手法．ツウェトは，炭酸カルシウムをガラス管の中に詰め，その上に植物より抽出した色素を置き，石油エーテルで流すと，抽出した色素が数種類の色素成分に分離することを発見した．このように，試料中に含まれる各物質の，固定相（この場合は炭酸カルシウム）に対する吸着性と移動相（この場合は石油エーテル）への溶解性の違いを利用して，混合物（この場合は植物より抽出したキサントフィルやクロロフィルなどの色素類）より単体を得る手法をクロマトグラフィーとよぶ．

12.4 脂質の分析に使用する装置および機器

脂質の分析を行う際，大きく定性分析と定量分析を考慮しなくてはいけない．定性分析を行うために重要なのは選択するクロマトグラフィーの種類であり，定量分析を行うために重要なのは検出器の種類である．さらに，カラムの選択と移動層の選択も脂質の分析において重要な因子である．

脂質の分析によく使用されるクロマトグラフィーは，① 薄層クロマトグラフィー（TLC），② ガスクロマトグラフィー（gas chromatography：GC），③ 高速液体クロマトグラフィー（high performance liquid chromatography：HPLC）がある．これらの各クロマトグラフィーでは種々の検出器が存在するので，目的に応じて選択する必要がある．以下，脂質の分析に使用する装置および機器に関して概説する．

12.4.1 TLC

TLC は，ガラスプレートにシリカゲル（ケイ酸），シリカゲル—硝酸銀（硝酸銀：5〜25％）などの吸着剤をコーティングした薄層プレートを用いるクロマトグラフィーである．脂質クラスの分画や，定性，定量分析に使用される最も基本的なクロマトグラフィーである．

TLC は，各脂質クラスの吸着剤に対する吸着度の差を利用して分離する装置である．分析はプレートの一端に試料の脂質を着点し，展開槽の中で溶媒を用いて試料を展開することにより行う．各脂質分子種は R_f 値（脂質を着点したところから，展開後の各スポットの中心までの距離をはかり，脂質を着点したところから溶媒前

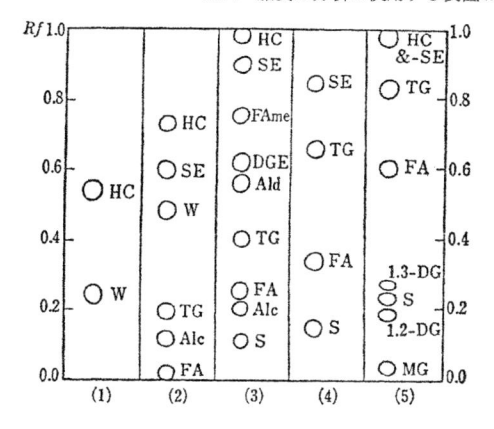

Alc：アルコール　Ald：アルデヒド　DG：ジアシルグリセロール　DGE：ジアシルグリセロールモノエーテル　FA：遊離脂肪酸　FAme：脂肪酸メチルエステル　HC：炭化水素　MG：モノアシルグリセロール　S：ステロール　SE：ステロールエステル　TG：トリアシルグリセロール　W：ワックス

図12.2　単純脂質の薄層クロマトグラム
　　　　プレート：Silica gel G
　　　　展開溶媒：(1) ヘキサン（展開温度30～32℃）
　　　　　　　　 (2) ヘキサン-ベンゼン（1:1）（展開温度30～32℃）
　　　　　　　　 (3) ヘキサン-エーテル-酢酸（90:10:1）
　　　　　　　　 (4) ヘキサン-エーテル-酢酸（80:20:1）
　　　　　　　　 (5) ヘキサン-エーテル-酢酸（80:30:1）
　　　　検出試薬：硫酸または2′,7′-ジクロロフルオレッセイン
　　　　[宮澤陽夫, 藤野泰郎 編著, "生物化学実験法9　脂質・酸化脂質分析法入門", p.108, 学会出版センター (2000)]

線までの距離で割った値）を用いて評価する．吸着剤の種類や展開溶媒の種類を選択すれば，脂質の分子種や過酸化脂質をも分離・分画することが可能となる．また試料中に多数の脂質成分が含まれる際は，一度展開させたのち（一次元展開），プレートを90°回転させ，異なる展開溶媒で展開させる二次元展開法により，細かい成分まで分離同定することが可能となる．図12.2～図12.4にTLCによる各種脂質の分析条件とその結果を示す．

　TLCでの検出はおもに検出試薬を用いて行う．ただし一種類の検出試薬ですべての脂質が検出できるものでなく，試料や脂質の種類によっては検出されない場合もあるので注意を要する．検出試薬による脂質の検出は，展開後プレートを乾燥したのちに検出試薬を反応させて行う．以下，脂質一般に用いる検出法について示す．

a. 硫酸法

30～50％の硫酸溶液をガラス性の噴霧器を使用してプレートに霧状に吹きつけ，

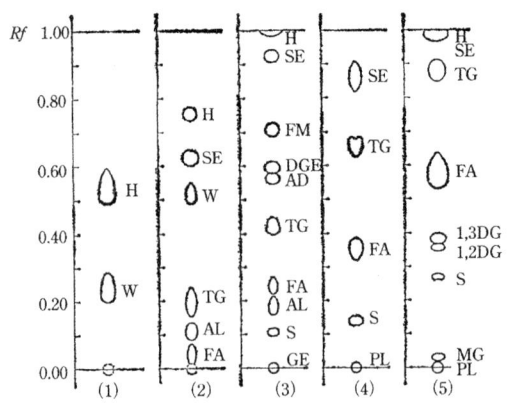

図 12.3 種々の溶媒系による各種脂質の分離
プレート：Silica Gel G
検出試薬：硫酸または $2',7'$-ジクロルフルオレセイン
展開溶媒：
(1) n-ヘキサン（展開温度 30～32°）
(2) n-ヘキサン-ベンゼン（1：1）（展開温度 30～32°）
(3) 石油エーテル-エーテル-酢酸（90：10：1）
(4) 石油エーテル-エーテル-酢酸（82：18：1）
(5) 石油エーテル-エーテル-酢酸（80：30：1）

H：炭化水素　W：ロウエステル　SE：ステロールエステル　FM：脂肪酸メチルエステル　DGE：ジアシルグリセリルエーテル　AD：高級アルデヒド　TG：トリアシルグリセロール　FA：脂肪酸　AL：高級アルコール　1,3-DG：1,3-ジアシルグリセロール　1,2-DG：1,2-ジアシルグリセロール　S：ステロール　MG：モノアシルグリセロール　GE：グリセリルエーテル　PL：リン脂質その他の極性脂質

[蛋白質 核酸 酵素 編集部 編, "脂質実験法", p.21, 共立出版 (1967)]

110～150°Cで20分程度加熱し，プレート上の各種脂質を炭化させることにより検出する方法．フライングスポットスキャナーを用いて，各脂質クラスのおおまかな相対的存在比を求めることができる．ただし，脂質中に二重結合が存在しないときはこの方法では検出されないので注意を要する．

b. ヨウ素法

ヨウ素結晶をデシケーターに入れて，ヨウ素蒸気で満たした状態のところに乾燥した展開済みプレートを入れて発色させる方法．硫酸法同様に，脂質中に二重結合が存在しないときはこの方法では検出されないので注意を要する．

c. リンモリブデン酸法

エタノール中に約5％濃度になるようにリンモリブデン酸（12 $MoO_3 \cdot H_3PO_4 \cdot xH_2O$）を溶解させ，これを検出試薬として使用する．他の方法同様に，乾燥させ

図 12.4 複合脂質の二次元薄層クロマトグラム
試料：未成熟大豆の脂質(Singh & Privett, 1970)，プレート：Silica gel H
展開溶媒：一次元, クロロホルム-メタノール-28%アンモニア(65：35：5)
　　　　　二次元, クロロホルム-アセトン-メタノール-酢酸-水(10：4：2：2：1)
検出試薬：硫酸-重クロム酸

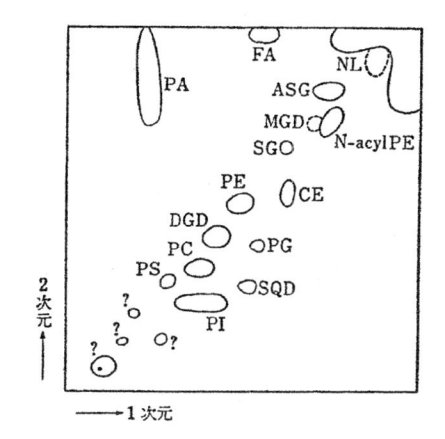

N-acyl PE：N-アシルホスファチジルエタノールアミン　CE：セレブロシド
SQD：スルホキノボシルジアシルグリセロール

た展開済みプレートに噴霧するか，もしくは調製した溶液の入れものへプレートを浸す．その後プレートを加熱すると有機物のスポットが焦げて現れる．この方法は脂質中に二重結合が存在しなくても発色するため非常に便利な方法である．このほかにも，それぞれの脂質種に対応した検出試薬が存在する．

12.4.2　TLC—水素炎イオン化検出器（FID）分析法

通常の TLC で脂質を分析した場合，検出試薬により発色させ，その発色度をフライングスポトスキャナーなどにより検出し定量するが，この方法では各脂質クラスを構成する脂肪酸種が異なると発色率が異なるため正確な定量が行うことができない．そこで，シリカゲルをコーティングしたガラス棒で同様に TLC 展開を行い，分離した脂質クラスを水素炎イオン化検出器 (flame ionization detector：FID) で検出する方法（イアトロスキャン法）が開発されている．

FID は，炭化水素を水素炎中で燃焼させたときに発生する炭酸ガスが，イオン化されて生じる微少電流を測定する方法である．この電流の強さは，炭化水素中の炭素数に比例するため，電流の強さを測定することにより炭化水素濃度を炭素数換算濃度として検出することが可能となる．現在，試料脂質中の脂質クラスを定量分析

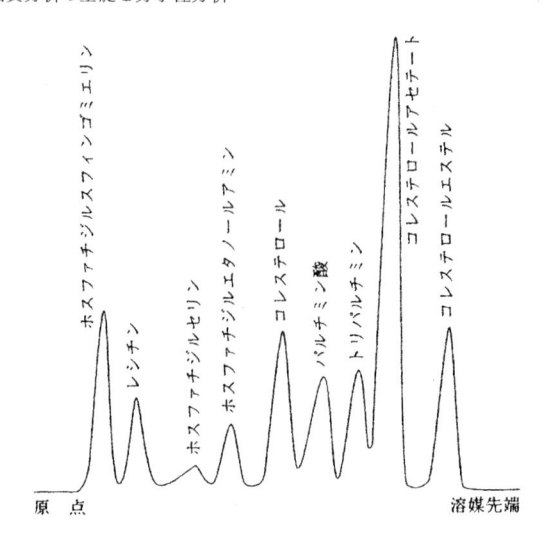

図 12.5 クロマロッドSⅡによる脂質成分の分析
　　　　展開溶剤（二重展開）：
　　　　　1回目(5cm),クロロホルム-メタノール-水(50：25：3, vol)
　　　　　2回目(10cm),ヘキサン-ジエチルエーテル-ギ酸(54：6：0.08, vol)
　　　　[イアトロスキャン分析法5　イアトロスキャンによる脂質分析データ集,p.8,ヤトロン]

ピーク（左から右）：ホスファチジルスフィンゴミエリン、レシチン、ホスファチジルセリン、ホスファチジルエタノールアミン、コレステロール、パルミチン酸、トリパルミチン、コレステロールアセテート、コレステロールエステル。横軸：原点～溶媒先端。

するときこの方法がもっとも多く採用されている（図12.5）．

12.4.3　ガスクロマトグラフィー（GC）

GCは，移動相に気体（ガス，キャリアーガス）を用いたクロマトグラフィーで，固定相に固体を用いる"気―固クロマトグラフィー"（gas solid chromatography：GSC）と，難揮発性の液体を用いる"気―液クロマトグラフィー"（gas liquid chromatography：GLC）に大きく分類される．現在は，GLCが広く使用されている（図12.6）．

移動相のキャリアーガスには，ヘリウム，水素，窒素，アルゴンなどが用いられ，固定相には，ケイ藻土，グラファイトカーボン，合成樹脂などの担体に，難揮発性の液体をコーティングしたもの，もしくは，ヒューズドシリカチューブ（内径0.05〜0.5 mm程度）内壁に液体（液相）が塗布されたものを用い，試料の移動相と固定相への分配に基づき分離を行っている．固定相は一般にカラムとよばれる形態で用いられ，難揮発性液体をコーティングした担体をガラス管やステンレス管に詰めたものを"充塡カラム（パックカラム）"，ヒューズドシリカチューブ内壁に液体が

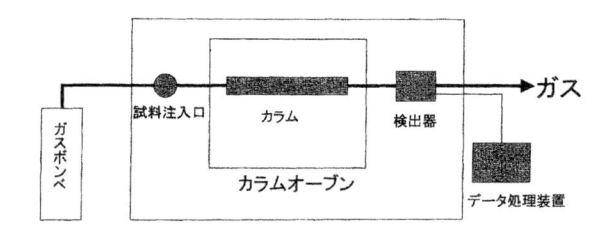

図12.6 ガスクロマトグラフィーの概略図

塗布されたものを"キャピラリーカラム"とよぶ．これら2種類のカラムは必要に応じて使い分けられているが，現状ではピーク分離のよいキャピラリーカラムの方が多く使用されている．表12.5に脂質分析で使用されるGCカラム液相の一覧を示す．

　GC分析では，試料を気体状態で用いなければならない．そのため，注入口やカラムはつねに高温状態となっている．試料は有機溶媒に溶解させ，シリンジを使って注入口から導入し気化させる．よって難揮発性の試料や，熱に不安定な試料はGC分析には不向きである．脂質の場合，魚油由来のトリアシルグリセロール (TG) などがこの例にあたる．一般に試料が不揮発性の場合，トリメチルシリル (TMS) 化処理などにより揮発性をもたせて分析に用いる．

　カラムで分離された試料は，検出器により検出される．GCでおもに用いられる検出器は，FID，熱伝導度型検出器 (thermal conductivity detector : TCD)，電子捕獲型検出器 (electron capture detector : ECD) など種々存在するが，脂質分析に使用する検出器はそのほとんどがFIDである．また近年は，質量分析器 (mass spectrometry : MS) を検出器としたGC-MSも多く使用されている．GC-FIDやGC-ECDなどでは，クロマトグラム上にピークが出現する時間 (リテンションタイム) と，同条件下における標準物質サンプルのリテンションタイムを比較することにより，各ピークに相当する物質の構造を推定するが，GC-MSにおいては，親ピークやマススペクトルのフラグメンテーションパターンより，検出した物質の分子量やさらには構造まで同定することができるという特徴がある．

　脂質分析においてGCは，脂肪酸分析，ステロール種分析，TG分子種分析，ジアシルグリセロール (DG) 分子種分析，モノアシルグリセロール (MG) 分子種分析などに使用されるが，もっとも多く使用されているのは脂肪酸分析である (図12.7)．

　脂肪酸分析は，カラムクロマトグラフィー，TLCなどで目的とする脂質種を精製

表12.5 脂質分析に使用される代表的な液相

極性	McReynolds 定数[a]	液相の化学構造	カラム (商品名)[b]	使用上限温度[c]/°C
無極性	199	ポリジメチルシロキサン	SPB-1, OV-1, DB-1, HP-1, AT-1, TC-1, Ptx-1, CP-Sil 5 CB, ULTRA-1, 007-1	320
微極性	312	5% ジフェニル 95% ジメチルポリシロキサン	SPB-5, OV-5, DB-5, HP-5, AT-5, UA-5, Ptx-5, CP-Sil 8 CB, ULTRA-2, 007-2	320
中極性	884	50% ジフェニル 50% ジメチルポリシロキサン	SP-2250, OV-17, DB-17, HP-17, UA-17, Rtx-50, 007-17, AT-50, NC-17, TC-17	320
中極性	1813	50% シアノプロピルメチル 50% フェニルメチルポリシロキサン	OV-225, DB-225, HP-225, Ptx-225, SP-2300, 007-225, AT-225, CP-Sil 43 CB, Silar 5 CP	280
中極性	2262	ポリエチレングリコール	SUPELCOWAX 10, Omegawax, Carbowax 20 M, 007-CW, AT-WAX, CP-Wax, DB-WAX, HP-20M	280
高極性	2799	80% ビスシアノプロピル 20% シアノプロピルフェニルシロキサン	SP-2330, CP-Sil 84, RTx-2330, DB-23, 007-23, AT-Silar	280
高極性	3009	ポリジシアノプロピルシロキサン	SP-2340, Silar 10 C, CP-Sil 88	250

a) ある液相と標準液相 (スクアレン) を用いて, 異なる官能基をもつ数種の化合物について求めた保持指標の差の総和. 個々の液相のMcReynolds 数は化学構造は製造元から入手できる. ここにはおもに Supelco 製品の値を記載した.
b) 表中に示した化学構造と若干異なるものも含まれる.
c) 同一の化学構造をもつ液相でも, カラムの製造法や製造元により多少異なる.
[日本油化学会編, "油化学便覧", p. 380, 丸善 (2001)]

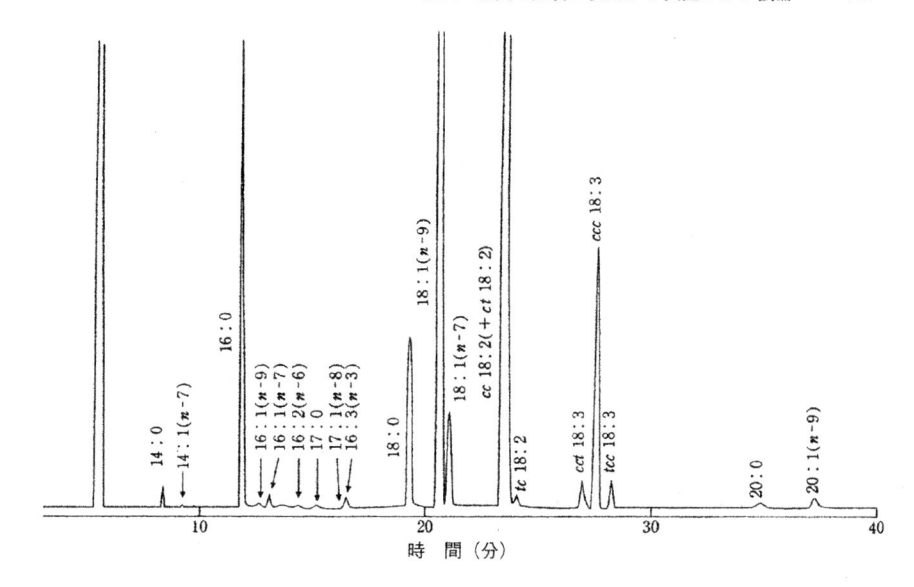

図12.7 開管キャピラリーGLCによるナタネ油の脂肪酸(メチルエステル)分析
中極性液相塗布ガラスキャピラリーカラム(Silar 5cp, 67m×0.32mm i.d.),
水素キャリヤーガス(0.8mL min^{-1}),スプリット注入(100:1),カラム温度190℃,
FID検出
[髙木徹,板橋豊,油化学, **33**, 22 (1984)]

したのち，脂肪酸のメチルエステルを得て，GCに供して分析を行う．通常，脂質から脂肪酸のメチルエステルを得るためには，脂質を三フッ化ホウ素—メタノール(BF_3-MeOH)を用いてトランスエステル化にて行う．日本油化学会の基準油脂分析試験法には，メチルエステル化法として，"2.4.1.1-1996 硫酸—メタノール法" "2.4.1.2-1996 三フッ化ホウ素—メタノール法"の，酸を用いた2つの誘導体化法が示されている．三フッ化ホウ素—メタノール法は，10～50 mg程度のサンプルで脂肪酸のメチルエステルを得ることができる．この方法は誘導体化時間が少なく，アメリカ油化学会（AOCS），国際純正応用化学連合（IUPAC）の公定法にも採用されている方法である．

各種脂肪酸の定量を行う際は，既知量の内部標準物質を試料に添加し分析を行う．内部標準物質としては，ペンタデカン酸（C_{15}）メチルエステル，ヘプタデカン酸（C_{17}）メチルエステル，トリコン酸（C_{23}）メチルエステルなどが使用されている．これらは天然にほとんど存在しないとの理由から採用されているが，魚油にはC_{15}やC_{17}などの奇数酸が含まれるので注意が必要である．

基準油脂分析試験法には脂肪酸分析条件として，"2.4.2.1-1996　FID恒温ガスクロマトグラフ法""2.4.2.2-1996　FID昇温ガスクロマトグラフ法"があげられている．しかしながら実際のところ，脂肪酸分析条件は各研究室で目的とする脂肪酸種や諸事情により，少しずつ分析条件に改良が加えられているのが実情である．脂肪酸の分析条件は，当然のことながら使用するカラムの種類によって変わる．

12.4.4　高速液体クロマトグラフィー（HPLC）

移動相に液体を用いたクロマトグラフィーで，GCのように高温をかける必要がないため，室温で分析を行うことができる（図12.8）．そのため，試料に揮発性を求める必要がなく，ほとんどすべての試料を分析に供することが可能となる．固定相には，粒径が数マイクロメートルのシリカゲルをカラムに詰めたもの（順相系カラム）や，シリカゲル表面に炭化水素（オクチル基，オクタデシル基など）を化学修飾したものをカラムに詰めたもの（逆相系カラム）などがあり，GCと同様に，試料の移動相と固定相への分配に基づき分離を行っている．HPLCは，GCと比較してカラムの種類が多く，さらに移動相の極性も選ぶことができるため，様々な分析条件を作り出すことが可能となる．さらに検出器の種類も多く，紫外可視検出器（ultra violet-visible detector：UV-VIS or UV），蛍光検出器（fluorescence detector：FL），示差屈折率検出器（refractive index detector：RI），電気化学検出器（electro chemical detector：ECD），蒸発光散乱検出器（evaporative light scattering detector：ELSD），フォトダイオードアレイ検出器（diode array detector：DAD），化学発光検出器（chemiluminescence detector：CL）などがある．またGC-MS同様に，MSを検出器とするHPLC-MS（LC-MS）が存在し，GC-MSのときと同じく，非常に多くの情報を取り出すことができる．脂質分析（脂溶性抗酸化物質分析を含む）においてこれら検出器はほぼすべて使用されている．

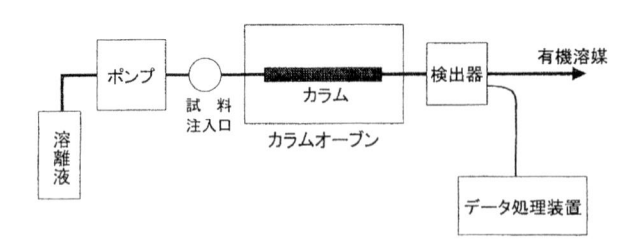

図12.8　高速液体クロマトグラフィーの概念図

■ 談話室 ■

LC-MS のイオン化法

　LC-MS のイオン化法は大きく分けて，気化法，噴霧法，脱離法の 3 種が存在する．HPLC と MS を結合させて LC-MS は構成されるが，これらイオン化はこの結合部（インターフェース）で行われている．

① 気化法

　移動相（溶媒）を，HPLC 通過後，加熱，気化してイオン化室に導入する方法．GC-MS でおもに使用される方法で，電子イオン化法（electron ionization：EI）や化学イオン化法（chemical ionization：CI）がこれに相当する．揮発性の高い化合物を分析する際に使用する方法．

② 噴霧法

　移動相（溶媒）を，HPLC 通過後ヒーターで暖め，乾燥ガスとともに噴霧することで脱溶媒してイオン化する方法．脂質の分子種分析でよく使用する方法で，極性の低い TG を分析する場合は大気圧化学イオン化法（atmospheric pressure chemical ionization：APCI），極性のある PL を分析する場合は，電界噴霧エレクトロンスプレーイオン化法（electro spray ionization：ESI）が好まれて使用されている．

・APCI：気化させた溶媒をコロナ放電でイオン化させ，ここで発生したプロトンや電子を最終的に分析物質に渡すことにより，測定対象物質をイオン化させる化学イオン化法．非常にソフトなイオン化であり，低～中極性物質のイオン化に適している．

・ESI：高電場中に溶媒を噴霧してイオン化させる方法．噴霧された溶媒は霧状になり，大気圧下でイオンを生成する．この霧状溶媒の電荷が測定対象物質に移動し，ソフトなイオン化が行われる．中～高極性物質のイオン化に適している．

③ 脱離法

　測定対象物質を含む液相や固相に高エネルギーを急激に加えることによりイオン化させる方法．この際，揮発せずに残存した溶媒やマトリックス（意図的に加えたグリセロールなど）がイオン化し，ここで発生したプロトンや電子を最終的に測定対象物質に渡すことにより，分析物質をイオン化させる．高速電子衝撃法（fast atom bombardment：FAB）はこれに相当する．中～高極性物質のイオン化に適している．PL を分析する際にもよく使用されている．

　このようにして生じたイオンを MS で検出するわけであるが，イオン化された測定対象物質を検出するときは，質量数/電荷（m/z）比を使用して行う．目的のフラグメントがある場合は，その m/z の値でモニターすれば，たとえ HPLC での分離が悪くても目的物を高感度に検出することが可能となる．この検出法を選択イオン検出法（selected ion monitoring：SIM）という．一方，すべてのイオン強度を足し合わせた形でモニターすることもできる．これをトータルイオンクロマト（total ion chromatogram：TIC）とよぶ．この方法はピーク全体の出現の仕方がモニターでき，また定量分析にも応用可能な検出法である．

脂質分析において，脂溶性抗酸化物質分析，TG 分子種分析，DG 分子種分析，MG 分子種分析，リン脂質分子種分析，過酸化脂質分析などは HPLC を用いて行っている．この中で分子種分析は逆相系 HPLC を用い，系統的に分析手法の検討が行われてきている．詳細は次の節で述べる．

12.5 脂質の分子種分析

12.5.1 TG の分子種分析

食品試料などから脂質を抽出し，TG を分画してその脂肪酸を分析しても，そこで得られた情報は，TG に結合していた脂肪酸種を表しているだけである．TG には脂肪酸が 3 つ結合している．どのような脂肪酸の組み合わせで，それぞれの脂肪酸がグリセロールのどの位置（α 位，β 位，もしくは sn-1 位，sn-2 位，sn-3 位）に結合しているかに関する情報は，単に脂肪酸組成を分析して得られる脂肪酸種からでは得られない．グリセロールに結合している脂肪酸の組み合わせや結合位置まで考慮した分析を分子種分析といい，GC もしくは逆相系 HPLC を用いて分析することができる．

TG の分子種は非常に複雑である．たとえば，TG に A，B，C という 3 種類の脂肪酸が 1 つずつ結合した場合を考えてみる（図 12.9）．その際，TG の脂肪酸結合位置を，① 考慮しない場合，② α 位と β 位を区別する場合，③ sn-1，sn-2，sn-3 を区別する場合に分けて考えてみる．① の場合，ABC の 1 通りの組み合わせしか存在しないので，1 種類の TG ということになる．しかし ② の場合，α 位と β 位を区別するため，β-ABC，β-CAB，β-BCA の 3 種類の異性体（位置異性体）が存在することとなる．ところが ③ の場合，sn-1，sn-2，sn-3 の 3 つの結合位置を区別するため，ABC，ACB，BCA，BAC，CAB，CBA の 6 種類の位置異性体が存在することとなる（ここでは左端 sn-1，真ん中を sn-2，右端を sn-3 として表記している）．自然に天然界では，結合位置の 3 ヶ所に異なる脂肪酸種が存在する TG が多いが，同じ脂肪酸が 2 つ，もしくはすべて同じ脂肪酸が結合している場合もある．n 種類の脂肪酸が存在するとき，sn-1，sn-2，sn-3 を区別すると異性体は n^3（3 種類の場合は，$3^3 = 27$）種類にも及ぶ（第 1 章参照）．つまり，天然には脂肪酸種は何十種と存在することより，実際に天然油脂中に含まれる TG 分子種は莫大な種類が存在することとなる．TG 分子種分析とは，このような TG 中での脂肪酸の組み合わせ，さらには結合位置まで考慮して分析する方法である．

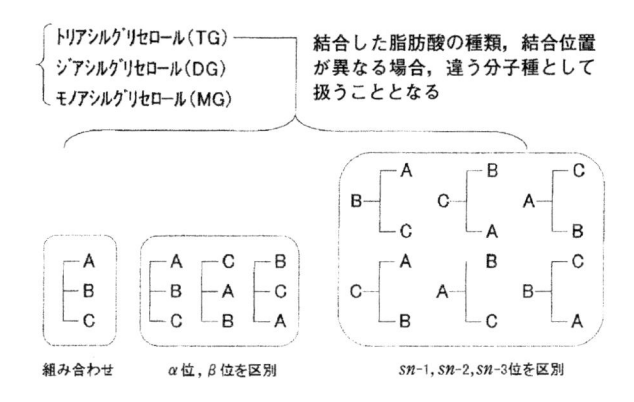

図12.9 TGにA,B,Cという3種類の脂肪酸が1つずつ結合した際に考えられる分子種の比較

a. GCによるTG分子種の分析

TG分子種分析は，GCを用いて分析することが可能である．ただし，充填カラムを用いてTGの分子種を炭素数別に分離するには，非極性の液相を有するカラムで，300℃以上の温度を必要とする．これはカラムの非極性液相とTGとの親和性が非常に高いためである．一方，高極性カラムを用いると，270℃で総炭素数60（C_{60}）TGまでの分析が可能である．これは，液相の極性が高くなるほどTGの液相に対する親和性が小さくなり，低温での分離が可能となるからである．キャピラリーカラムを用いると，充填カラムでは炭素数別にしか分離できなかったTGの分子種が，不飽和度別にも分離できるようになる．ただし前述のように，不飽和度の高いTG分子種（たとえば魚油）の分析には適していない．

b. 逆相系HPLCによるTG分子種の分析

最近のTG分子種分析では，そのほとんどが逆相系HPLCで行われている．逆相系カラムを用いた分子種の分離にはパーティションナンバー（partition number：PN）の考え方を把握する必要がある．

逆相系HPLCでTG分析を行うと，各TGはTGの炭素数と二重結合数に起因するPN（あるいはECN：equivalent carbon numberともいう）の小さい順に分離する．

$$PN = TC - 2 \times DB \qquad (式1)$$

（TC：トリアシルグリセロールのアシル基の総炭素数，DB：二重結合数）

すなわち，TGの二重結合が1個増加したことにより生じる溶出時間の短縮は，TCが2個減少したために生じる溶出時間の短縮に相当する（式1）．PNのTG

(PPP, PPO, OOP および OOO) はいわゆる PN が同じとなるクリティカルペアの TG であるが，HPLC の条件により溶出時間差を生じる．この現象の補正のために考えられたのが理論炭素数（theoretical carbon number：TCN）という考え方である．すなわちクリティカルペアの TG 分離では，まず HPLC のキャパシティーファクターから，各不飽和脂肪酸の溶出ずれ因子（U_i）値（飽和酸（パルミチン酸（P），ステアリン酸（S）など）：0，オレイン酸（O）：0.6（または0.68），リノール酸（L）：0.7（または0.73），リノレン酸（Ln）：0.39，パルミトオレイン酸（Po）：0.45）を求め，式2より TCN を決定する．

$$TCN = PN\,(ECN) - \sum U_i \qquad (式2)$$

クリティカルペアの TG，たとえば OOO と SOL の分離では，TCN (OOO) = 48.0 − 0.6 × 3 = 46.2，TCN (SOL) = 48.0 − (0 + 0.6 + 0.7) = 46.7 となり，OOO の溶出が速い．

HPLC による TG 分子種分析では，UV（200〜220 nm）や RI が検出法として用いられてきた（AOCS もしくは IUPAC で公表されている TG 分析法は，逆相系 HPLC-RI もしくは HPLC-UV である，図 12.10）．しかしながら現在は，ELSD を用いたものが主流となっている．これは，ELSD は感度がよく，ベースラインが安定で，移動相の選択幅が広く，グラディエント溶出が可能であるという特長を持つためである．ELSD を用いた HPLC では，アセトン―アセトニトリルを用いた高圧濃度勾配（グラディエント）システムでよい分離が得られている（図 12.11）．最近では，UV 検出器と ELSD との定量性の比較検討も行われはじめているので，今後の分子種分析の進展が期待されている．

c. 脂肪酸の結合位置を考慮した TG 分子種分析

上記 2 つの方法による TG 分子種分析は，TG 中の脂肪酸の組み合わせのみが分析できる方法であり，それぞれの脂肪酸がどの位置に結合しているかに関する情報はまったく得られない．食品から抽出してきた脂質中の TG 分子種を，結合している脂肪酸位置まで単一の分析で特定できる分析方法（位置異性体分析法）として，LC-MS による方法（TG は極性が低いためおもに大気圧化学イオン化法（atmospheric pressure chemical ionization：APCI）が用いられる）が知られているが，位置特定はあくまでもフラグメント強度にもとづく経験則に従ったもので，確実な方法とはいえない．結合位置を決定するには，HPLC-UV もしくは HPLC-RI でピーク分取したものを，膵リパーゼ（α 位特異的）で加水分解し，α 位および β 位に結合した脂肪酸を GC で同定する方法があるが，かなり手間のかかる作業である．

12.5 脂質の分子種分析　193

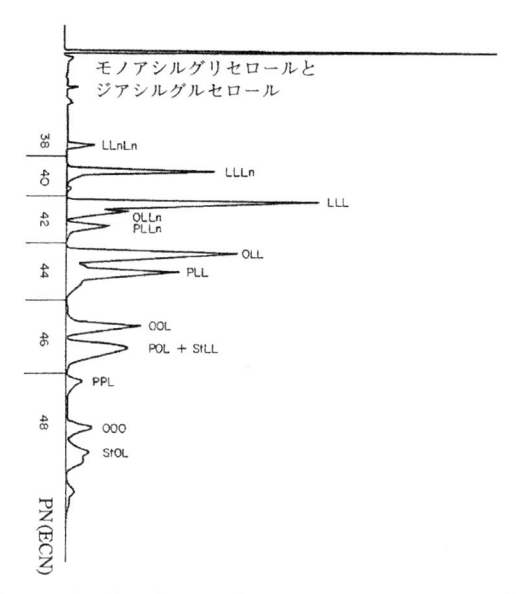

図 12.10　大豆油の（HPLC-RI）クロマトグラム（IUPAC公定法）

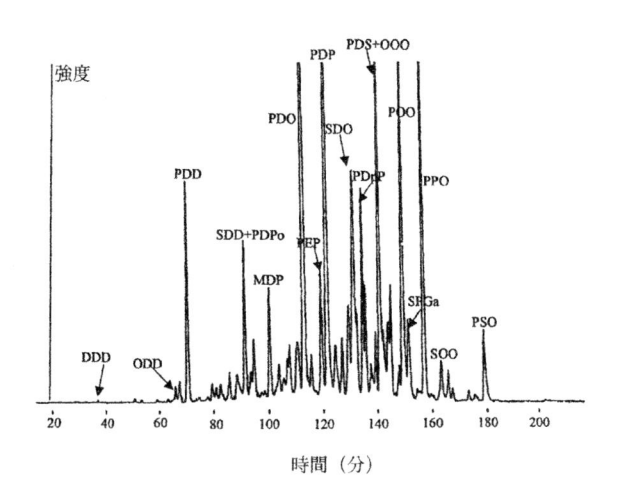

図 12.11　サメ肝油のHPLC-ELSDクロマトグラム
[*Fisheries Science*, **69** (3), 647 (2003)]

表12.6 HPLC用UV, 蛍光ラベル化剤

官能基	試薬	誘導体	検出
カルボキシル基	p-ブロモフェナシルブロミド	p-ブロモフェナシルエステル	UV
	9-クロロメチルアントラセン	9-アントリルメチルエステル	UV, 蛍光
	N-クロロメチル-4-ニトロフタルイミド	4-ニトロフタルイミドメチルエステル	UV
	N-クロロメチルフタルイミド	フタルイミドメチルエステル	UV
	m-メトキシフェナシルイミド	m-メトキシフェナシルエステル	UV
	o-(p-ニトロベンジル)-N, N'-ジイソプロピル	p-ニトロベンジルエステル	UV
	1-p-ニトロベンジル-3-p-トリルトリアゼン	p-ニトロベンジルエステル	UV
	フェナシルブロミド	フェナシルエステル	UV
	4-臭化メチル-7-メトキシクマリン	メチルメトキシクマリンエステル	蛍光
ヒドロキシル基	ベンゾイルクロリド	ベンゾエート	UV
	3,5-ジニトロベンゾイルクロリド	3,5-ジニトロベンゾエート	UV
	p-メトキシベンゾイルクロリド	p-メトキシベンゾエート	UV
	p-ニトロベンゾイルクロリド	p-ニトロベンゾエート	UV
	3,5-ジニトロフェニルイソシアネート	3,5-ジニトロフェニルウレタン	UV
	1-(1-ナフチル)エチルイソシアネート	1-(1-ナフチル)エチルウレタン	UV
	1-ナフチルイソシアネート	1-ナフチルウレタン	UV, 蛍光
カルボニル基	2,4-ジニトロフェニルヒドラジン塩酸塩	2,4-ジニトロフェニルヒドラゾン	UV
	1,3-シクロヘキサンジオン	デカヒドロアクリジン-1,8-ジオン	蛍光
	ダンシルヒドラジン	ダンシルヒドラゾン	蛍光
	O-(4-ニトロベンジル)ヒドロキシルアミン塩酸塩	p-ニトロベンジルオキシム	UV
アミノ基	3,5-ジニトロベンゾイルクロリド	3,5-ジニトロベンズアミド	UV
	N-サクシンイミジル-p-ニトロフェニルアセテート	p-ニトロフェニルアセトアミド	蛍光
	イソチオシアン酸フェニル	フェニルチオヒダントイン(PTH)	蛍光
	ダンシルクロリド	ダンシルアミド	蛍光
	4-ビフェニルカルボニルクロリド	4-ビフェニルアミド	蛍光
	N-サクシンイミジル-2-ナフトキシアセテート	2-ナフトキシアセトアミド	蛍光

[日本油化学協会編, "改訂三版 油脂化学便覧", p.308, 丸善(1990)]

さらに sn-1, sn-2, sn-3 位に結合している脂肪酸を知るには，分取した TG を一部加水分解して DG もしくは MG したのち，誘導体化し，キラルカラムで分析する方法や，一度リン脂質に組みなおして行う方法などが考えられるが，それ以前に，TG の位置異性体を HPLC で分離する条件がこれまで報告されていない．

12.5.2 DG（MG）の分子種分析

DG の分子種分析を行う際には，脂肪酸の組み合わせ，脂肪酸の結合している位置の両方を考慮しなくてはならない．たとえば "A" と "B" の 2 つの脂肪酸が結合した DG の場合，〔1-A, 2-B-DG〕，〔1-B, 2-A-DG〕と〔1-A, 3-B-DG〕，〔2-B, 3-A-DG〕，〔2-A, 3-B-DG〕，〔1-B, 3-A-DG〕の 6 種類を考慮しなくてはならない．天然に存在する脂肪酸は相当な種類あり，これらの組み合わせを考慮すると，DG の分子種は莫大な種類が存在することとなる．

DG の分子種分析はこれら分子種を区別して分析する方法であり，この手法は，リン脂質の分子種分析にも応用される．

DG（MG も同様）の分子種を GC で分析する際，トリメチルシリル（TMS）もしくは t-ブチルジメチルシリル（t-BDMS）誘導体にしたのち分析に供する．高極性のカラムを用いて分析すると，良好な分離が得られる．

DG（MG も同様）を HPLC で分析する際は，UV もしくは蛍光ラベル化処理をした後に，UV 検出器，FL 検出器を用いて分析する（表 12.6）．一般に逆相カラムよって分離が行われるが，キラルカラムを用いると DG や MG の位置異性体の分離まで可能となる（図 12.12）．

12.5.3 リン脂質（Phopholipid：PL）の分子種分析

リン脂質の分子種分析は様々な手法で行われている．よく用いられる方法としては，TLC により各種リン脂質を分離し，それぞれをホスホリパーゼ C（図 12.13）によりコリン部分を加水分解し，1,2-ジアシル-sn-グリセロール（1,2-DG）を得た後，GC もしくは HPLC で分析する方法である．GC 分析では，GC-FID がおもに用いられ，1,2-DG をトリメチルシリル（TMS）化，もしくは $tert$-ブチルジメチルシリル（t-BDMS）化したのちに分析に供する．HPLC 分析では，1,2-DG 自身にはカルボニル基由来の吸収が 200〜220 nm に存在するが，これらは移動層で使用する有機溶媒の吸収と重なる可能性が高いため，通常は，誘導体化処理により UV もしくは FL により検出する（表 12.6）．分離はおもに逆相系のカラムを用いている．

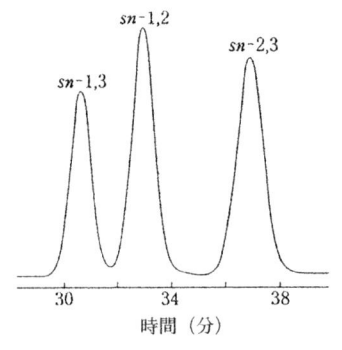

図12.12 キラルHPLCによるジアシルグリセロール位置異性体の分離
試料：ジパルミトイルグリセロール(3,5-ジニトロフェニルウレタン誘導体)
カラム：Sumipax OA-4100 (5 μm), 25cm×4mm i.d.
移動相：ヘキサン-二塩化エチレン-エタノール(150：20：1,vol), 1 mL min^{-1}
検出器：UV(254nm)
[T.Takagi, Y.Itabashi, *Lipids*, **22** 596 (1987)]

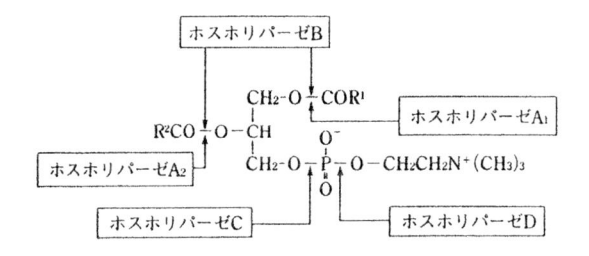

図12.13 ホスホリパーゼA_1, A_2, B, C, Dの作用
[日本油化学会 編, "第4版 油化学便覧", p.167, 丸善 (2001)]

誘導体化をしないで逆相系のカラムで分離し，HPLC-UV もしくは HPLC-ELSD で検出する方法も用いられている．脂肪酸種の組み合わせは，誘導体化した 1,2-DG を HPLC-UV もしくは HPLC-FL などにより分種し，脂肪酸メチルエステルに誘導体化した後，GC-FID により脂肪酸の組み合わせを知ることができる．また，そのまま分析に用いた場合は，ホスホリパーゼ A_2 処理および GC-FID を組み合わせることにより，1位および2位に結合している脂肪酸種を同定することが可能である（図12.14）．なお，GC で PL を直接分析することはできない．近年は，TG と同様に PL の分子種分析は LC-MS（PL は極性があるので，高速原子衝撃法（FAB）や電界噴霧エレクトロスプレーイオン化法（ESI が用いられる）により行われている．この場合も TG と同様に sn-1位および sn-2位に結合している脂肪酸種をフラグメント強度にもとづく経験則から予想することは可能である．

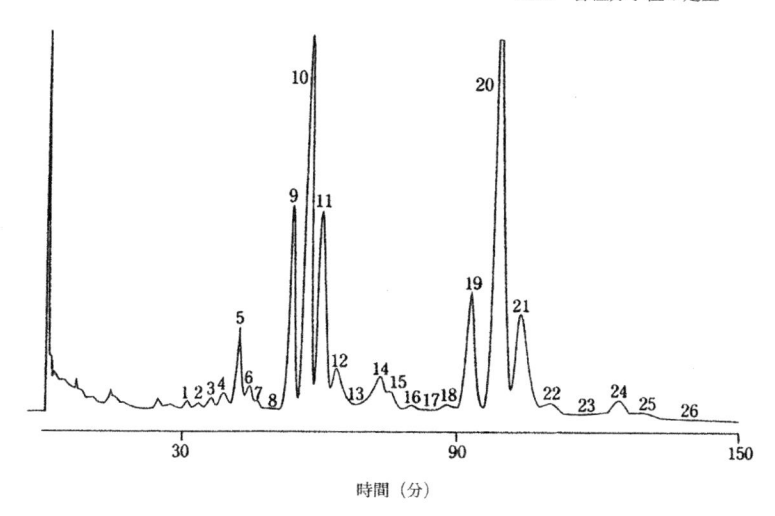

1：14：0-22：6
2：18：2-18：3；14：0-20：4
3：16：1-18：2
4：18：2-22：6；15：0-22：6
5：16：0-20：5；18：2-20：4
6：18：2-18：2
7：16：0-16：1
8：16：1-18：1
9：16：0-22：6
10：16：0-20：4
11：16：0-18：2
12：18：1-18：2
13：16：0-22：5 (*n*-3)
14：16：0-22：5 (*n*-6)；18：0-20：5
15：16：0-20：3 (*n*-6)
16：17：0-18：2；16：0-20：3 (*n*-9)
17：16：0-18：1
18：18：1-18：1
19：18：0-22：6
20：18：0-20：4
21：18：0-18：2
22：18：0-17：1；17：0-18：1
23：18：0-22：5 (*n*-3)
24：18：0-22：5 (*n*-6)
25：18：0-20：3 (*n*-6)
26：18：0-18：1

カラム：Ultrasphere ODS, 25 cm×4.6 mm i.d.
移動相：20 mmol L^{-1} 塩化コリン-メタノール/水/アセトニトリル(90.5：7：2.5,vol), 2 mL min^{-1}
検出器：UV(205 nm)

図 12.14　ラット肝臓レシチンのHPLC分離
[G.M.Patton *et al*, *J.Lipids Res*., **23**, 190(1982)]

12.6　各種分子種の定量

　DGの定量に関しては，誘導体化処理を行ったものは各分子種に対する応答強度が等しいので，各分子種の存在量はクロマトグラムのエリア面積比較により行うことが可能であるが，直接，UVもしくはELSDで検出した場合は，分子種ごとに応答強度が異なるので単純にクロマトグラムのエリア面積で存在量を比較することはできない．これまでに，内部標準としてアラキドン酸のDGを加える方法が報告されている．また，LC-MSのTICによる定量法もある．

12.7 脂質の劣化指標の分析

食品中に含まれる脂質は，保存中に自動酸化を受けて劣化する．この劣化度は，いくつかの指標を用いて測定することができ，食品衛生法では数種の食品において，油脂劣化指標が規格基準項目に採用され，上限値が決められている（表12.7）．現在，油脂含有食品はこの規格基準に従って品質管理が行われているが，これは，昭和39～40年に日本で生じた即席めんの酸化劣化が原因で起こった食中毒事件が背景となっている．そのときの即席めん中の過酸化物価は 900 meq/kg を越えている

表12.7 食品衛生法による油脂および油脂加工食品の規格基準

品 目	油脂の規格基準	備 考	
即席めん類	成分規格	酸価3以下，または過酸化物価30以下	めんを油で処理したものに限る
	保存基準	直射日光を避けて保存すること	
油脂で処理した菓子 (指導要領)	製品の管理	・酸価が3を超え，かつ過酸化物価が30を超えないこと ・酸価が5を超え，または過酸化物価が50を超えないこと	油脂で揚げる，炒める，吹き付けるまたは塗布するなどの処理を施した菓子で，粗脂肪が10％以上含むもの
洋生菓子 (衛生規範)	製品規格[a]	ア．酸価が3を超えないこと イ．過酸化物価が30を超えないこと	ショートケーキ，パウンドケーキ，シュークリームなど小麦粉，卵，牛乳，乳製品，チョコレート，果実などを主原料としたもので，でき上がった直後の水分が40％以上のもの
	原材料の成分規格	酸価3以下，かつ過酸化物価30以下	
揚げ処理用の油脂 (衛生規範)	原材料[a]	ア．酸価が1以下(ただしごま油は除く) イ．過酸化物価10以下	炒め物，空揚，天ぷら，フライなど
	揚げ処理中の油脂	次のア～ウに該当した場合にはすべて新しい油脂と交換すること ア．発煙点が170℃未満となったもの イ．酸価が2.5を超えたもの ウ．カルボニル価が50を超えたもの	

過酸化物価の単位は meq kg^{-1}
[a] アおよびイに適合すること
[奥山治美，菊川清見 編，"脂質栄養と脂質過酸化"，p.98，学会センター関西(1998)]

ものもあり（現在は 30 meq/kg 以下が規格基準），油脂の酸化劣化が人体へ悪影響を与えるということを示した事件といえる．以下，脂質の劣化指標の分析測定方法に関して述べる．

a. 過酸化物価（Peroxide value：PV）
（基準油脂分析試験法 "2.5.2.1-1996　過酸化物価（酢酸―イソオクタン法）"）

PV は，油脂酸化劣化の一次酸化生成物である過酸化脂質量を測定して得られる値であり，油脂の初期酸化の度合いを知る指標である．おもに脂質酸化の一次酸化生成物として生じる過酸化脂質中のヒドロペルオキシ基の存在量を測定している．ヒドロペルオキシ基は，ヨウ化カリウムと反応するとアルコールに変換され，ヨウ素を生じる．この生成したヨウ素量を，デンプン溶液を指示薬とし，チオ硫酸ナトリウム水溶液で滴定して求め，PV 値を計算する（式3）．PV は，油脂 1 kg に対するミリ当量数（meq/kg）で示す．一般に脂質の自動酸化において，過酸化物価は反応初期で上昇するが，その後，過酸化脂質の β 開裂が起こるため減少する．食品衛生法の中では，即席めん類，油脂で処理した菓子，洋生菓子，揚げ処理用の油脂で規格基準となっている．

$$\mathrm{PV}\ (\mathrm{meq/kg}) = A \times F \times 10 / B \tag{式3}$$

　　A：0.01mol/L チオ硫酸ナトリウム標準液使用量（mL）
　　B：試料採取量（g）
　　F：0.01mol/L チオ硫酸ナトリウム標準液のファクター

b. 酸価（Acid value：AV）
（基準油脂分析試験法 "2.3.1-1996　酸価"）

油脂が加水分解したとき生成する遊離脂肪酸，自動酸価の進行とともに二次的に生成する短鎖の有機物の両方を測定して得られる値であり，油脂の遊離脂肪酸の解離の度合を知る指標である．フェノールフタレインを指示薬とし，水酸化カリウム―エタノール標準液による中和滴定を行い，得られた結果を式4に代入して AV を求める（単位なし）．PV 同様に食品衛生法の中では，即席めん類，油脂で処理した菓子，洋生菓子，揚げ処理用の油脂で規格基準となっている．

$$\mathrm{AV} = (5.611 \times A \times F) / B \tag{式4}$$

　　A：0.1mol/L 水酸化カリウム―エタノール標準液の使用量（mL）
　　B：試料採取量（g）
　　F：0.1mol/L 水酸化カリウム―エタノール標準液のファクター

c. カルボニル価(Carbonyl value: COV, CV)
(基準油脂分析試験法"2.5.4-1996 カルボニル価")

脂質の自動酸化時に二次酸化生成物として生じる,アルデヒドやケトンなどのカルボニル化合物を測定して得られる値である.2,4-ジニトロフェニルヒドラジンと油脂とを反応させ,ヒドラゾンを生成させたのち,ヒドラゾンの特異的吸収である440 nm を測定し,式5より COV(CV)を求める(単位なし).食品衛生法の中では,揚げ処理用の油脂で規格基準の1つとして採用されている.

$$COV\ (CV) = A/B \qquad (式5)$$

　　A:波長 440 nm における吸光度
　　B:試料溶液 5 mL 中の試料量(g)

d. アニシジン価(p-Anisidine value: AnV)
(基準油脂分析試験法"2.5.3-1996 アニシジン価")

COV(CV)同様に脂質の二次酸化生成物を測定して得られる値である.AnV は,p-アニシジン(p-メトキシアニリン)と試料を反応させ,発色する黄色を 350nm で測定したものであり,式6より求められる.この方法は,とくに食品衛生法中では採用されていない.

$$AnV = 25 \times (1.2 \times A - B)/C \qquad (式6)$$

　　A:p-アニシジンと反応後の溶液の吸光度
　　B:試料溶液の吸光度
　　C:試料溶液 25 mL 中の試料量(g)

以上が,一般的に用いられている分析であるが,このほか劣化指標の分析には共役ジエン含量測定法,チオバルビツール酸(TBA)法,化学発光(CL)測定法,蛍光測定法などがある.

付表1　オレイン酸-リノール酸型の脂肪酸組成 [%]

油脂名	10:0	12:0	14:0	16:0	16:1	17:0	17:1	18:0	18:1	18:2	18:3	20:0	20:1	22:0	22:1	24:0
アーモンドナッツ油				6.7	0.5			1.2	66.3	22.3						
アプリコット核油				7.6	0.8			1.3	68.3	22.0						
〃				5.2	0.8			1.2	58.7	33.4	0.7					
アボガド油				12.4	4.6		0.1	0.5	65.3	15.9	1.0		0.2			
あまに油				6.6				2.9	14.5	15.4	60.6					
いちい種子油			0.1	3.1	0.1			1.2	38.1	48.9	4.3		1.6			
うめ(十郎)種子油				8.8	1.2			1.4	56.5	31.7	0.2	0.2				
ウリ科キュウリ属種子油																
Cucumis callosus			0.6	10.6				10.0	17.5	59.1		1.6		0.6		
ウルシ科ウルシ属種子油																
Rhus hirta	2.1		0.2	27.5				0.6	41.2	20.8	3.6	2.0				
オリブ油				9.8	0.6			3.2	73.8	11.1	0.4					
オレンジ種子油	5.4			28.8	0.7			2.6	23.7	31.0	6.5					
〃				26.6	0.4			5.5	27.6	36.4	3.4					
カカオ脂			0.1	25.6	0.2	0.2		34.6	34.7	3.3		0.9				
カシューナッツ油				10.2	0.4			8.5	60.9	18.3		0.8				
かぼちゃ種子油			0.1	11.7				5.0	52.0	31.0		0.2				
〃				18.4				5.9	22.0	53.0	0.6					
キャッサバ種子油	0.8	4.6	1.5	11.4				4.6	25.1	51.4						
クルミナッツ(Black)油				3.1				2.6	29.1	58.3	4.9					
〃 (English)油				7.3	0.2			2.3	19.1	57.4	13.1					
クロウメモドキ種子油			1.2	15.9				1.1	63.1	4.5	13.6					
けし油				9.5	0.2			2.5	15.6	71.7	0.3					
小麦胚芽油			0.1	15.5	0.1			1.1	21.9	53.5	6.1	0.2	1.3	0.2		
米ぬか油			0.3	16.2	0.1			1.8	41.4	37.5	1.6					
こま油				8.8				5.3	39.2	45.8	0.1	0.1				
ゴム核油			0.2	11.4				8.2	21.4	37.6	20.1					
ゴレンシ種子油			0.7	21.3				8.2	45.8	22.3	1.1		0.3	0.3		
サフラワー油				6.8				2.5	12.6	77.4	0.1					
シア脂				4.0				41.0	47.4	6.1		1.5				
シソ科アキギリ属種子油																
Salvia pleiea			3.1	7.8				3.3	13.4	43.9	28.5					
すいか種子油			0.4	13.5				10.5	25.0	50.6						
スダチ種子油			0.2	20.9	1.4	0.3		2.7	32.8	43.0	6.9	0.2				
タマリンド核油				14.8				5.9	27.0	7.5	5.6	4.5		12.2		22.3
タロー木種子油				3.1	0.2			45.5	50.5	0.4						
大豆油				10.4				4.0	23.5	53.5	8.3					
茶種子油				17.8			1.3	3.0	59.9	18.0						
月見草種子油				6.2				1.8	11.9	70.6	9.5					
〃				7〜10				2〜4	6〜11	65〜80	8〜14					
つばき油				8.2				2.1	85.0	4.1	0.6					
ツブ核油				23.6				4.5	33.7	35.6	1.4	1.0				
コーン油			0.1	11.1				2.1	32.6	52.2	1.4					
トマト種子油			0.1	20.3		0.1		2.8	18.4	55.4	0.7	2.1				
なし(豊水)種子油	0.1	0.1	8.3	0.3	0.1			2.5	35.0	51.1	0.4	0.8	0.5	0.3	0.1	0.3
なたね(ローエルシック)油				3.9				1.8	57.9	21.8	11.3		1.7		1.0	
ハシバミナッツ油				4.7	0.2			1.6	76.4	16.3	0.2	0.1	0.2			
ハトムギ種子油			0.1	12.0				2.1	58.6	26.2	0.3	0.4	0.2			
バターナッツ油				1.6				0.8	19.0	61.9	16.0					
パームオレイン油		0.3	1.1	33.1				3.4	48.1	13.3						
パーム油		0.2	1.1	43.1				4.5	40.7	9.7						

つづく

付表 1 のつづき

油脂名	10:0	12:0	14:0	16:0	16:1	17:0	17:1	18:0	18:1	18:2	18:3	20:0	20:1	22:0	22:1	24:0
ヒッコリーナッツ油				8.8	0.5			2.3	52.0	33.5	1.7	0.2				
ひまわり油				6.7				4.0	17.9	69.8	0.9					
ひょうたん種子油				11.8				3.5	22.2	60.6						
ピスタチオナッツ油				8.6	0.7			2.3	68.8	17.8	0.3	0.3	0.6			
〃				11.2	0.7			0.8	59.1	26.7	0.3					
ぶどう(甲州)種子油	0.1		0.2	11.1	1.3			3.9	21.2	61.4	0.7					
ブラジルナッツ油				14.1	0.3			8.6	29.0	46.6			0.3			
プルーン核油				8.0				1.7	61.2	29.0						
へちま種子油			0.5	20.9				10.8	24.1	43.7						
ペカンナッツ油				5.7	0.1			2.2	66.9	22.1	1.1	0.2	0.4			
マカデミアナッツ油				8.3	21.8		0.1	2.1	56.4	2.8		2.4	3.1	0.8	0.3	0.5
マツナッツ油				5.8	0.3			3.8	38.9	46.4	0.8	0.7	0.9			
マンゴー核油				9.5				37.7	45.5	5.4		1.6				
マンダリン種子油				25.0	0.6			4.3	27.0	39.8	3.1					
ミラクルベリー種子油		0.4	1.1	42.7				4.4	32.1	17.5	1.2	0.2				
ムクノキ核油				5.3	0.1			3.0	6.1	85.1	0.4					
メロン(オリエンタルマスクメロン)種子油				14.3				8.5	21.9	55.3						
メロン(ブルガリア)種子油			0.6	12.2	0.1			11.2	11.1	64.7	0.2					
綿実油			0.7	20.1	0.6			2.4	18.9	56.5						
モーラ脂				23.0				22.9	38.8	14.8		0.5				
モッコク種子油				19.6	4.4			2.0	46.9	27.1						
もも種子油				7.2				2.3	74.8	15.6						
もも(ハナモモ)種子油				5.8					69.7	24.5	2.0					
やまもも種子油			0.3	11.7	0.7			6.0	29.9	50.3	0.5		0.3			
ユコウ種子油			0.1	21.5	0.6	0.2		2.6	28.5	42.4	3.2	0.5				
ゆず種子油				20.5	1.7	0.2		2.7	32.1	39.3	2.0	0.1				
ライム種子油	0.9	1.0		19.1	0.3			0.8	17.1	18.6	42.3					
〃				29.4	0.8			4.4	25.4	33.5	6.6					
落花生油				11.7	0.1			3.4	41.6	36.7	1.8	0.2	1.1	3.0		
〃 (スパニッシュ)種子油				10.9	0.1			3.7	38.0	38.4	0.2	1.8	1.3	3.9		1.6
〃 (バージニア)種子油				9.7	0.1			3.2	48.7	30.7	0.2	1.5	1.3	3.0		1.6
レモン(スイート)種子油				29.2	0.7			3.1	26.8	36.9	3.4					

［日本油化学協会 編,"改定3版 油脂化学便覧",pp. 104-106 丸善 (1990)］

付表2　低・中鎖脂肪酸含有植物油脂の脂肪酸組成　[%]

油脂名	6:0	8:0	10:0	10:1	12:0	12:1	14:0	14:1	15:0	16:0	16:1	18:0	18:1	18:2	18:3	20:0	20:1
あおもじ種子油			21.5	2.9	43.3	20.5	1.9	1.8		0.7		0.7	4.9	1.6			0.2
いぬがし種子油		0.2	20.6	0.6	65.2	2.9	1.5	2.1		0.7		0.1	2.8	3.2			
かごのき種子油			0.1	26.2	67.0		1.0			0.4		0.1	3.2	1.7			0.3
くろもじ種子油		0.2	36.8	4.6	31.3	16.6	1.6	2.1		0.6		0.2	4.3	2.1			0.2
グアバ種子油		2.4	1.2		0.8		0.9	0.9	1.2	13.3		11.1	14.0	52.1			
グレープフルーツ種子油			8.4							42.6		0.8	12.2	34.5	1.4		
しろだも種子油		0.1	7.4	1.8	50.1	12.7	2.0	8.1		1.3	0.1	0.5	8.3	5.1		0.4	1.0
〃			11.5		32.7		2.2			3.0	1.6		25.7	15.2	8.1		
しろもじ種子油			1.0		66.3	20.5	3.1			0.5		0.3	6.0	2.1			0.2
たぶのき種子油			0.5		56.7	26.4	0.8			1.9	0.1	0.3	10.1	2.8			0.4
〃			4.8	4.1	33.5	37.8	3.6	5.0		0.6	0.2	0.7	6.7	2.8			0.2
てんだいうやく種子油			0.2		2.7	7.9	7.8	41.7		2.5	1.4	0.6	12.8	2.3			0.1
なつめやし種子油	0.2	0.2	2.8		17.4		11.5			10.3	0.2	2.8	44.3	8.5	0.6	0.1	
にっけい種子油			37.5		58.0		0.7	0.7		0.1	1.0		1.3	0.7			
はまびわ種子油			1.2		71.9		1.8			2.5		0.4	12.5	8.3	1.4		
パーム核油	0.1	3.6	3.5		47.3		16.4			9.1		2.3	16.8	0.3			
ミソハギ科クヘア属																	
Cuphea calophylla		0.1	5.0		85.0		6.8			1.1		0.1	0.5	1.3			
Cuphea ferrisiae		1.2	82.2		1.9		1.0			3.2			2.7	4.4	6.4		
Cuphea jorullensis		0.1	32.0		53.1		4.1			1.5		0.6	2.7	5.0		0.1	0.1
Cuphea koehneana		0.1	91.6		1.5		0.6			1.3		0.3	1.1	3.1	0.2	0.1	0.1
やし油	0.4	7.7	6.2		47.0		18.0			9.5		2.9	6.9	0.2			

[日本油化学協会　編，"改定3版　油脂化学便覧"，p.107，丸善（1990）]

付表3 水産動物油脂の脂肪酸組成 [%]

油脂名	14:0	14:1	15:0	16:0	16:1	17:0	17:1	18:0	18:1	18:2	18:3	18:4	20:1	20:4	20:5	22:1	22:5	22:6	24:1
アユ(天然)	6.8			1.4	26.7	16.3			2.5	10.7	3.3	12.5			1.1	5.1		2.0	3.8	0.2
〃(養殖)	5.8			0.4	31.4	11.1			5.5	25.3	7.4	4.4		0.2	1.8	1.4		0.6	2.7	
イワシ																			
ウルメイワシ	5.0			19.9	7.5			7.3	12.6	1.5	1.5	0.8	0.8		1.5	10.3	2.0	2.8	20.6	
カタクチイワシ	6.9			16.1	9.0			5.4	13.5	2.0	1.4	1.2	1.4		0.3	11.7	2.4	0.9	20.3	
マイワシ	7.5		0.3	17.0	9.1	0.4	0.7	2.3	12.5	2.7	0.8	3.7	5.0		1.9	16.8	4.1	2.3	10.2	1.5
オキアミ	14.6			22.2	11.2	0.5	0.5	1.4	20.8	1.4			2.1		1.5	16.5			7.3	
貝																			
アサリ	5.3			48.9	10.9			20.0	7.8						2.8					
カキ(マガキ)	7.4	1.0	0.5	25.6	7.4			4.2	14.3	3.1			9.1	0.4		7.0				
シジミ(マシジミ)	6.0			37.8	19.9			5.9	19.4	1.5	0.8		4.5							
ギンダラ	5.1			14.9	9.1			2.9	29.0	1.2	0.7	0.4	10.0		0.9	4.8	9.1	0.6	5.1	
鯨																			
イワシ鯨	5.6	0.8	0.8	15.1	7.6	1.7	1.4	4.6	25.8	2.3	1.7		10.7		2.3	8.8	1.5	6.4	0.2	
ニタリ鯨	5.1	0.3	0.8	22.8	11.8	2.3	1.6	6.4	35.1	1.2	0.6		2.5	0.5	1.0	1.5		6.0		
マッコウ鯨(体油)	6.1	3.0	0.8	11.4	16.7		2.0	2.9	25.9	0.9	0.8		15.7			5.0				
ミンク鯨	8.1	1.2	0.1	11.9	12.9	0.9	0.8	1.8	29.5	2.5	0.9		3.1	0.8	10.7	1.7	4.3	8.8	
サケ	5.3		0.3	15.5	4.8	1.1	0.6	3.7	17.2	0.9	0.3	1.2	8.2	1.7	8.5	8.9	3.5	18.2	
サメ肝油																			
アイザメ	1.9		0.3	18.3	6.4	1.4	0.8	2.9	31.6	0.6			11.7	0.9	1.5	10.7		7.2	3.8	
ウサギザメ	1.6	0.2	0.3	12.0	6.6	1.2	1.2	3.0	52.1				13.4			8.0				
ウバザメ	1.1	0.1	0.3	10.6	0.8	1.1	0.3	3.5	4.5				20.4			38.8			17.6	
シュモクザメ	2.1		0.2	15.8	5.1	1.3	0.6	3.3	21.8	0.8			14.8	0.9	3.6	12.2	1.7	12.5	2.1	
ツマグロザメ	2.3	0.1	0.7	20.3	5.1	2.4	1.5	6.8	30.3	0.9			4.7	1.3	2.4	1.0		16.8	2.1	
ヘラツノザメ	1.5		0.4	23.4	5.9	1.8	1.2	2.2	36.6	1.0			9.2		2.0	6.7		7.2		
ラブカ	1.2	0.2	0.2	10.2	4.5	0.3	0.9	1.9	28.1	0.3			23.2		1.2	18.6		2.1	3.7	
サンマ	7.1		0.6	10.9	4.3	1.0	0.3	2.3	6.0	1.6	1.1	3.3	18.1	1.4	4.9	21.2	1.2	11.0	2.1
スケトウタラ肝油	4.9	0.3	0.1	12.5	11.5	1.8	0.8	2.0	25.9	0.5			11.0	0.4	12.6	8.9		6.0		
スルメイカ(肝油)	4.2	0.8	0.9	15.1	6.3	1.6	1.1	3.4	15.9	1.6	0.9	1.6	9.1	2.9	9.6	5.8	1.1	13.8	1.5
ニシン	7.9			20.7	5.8			2.0	18.2	1.4	1.1	1.9	9.1		6.0	14.0		7.7		
〃	7.6			17.7	9.0			0.7	20.6	1.2	0.3	0.9	12.8	0.2	7.5	13.8	0.8	5.6		
〃	4.5		0.5	20.2	11.9		0.8	2.2	31.4	1.7	0.7	0.9	1.4	0.8	10.9	1.7	0.6	8.4	0.6
ヒウチダイ	0.9	0.3	0.1	0.8	11.5	0.5	0.7	0.3	56.1	1.1	0.2	0.2	17.8	0.3	0.2	7.4		0.1	0.7
マグロ																			
キハダマグロ	1.7			22.2	3.4			7.7	16.2	1.7	0.9		1.7	4.3	5.1	0.9	1.7	26.5	
クロマグロ	4.6		0.7	17.5	5.6	1.6	0.5	5.7	16.4	1.9	0.9	1.6	4.8	2.1	8.7	3.0	2.7	18.8	1.5
ビンナカマグロ	3.0			21.8	5.3			4.4	19.1	2.0	2.6	1.9	2.9	1.9	8.6	1.6	0.7	23.2	
メバチマグロ	1.1		0.3	22.4	1.5	1.2	0.8	9.4	10.7	0.3			0.7	4.2	3.9		3.4	37.0	
マサバ	5.2			16.0	6.7			4.6	18.9	1.8	2.8	2.5	5.8		0.5	8.9	1.2	9.4		
マリンクロレラ	5.2			16.1	22.0			0.5	4.8	3.9	1.1				6.3	37.4				
メンヘーデン	9.7			21.3	14.2		1.9	3.4	12.5	2.5	1.4	3.0	1.5	2.2	12.8		2.5	7.4	1.0

(注):水産物は多種の脂肪酸が存在するため全脂肪酸は示していない
[日本油化学協会 編,"改定3版 油脂化学便覧",p.111,丸善(1990)]

付表4 乳脂肪の脂肪酸組成 [%]

油脂名	4:0	6:0	8:0	10:0	12:0	14:0	14:1	15:0	16:0	16:1	17:0	17:1	18:0	18:1	18:2	18:3
ウシ	1.2	2.4	1.4	3.3	3.8	13.2			33.4				13.1	26.0	2.1	
ウシ	3.4	2.3	1.4	2.9	3.3	11.0	1.8	1.8	28.7	2.9	1.1	1.4	10.9	23.9	1.5	0.8*
ウシ	3.2	2.2	1.3	2.7	2.9	11.9	1.8	1.2	28.9	1.9	0.2		11.3	27.3	2.5	0.7
ウマ		1	3	6	6	7	2		15	8			3	19	8	16
ウマ	1.1	1.9	4.4	7.9	6.8	7.4	1.9		15.4	7.2			2.4	16.3	6.6	14.0
スイギュウ(バッファローギー)	4.2	1.7	1.1	1.9	1.8	10.8	1.1	1.1	32.5	2.1	0.6		12.5	25.8	2.6	0.5
ヒツジ	3	3	2	5	4	10	1		24	2			13	26	5	
ヒツジ	7.5	5.3	3.5	6.4	4.5	9.9	0.6		21.6	2.0			10.3	21.6	4.3	
ヒト			0.2	2.7	11.2	10.0	0.3	0.2	20.9	4.1	0.3	0.2	4.4	23.7	15.1	1.6
ヒト			0.2	1.6	6.5	6.2	0.3	0.2	17.9	3.8	0.4	0.3	4.3	29.7	20.2	3.1
ヒト	1			2	5	7			29	3			7	36	7	
ヒト	0.8	0.2	0.1	1.4	3.4	5.7	0.2		28.9	3.0			7.2	35.1	5.9	
ブタ					2.2			0.2	25.0	4.5	0.6	0.3	5.9	32.7	25.4	1.2
ヤギ	7.5	4.7	4.3	12.8	6.6	11.8	0.8		24.1	2.2			4.7	16.5	2.8	

[日本油化学協会 編,"改定3版 油脂化学便覧", p.111, 丸善 (1990)]

付表5 陸産動物油脂の脂肪酸組成 [%]

油脂名	12:0	14:0	14:1	16:0	16:1	17:0	17:1	18:0	18:1	18:2	18:3	20:0	20:1	20:4
アヒル(肉脂)		0.2		21.4	4.8			5.6	52.8	14.3	0.6			
〃 (腸間膜脂肪)	1.1	1.5		22.4	2.3			5.3	50.8	14.1		1.1		1.4
〃 (皮脂)	1.2	1.6		22.8	2.2			5.4	49.7	13.9		1.8		1.5
〃 (フェザー羽毛油)	2.9	3.2	0.5	25.1	2.3			17.0	14.8	22.0		2.0		1.6
〃 (ダウン羽毛油)	6.6	4.3	0.4	21.2	0.9			21.3	10.4	19.3		2.8		1.6
イヌ		3		22	4			9	52	20				
ウサギ		7		33	6			5	29	20				
ウシ		3.3	0.8	26.4	4.4	1.3	0.7	18.2	41.2	3.3				
〃		4		30	5			25	35	1				
〃 (牛脚油)				18	10			3	67	2				
ウマ	0.2	3.2	0.4	24.9	7.0	0.4	0.5	5.9	35.5	10.8	9.5		0.8	
〃		5		27	7			5	35	5	16			
ニワトリ		1		27	7			6	45	14				
〃 肉油(モモ, ブロイラー, 雄)		0.5		21.8	2.7			18.8	27.0	16.9				12.3
〃 肉油(モモ, 大和肉鶏, 雄)		0.5		20.5	1.8			22.1	23.6	18.3				13.3
ネズミ		8		27	15			8	35	15				
ヒツジ		7		30	4			28	28	3				
〃 脂(マトン)		2		25				30	39	4				
ヒト		3		25	9			4	48	11				
ブタ	0.1	14.0		23.8	3.0	0.4	0.2	15.7	39.4	12.8	1.4	0.1	1.7	
〃		1		29	3			15	43	9				
ミンク油		3.9	1.0	17.1	17.1			0.6	2.9	41.9	9.6	0.7		1.4
〃 (皮下脂肪)		3〜6		15〜20	17〜22			<4	35〜50	5〜10				
卵黄油														
ニワトリ(ホワイトレグホン)		0.4	0.1	25.4	4.2	0.1		8.9	49.0	11.1	0.2		0.1	0.5
アヒル		0.4		29.2	4.4			7.0	49.7	6.2				3.1
〃		0.8		27.7	4.0	0.1	0.1	4.8	54.4	6.7	0.2		0.5	0.7
シチメンチョウ		0.4	0.1	27.1	4.7	0.3	0.2	8.8	44.5	12.9	0.1			1.1

[日本油化学協会 編,"改定3版 油脂化学便覧", p.111, 丸善 (1990)]

付表6 脂質代謝関連の特定保健用食品一覧(平成15年10月7日現在)

商品名	申請者	食品の種類	関与する成分	許可を受けた表示内容	摂取をする上での注意事項	許可日	許可番号
大豆からあげ	不二製油株式会社	からあげ	大豆たんぱく質	本製品は分離大豆たん白質を原料にし、血中コレステロールを低下させる働きのある大豆たん白質を摂取しやすいように工夫してあるので、コレステロールが気になる方の食生活の改善に役立ちます。	なし	10. 4.24	176
ワンディバランスミートボール	日本ハム株式会社	チルドミートボール	大豆たんぱく質	本品は分離大豆たんぱく質を原料に加え、コレステロールを低下させるように工夫してあるので、コレステロールが気になる方の食生活の改善に役立ちます。	本品の摂取により疾病が治癒するものではありません。	13. 5.23	353
ワンディバランスハンバーグ	日本ハム株式会社	チルドハンバーグ	大豆たんぱく質	同上。	同上。	13. 5.23	352
ヘルケット	日本化薬フードテクノ株式会社	ビスケット	キトサン	"ヘルケット"はコレステロールの高い方又は注意している方の食生活の改善に役立ちます。	食物繊維が含まれているため、なるべく水分と共にお召し上がりください。	13. 9.13	372
G-9 100 (ジーナイントヒャク)	かねさ株式会社	清涼飲料水	大豆たんぱく質	本製品は、分離大豆たんぱく質を原料にし、血清コレステロールを低下させる働きのある大豆たんぱく質を摂取しやすいように工夫されてあるので、コレステロールが高めの方の食生活の改善に役立ちます。	1度に多量に摂取することにより、疾病が治癒したり、より健康が増進できるものではありません。	13. 8.27	361
ワンディバランススポーツウインナー	日本ハム株式会社	ウインナーソーセージ	大豆たんぱく質	ワンディバランススポーツウインナーは分離大豆たんぱく質を原料に加え、血清コレステロールを低下させる大豆たんぱく質を摂取しやすいように工夫してあるので、お肉類は好きだけれども、コレステロールが気になる方の食生活の改善に役立ちます。	多量に摂取することにより、疾病が治癒したり、より健康が増進できるものではありません。	9. 10.21	130
ワンディバランススポーツフランク	日本ハム株式会社	フランクフルトソーセージ	大豆たんぱく質	ワンディバランススポーツフランクは分離大豆たんぱく質を原料に加え、血清コレステロールを低下させる大豆たんぱく質を摂取しやすいように工夫してあるので、お肉類は好きだけれども、コレステロールが気になる方の食生活の改善に役立ちます。	同上。	9. 10.21	131

商品名	会社	種別	主成分	説明	注意事項	日付	番号
コロバランス	日清製粉株式会社	粉末清涼飲料	サイリウム種皮由来の食物繊維	"コロバランス"は、コレステロールの吸収を抑え、おなかの調子を整える食物繊維の豊富なサイリウム種皮を原料とし、血中コレステロールを低下させるよう工夫しているので、コレステロールが高めの気になる方、おなかの調子が気になる方の食生活の改善に役立ちます。おいしく食べておなかすっきり。	＊1スティックをコップ（100ml）の水に混ぜて、お召し上がりください。しばらく放置するとゼリー状になります。その場合はスプーンですくってお召し上がりください。＊お召し上がり後、さらにコップ1杯の水などを飲んでいただくことをお勧めします。＊粉末のまま直接口に入れると、粉末が水分を吸ってゼリー状に固まり、のどに詰まる恐れがありますのでおやめください。＊月経時及び貧血気味の方は鉄分の補給を心掛けてください。＊原材料をご参照の上、食物アレルギーのある方は、お召し上がりにならないでください。	13.9.20	383
エコナクッキングオイル	花王株式会社	食用調理油	ジアシルグリセロール	この油は、ジアシルグリセロールを主成分としているので、他の食用油と比較して、食後の血中中性脂肪が上昇しにくく、しかも体に脂肪がつきにくいのが特徴です。	多量摂取により疾病が治癒したり、より健康が増進するものではございません。	10.5.20	180
コレカット	株式会社カイゲン	清涼飲料水	低分子化アルギン酸ナトリウム	商品"コレカット"は、おなかの調子を整える作用を持つ水溶性食物繊維（低分子化アルギン酸ナトリウム）を配合し、飲みやすいように工夫されています。コレステロールが高めの方や気になる方、おなかの調子が気になる方・整えたい方に適した、食物繊維が不足しがちな現代人の食生活の改善に役立つ飲料です。おいしく飲んでおなかスッキリ!!	飲み過ぎ、あるいは体質・体調によりおなかが緩くなることがあります。	10.11.30	191
コレステブリン	オムロン株式会社	清涼飲料水	低分子化アルギン酸ナトリウム	商品"コレステブリン"は、コレステロールの吸収をおさえ、おなかの調子を整える作用を持つ水溶性食物繊維（低分子化アルギン酸ナトリウム）を配合し、飲みやすいように工夫されています。コレステロールが高めの方や気になる方、おなかの調子が気になる方・整えたい方に適した、食物繊維が不足しがちな現代人の食生活の改善に役立つ飲料です。おいしく飲んでおなかスッキリ!!	飲み過ぎ、あるいは体質・体調によりおなかが緩くなることがあります。	10.11.30	192
エコナクッキングオイルビタミンE入り	花王株式会社	食用調理油	ジアシルグリセロール	この油は、ジアシルグリセロールを主成分としているので、他の食用油と比較して、食後の血中中性脂肪が上昇しにくく、しかも体に脂肪がつきにくいのが特徴です。	多量摂取により疾病が治癒したり、より健康が増進するものではございません。	11.6.4	217

商品名	申請者	食品の種類	関与する成分	許可を受けた表示内容	摂取をする上での注意事項	許可日	許可番号
エコナクッキングオイル炒め物専用	花王株式会社	食用調理油	ジアシルグリセロール	同上	同上	11. 6. 4	218
エコナクッキングオイル炒め物専用ビタミンE入り	花王株式会社	食用調理油	ジアシルグリセロール	同上	同上	11. 6. 4	219
エコナヘルシー＆ヘルシークッキングオイル	花王株式会社	食用調理油	ジアシルグリセロール植物性ステロール（β-シトステロール）	この油は、ジアシルグリセロールを主成分としています。他の食用油に比べ、食後の血中中性脂肪が上昇しにくく、体に脂肪がつきにくいのが特長です。更に、コレステロールの吸収を抑制する働きのある植物性ステロールの配合により、血中コレステロール、特にLDLコレステロールを下げるのが特長です。	同上	11. 6. 4	220
エコナヘルシー＆ヘルシークッキングオイル植物性ビタミンE入り	花王株式会社	食用調理油	ジアシルグリセロール植物性ステロール（β-シトステロール）	同上	同上	11. 6. 4	221
エコナヘルシー＆ヘルシークッキングオイル炒め物専用	花王株式会社	食用調理油	ジアシルグリセロール植物性ステロール（β-シトステロール）	同上	同上	11. 6. 4	222
エコナヘルシー＆ヘルシークッキングオイル炒め物専用ビタミンE入り	花王株式会社	食用調理油	ジアシルグリセロール植物性ステロール（β-シトステロール）	同上	同上	11. 6. 4	223
ゼリージュースイサゴール	アイブロ製薬株式会社	粉末ゼリー飲料	サイリウム種皮由来の食物繊維	"ゼリージュースイサゴール"は、取り過ぎたコレステロールの吸収をおさえ、おなかの調子を整える食物繊維の豊富なサイリウムの種皮を原料としています。血清コレステロールを低下させるような方、おなかの調子が気になる方の食生活の改善に役立ちます。おいしく食べておなかつきり。	1スティックをコップ（100 ml）の水に混ぜゼリー状にしてお召し上がりください。サイリウムの調合や製造にたずさわる人に、ごくまれにの過敏反応を起こす可能性がある皮膚にかゆみ、発疹の過敏反応を起こす可能性があります。月経時及び貧血気味の方は鉄分の補給を心掛けて下さい。	11.12.24	246

商品名	会社名	種類	関与成分	表示内容	注意事項	年月日	No.
健康宣言ヘルシーバーグ	丸大食品株式会社	ハンバーグ	大豆たんぱく質	本製品は、食事由来のコレステロールが吸収されにくい工夫がされています。血清コレステロールが気になる方の食生活の改善に役立ちます。	多量に摂取することにより、疾病が治癒したり、より健康が増進できるものではありません。	11.12.24	251
豆乳で作ったヨーグルト	トーラク株式会社	はっ酵豆乳	大豆たんぱく質	本製品は豆乳を原料とし、血清コレステロールを低下させる働きのある大豆たんぱく質を摂取しやすいように工夫されているので、コレステロールが気になる方の食生活の改善に役立ちます。	多量に摂取することにより、疾病が治癒したり、より健康が増進できるものではありません。	12. 3.28	261
エコナクッキングオイルS	花王株式会社	食用調理油	ジアシルグリセロール	この油は、ジアシルグリセロールを主成分としているので、他の食用油と比較して、食後の血中中性脂肪が上昇しにくく、しかも体に脂肪がつきにくいのが特徴です。	多量摂取により疾病が治癒したり、より健康を増進するものではございません。	12. 5.12	264
日清おいしさプラスキトサンヌードルしょうゆ味	日清食品株式会社	スナックめん	キトサン	コレステロールの吸収を低下させる働きのあるキトサンを配合したカップ麺で、コレステロールが高めの方に適した食品です。	本品は減塩をしておりますが、塩分が気になる方はスープを残してお召し上がり下さい。食生活のバランスを考え、他の食品も合わせてご利用下さい。	12.10.10	287
日清おいしさプラスキトサンヌードルタンメン	日清食品株式会社	スナックめん	キトサン	同上	同上	12.10.10	288
リメイクコレステブロックコーヒー味	協和発酵工業株式会社	粉末清涼飲料	リン脂質結合大豆ペプチド(CSPHP)	本品は、コレステロールの吸収を低下させる働きのあるリン脂質結合大豆ペプチド(CSPHP)を主成分としており、コレステロールが多い食事を取りながらも血中コレステロール値が高めの方に役立つ食品です。	食べ過ぎ、あるいは体質・体調により、お腹がゆるくなることがあります。	12.12.12	296
リメイクコレステブロックココア味	協和発酵工業株式会社	粉末清涼飲料	リン脂質結合大豆ペプチド(CSPHP)	同上	同上	12.12.12	297
大豆から作ったスープ(スパイシー味)	明治製菓株式会社	乾燥スープ	大豆たんぱく質	本品は、血清コレステロールを低下させる働きのある大豆たんぱく質を原料とし、いように工夫してあるので、コレステロールが高めの方に適した食品です。	多量に摂取することにより、疾病が治癒したり、より健康が増進出来るものではありません。	12.12.28	310
大豆から作ったスープ(コーンポタージュ味)	明治製菓株式会社	乾燥スープ	大豆たんぱく質	同上	同上	12.12.28	311

商品名	申請者	食品の種類	関与する成分	許可を受けた表示内容	摂取をする上での注意事項	許可日	許可番号
豆乳で作ったとろ〜りヨーグルト	不二製油株式会社	殺菌はっ酵豆乳	大豆たんぱく質	本製品は豆乳を原料とし、血清コレステロールを低下させるはたらきがある大豆たんぱく質を摂取しやすいように工夫されているので、コレステロールが気になる方の食生活の改善に役立ちます。	多量に摂取することにより、疾病が治癒したり、より健康が増進できるものではありません。	13. 1.18	312
調製豆乳	トーラク株式会社	調製豆乳	大豆たんぱく質	本製品は豆乳を原料とし、血清コレステロールを低下させるはたらきのある大豆たんぱく質を摂取しやすいように工夫されているので、コレステロールが気になる方の食生活の改善に役立ちます。	多量に摂取することにより、疾病が治癒したり、より健康が増進できるものではありません。	13. 3.23	333
大豆農場の豆乳プレーン	トーラク株式会社	調製豆乳	大豆たんぱく質	同上	同上	13. 3.23	334
ラーマ プロ・アクティブ	日本リーバ株式会社	マーガリン	植物ステロールエステル	ラーマ・プロ・アクティブは、コレステロールの吸収を抑制する働きのある植物ステロールエステルの配合により、血中コレステロール、特にLDLコレステロール（悪玉コレステロール）を下げるのが特徴です。健康維持にはもちろん、コレステロールが高めの方におすすめします。	植物ステロールは、β-カロチンの吸収を抑制することがありますので、果物、野菜類を多量に摂取することにより、より健康が増進することができるものではありません。	13. 4. 9	345
健康宣言ヘルシーボール	丸大食品株式会社	そうざい（ミートボール）	大豆たんぱく質	本品は、コレステロールの吸収を抑制する働きのある大豆たんぱく質を配合しており、血清コレステロールが高めの方の食生活の改善に役立ちます。	多量に摂取することにより、疾病が治癒したり、より健康が増進できるものではありません。	13. 8.30	363
コレカットマスカット	株式会社カイゲン	清涼飲料水	水溶性食物繊維（低分子化アルギン酸ナトリウム）	海藻由来の水溶性食物繊維（低分子化アルギン酸ナトリウム）を配合した飲料です。コレステロールの吸収をしにくくし、おなかの調子を整える作用がありますので、食物繊維が不足しがちな現代人の食生活の改善に役立ちます。おいしく飲めておなかスッキリ！	飲みすぎ、あるいは体質・体調によりおなかがゆるくなることがあります。	13. 9.20	377
コレカットレモン	株式会社カイゲン	清涼飲料水	水溶性食物繊維（低分子化アルギン酸ナトリウム）	同上	同上	13. 9.20	378
エコバランス CR	大正製薬株式会社	清涼飲料水	低分子化アルギン酸ナトリウム	本品は海藻由来の水溶性食物繊維"低分子化アルギン酸ナトリウム"の配合により、コレステロールの吸収を抑える働きがあります。肉類や揚げ物などを多く摂りがちな方や血清コレステロール値が高めの方にお勧めします。	飲みすぎ、あるいは体質・体調により、おなかがゆるくなることがあります。	13.10.18	385

商品名	会社	種類	成分	説明	注意	日付	番号
ナチュラルケアCR	大正製薬株式会社	清涼飲料水	低分子化アルギン酸ナトリウム	本品は海藻由来の水溶性食物繊維"低分子化アルギン酸ナトリウム"の配合により、コレステロールの吸収を抑える働きがあります。肉類や揚げ物などを多く摂りながらコレステロール値が高めの方にお勧めします。	飲みすぎ、あるいは体質・体調により、おなかがゆるくなることがあります。	13.10.18	386
エルネスCR	大正製薬株式会社	清涼飲料水	低分子化アルギン酸ナトリウム	本品は海藻由来の水溶性食物繊維"低分子化アルギン酸ナトリウム"の配合により、コレステロールの吸収を抑える働きがあります。肉類や揚げ物などを多く摂りながらコレステロール値が高めの方にお勧めします。	飲みすぎ、あるいは体質・体調により、おなかがゆるくなることがあります。	13.10.18	387
コレケア	大正製薬株式会社	清涼飲料水	低分子化アルギン酸ナトリウム	本品は海藻由来の水溶性食物繊維"低分子化アルギン酸ナトリウム"の配合により、コレステロールの吸収を抑える働きがあります。肉類や揚げ物などを多く摂りながらコレステロール値が高めの方にお勧めします。	飲みすぎ、あるいは体質・体調により、おなかがゆるくなることがあります。	13.10.18	388
健康サララ	味の素株式会社	食用大豆油	植物ステロール	大豆胚芽を原料とする健康サララは、コレステロールの体内への吸収を抑える働きがある天然の植物ステロールを豊富に含んでいるので血中総コレステロールや悪玉(LDL)コレステロールを下げるのが特長です。コレステロールが高めの方の毎日の食事におすすめです。	多量に摂取しても、健康がより増進するものではありません。	13.12.26	404
コレステミン	麒麟麦酒株式会社	粉末清涼飲料	サイリウム種皮由来の食物繊維	本品は、コレステロールの吸収をおさえる働きをする食物繊維の豊富なサイリウム種皮コレステロールを低下させるよう工夫されているので、コレステロールが気になる方、おなかの調子が気になる方、おいしく食べて食生活の改善に役立ちます。	1袋をコップ1杯(100ml)の水に混ぜ、ジュース状にしてお召し上がりください。直接口に含まずに必ず水に混ぜてお召し上がりください。月経時及び貧血気味の方は、鉄分の補給を心掛けて下さい。	13.12.26	406
健康支援食品キトサン入りゼリー	株式会社 紅文食品	魚ねり製品	キトサン	本品はコレステロールを多く含んでいますので、コレステロールの気になる方におすすめです。	本品を多く摂取することにより、疾病が治癒するものではありません。	14.1.21	407
レスララ	株式会社ヤクルト本社	清涼飲料水	グロビン蛋白分解物	本品は、食後の血中中性脂肪の上昇を抑えるグロビン蛋白分解物を含んでおり、脂肪の多い食事をとりがちな人の食生活改善に役立ちます。	本品は、高脂血症の予防薬および治療薬ではありません。飲みすぎあるいは体質、体調によりおなかがゆるくなることがあります。	14.5.1	422
ヘルシーリセッタ	日清オイリオ株式会社	食用調理油	中鎖脂肪酸	この油は、中鎖脂肪酸を含み、体内に脂肪がつきにくいのが特徴です。体脂肪が気になる方や肥満気味の方は、通常の油に替えて、この油をお使いいただくことをおすすめします。	多量に摂取することにより、疾病が治癒したり、より健康が増進するものではありません。	14.12.6	447

商品名	申請者	食品の種類	関与する成分	許可を受けた表示内容	摂取をする上での注意事項	許可日	許可番号
豆乳で作ったヨーグルト フルーツ味	トーラク株式会社	はっ酵豆乳食品	大豆たんぱく質	本製品は豆乳を原料とし、血清コレステロールを低下させる働きがある大豆たんぱく質を摂取しやすいように工夫されているので、コレステロールが気になる方の食生活の改善に役立ちます。	多量に摂取することにより、疾病が治癒したり、より健康が増進できるものではありません。	14.12.6	449
コレサラット	味の素株式会社	清涼飲料水	大豆たんぱく質	本製品は、分離大豆たんぱく質を低下させる働きのある大豆たん白を摂取しやすいように工夫されてあるので、コレステロールが高めの方の食生活の改善に役立ちます。	1度に多量に摂取することにより、疾病が治癒したり、より健康が増進できるものではありません。	14.12.6	450
カラダ支援飲料 大豆プロテイン飲料	ネスレ日本株式会社	大豆たんぱく飲料	大豆たんぱく質	本品は、血中コレステロール低下作用のある大豆たんぱく質を配合していますので、コレステロールが気になる方に適しています。	多量に摂取することにより、疾病が治癒したり、より健康が増進できるものではありません。	14.12.6	457
ヘルシア緑茶	花王株式会社	清涼飲料水	茶カテキン	この緑茶は茶カテキンを豊富に含んでいるので、体脂肪が気になる方に適しています。	多量摂取により疾病が治癒したり、より健康が増進するものではありません。本品は1本当たりカフェインを80mg含有します。1日当たりの摂取目安量をおすすめください。	15.3.6	466
ヘルシア烏龍茶	花王株式会社	清涼飲料水	茶カテキン	この烏龍茶は茶カテキンを豊富に含んでいるので、体脂肪が気になる方に適しています。	多量摂取により疾病が治癒したり、より健康が増進するものではありません。本品は1本当たりカフェインを80mg含有します。1日当たりの摂取目安量をおすすめください。	15.3.6	467
イマーク	日本水産株式会社	清涼飲料水	EPA DHA	イマークは中性脂肪を低下させる作用のあるイコサペンタエン酸（EPA）、ドコサヘキサエン酸（DHA）を含んでおりますので、中性脂肪が気になる方に適しています。	本品は高脂血症の治療薬及び予防薬ではありません。治療中の方は、医師にご相談ください。	15.3.6	469
健清大豆	ネスレ日本株式会社	大豆たんぱく飲料	大豆たんぱく質	本品は、血中コレステロール低下作用のある大豆たんぱく質を配合していますので、コレステロールが気になる方に適しています。	多量に摂取することにより、疾病が治癒したり、より健康が増進できるものではありません。	15.6.11	487
前略 ピュアファイバー	株式会社サンドリー	清涼飲料水	低分子化アルギン酸ナトリウム	本品は、海藻由来の水溶性食物繊維（低分子化アルギン酸ナトリウム）を配合した、ノンカロリーで飲みやすい飲料です。コレステロールの吸収をしにくくし、おなかの調子を整える作用があり、食物繊維が不足しがちな現代人の食生活の改善に役立ちます。一日飲んでおなかスッキリ！！	飲み過ぎ、あるいは体質・体調によりおなかがゆるくなることがあります。	15.6.11	491

商品名	会社名	種類	関与成分	表示内容	注意喚起	許可日	番号
前略 マーメイドファイバー	株式会社サントリー	清涼飲料水	低分子化アルギン酸ナトリウム	本品は、海藻由来の水溶性食物繊維（低分子化アルギン酸ナトリウム）を配合した、ノンカロリーで飲みやすい飲料です。コレステロールの吸収をしにくくし、おなかの調子を整える作用がありますので、食物繊維が不足がちな現代人の食生活の改善に役立ちます。—おいしく飲んで	飲み過ぎ、あるいは体質・体調によりおなかがゆるくなることがあります。	15.6.11	492
前略 スターファイバー	株式会社サントリー	清涼飲料水	低分子化アルギン酸ナトリウム	本品は、海藻由来の水溶性食物繊維（低分子化アルギン酸ナトリウム）を配合した、ノンカロリーで飲みやすい飲料です。コレステロールの吸収をしにくくし、おなかの調子を整える作用がありますので、食物繊維が不足がちな現代人の食生活の改善に役立ちます。—おいしく飲んで	飲み過ぎ、あるいは体質・体調によりおなかがゆるくなることがあります。	15.6.11	493
大豆農場の調製豆乳 プレーン	トーラク株式会社	調製豆乳	大豆たんぱく質	本製品は豆乳を原料とし、血清コレステロールを低下させるはたらきがある大豆たんぱく質を摂取しやすいように工夫されているので、コレステロールが気になる方の食生活の改善に役立ちます。おなかがスッキリ!!	多量に摂取することにより、疾病が治癒したり、より健康が増進できるものではありません。	15.6.11	495
コレスナッチ	株式会社ファンケル	スティックビスケット	キトサン	"コレスナッチ"はコレステロールの高い方が食生活の改善に役立ちます。注意している方の食生活の改善に役立ちます。	食物繊維が含まれている為、なるべく水分と共に召し上がりください。	15.6.11	497
ハイ! 調製豆乳	不二製油株式会社	調製豆乳	大豆たんぱく質	本製品は豆乳を原料とし、血清コレステロールを低下させるはたらきがある大豆たんぱく質を摂取しやすいように工夫されているので、コレステロールが気になる方の食生活の改善に役立ちます。	多量に摂取することにより、疾病が治癒したり、より健康が増進できるものではありません。	15.6.11	498
ナップルドリンク	エムジーファーマ株式会社	清涼飲料水	グロビン蛋白分解物	本品は、食後の血清中性脂肪の上昇を抑えるグロビン蛋白分解物を含んでおり、脂肪の多い食事をとりがちな人の食生活の改善に役立ちます。	本品は、高脂血症の予防薬及び治療薬ではありません。飲みすぎあるいは体質・体調により、おなかがゆるくなることがあります。	15.6.30	519
ティープラス	森永製菓株式会社	清涼飲料水	グロビン蛋白分解物	本品は、食後の血清中性脂肪の上昇を抑えるグロビン蛋白分解物を含んでおり、脂肪の多い食事をとりがちな人の食生活改善をサポートします。	本品は、高脂血症の予防薬及び治療薬ではありません。	15.9.25	520

商品名	申請者	食品の種類	関与する成分	許可を受けた表示内容	摂取をする上での注意事項	許可日	許可番号
イサゴール・アムラ味	フィブロ製薬株式会社	粉末清涼飲料	サイリウム種皮由来の食物繊維	"イサゴール・アムラ味"は、取り過ぎたコレステロールの吸収をおさえ、おなかの調子を整える食物繊維の豊富なサイリウム種皮を原料にし、血清コレステロールを下げるよう工夫しているので、コレステロールが気になる方、おなかの調子が気になる方の食生活の改善に役立ちます。おいしく食べて、おなかすっきり。	●1スティックをコップ (100ml) の水に混ぜゼリージュース状にしてお召し上がりください。●サイリウムに直接触れる業務（調合、製造等）にたずさわる人が、ごくまれに皮膚に発疹の過敏反応を起こす可能性があります。●月経時及び貧血気味の方は、鉄分の補給を心がけてください。	15. 9.25	521
イサゴール・青りんご味	フィブロ製薬株式会社	粉末清涼飲料	サイリウム種皮由来の食物繊維	"イサゴール・青りんご味"は、取り過ぎたコレステロールの吸収をおさえ、おなかの調子を整える食物繊維の豊富なサイリウム種皮を原料にし、血清コレステロールを下げるよう工夫しているので、コレステロールが気になる方、おなかの調子が気になる方の食生活の改善に役立ちます。おいしく食べて、おなかすっきり。	●1スティックをコップ (100 ml) の水に混ぜゼリージュース状にしてお召し上がりください。●サイリウムに直接触れる業務（調合、製造等）にたずさわる人が、ごくまれに皮膚に発疹の過敏反応を起こす可能性があります。●月経時及び貧血気味の方は、鉄分の補給を心がけてください。	15. 9.25	522
イサゴール・グレープフルーツ味	フィブロ製薬株式会社	粉末清涼飲料	サイリウム種皮由来の食物繊維	"イサゴール・グレープフルーツ味"は、取り過ぎたコレステロールの吸収をおさえ、おなかの調子を整える食物繊維の豊富なサイリウム種皮を原料にし、血清コレステロールを下げるよう工夫しているので、コレステロールが気になる方、おなかの調子が気になる方の食生活の改善に役立ちます。おいしく食べて、おなかすっきり。	●1スティックをコップ (100 ml) の水に混ぜゼリージュース状にしてお召し上がりください。●サイリウムに直接触れる業務（調合、製造等）にたずさわる人が、ごくまれに皮膚に発疹の過敏反応を起こす可能性があります。●月経時及び貧血気味の方は、鉄分の補給を心がけてください。	15. 9.25	523
インナーファイバー	株式会社資生堂	粉末清涼飲料	サイリウム種皮由来の食物繊維	"インナーファイバー"は、取り過ぎたコレステロールの吸収をおさえ、おなかの調子を整える食物繊維の豊富なサイリウム種皮を原料にし、血清コレステロールを下げるよう工夫しているので、コレステロールが気になる方、おなかの調子が気になる方の食生活の改善に役立ちます。おいしく食べて、おなかすっきり。	●1スティックをコップ (100 ml) の水に混ぜゼリージュース状にしてお召し上がりください。●サイリウムに直接触れる業務（調合、製造等）にたずさわる人が、ごくまれに皮膚に発疹の過敏反応を起こす可能性があります。●月経時及び貧血気味の方は、鉄分の補給を心がけてください。	15. 9.25	533
ヘルシーコレステ	日清オイリオ株式会社	食用調理油	植物ステロール	この油は、コレステロールの体内への吸収を抑える植物ステロールを豊富に含んでいるので、血中コレステロールを下げるのが特徴です。コレステロールが気になる方の食生活の改善に役立ちます。	多量に摂取することにより、疾病が治癒したり、より健康が増進するものではありません。	15. 9.25	544

| エコナマヨネーズタイプ | 花王株式会社 | サラダ用調味料 | ジアシルグリセロール | エコナマヨネーズタイプは、ジアシルグリセロールを主成分としているので、一般のマヨネーズと比較して、体に脂肪がつきにくいのが特長です。特に、体脂肪が気になる方におすすめします。 | 多量摂取により疾病が治癒したり、より健康が増進するものではありません。 | 15. 9.25 | 545 |

参考文献

全　般

1. 日本油化学協会 編, "改定3版　油脂化学便覧", 丸善 (1990)
2. 日本油化学会 編, "第4版　油化学便覧－脂質・界面活性剤－", 丸善 (2001)
3. 日本水産油脂協会 編, "実用水産油脂事典", 学会出版センター (2004)
4. 日本油化学協会 編, "油脂用語辞典", 幸書房 (1987)

第1章

5. 日本栄養・食糧学会 監修, 五十嵐 脩・菅野道廣 責任編集, "脂肪酸栄養の現代的視点", 光生館 (1998)
6. 板倉弘重 編, "脂質の科学", 朝倉書店 (1999)
7. 菅野道廣, "「あぶら」は訴える：油脂栄養論", 講談社サイエンティフィック (2000)
8. P. W. Kuchel, G. B. Ralston 著, 林 利彦ほか訳, "例題で学ぶ代謝と生合成", マグロウヒル出版 (1993)
9. 栄養機能化学研究会 編, "栄養機能化学", 朝倉書店 (1996)
10. 香川芳子 監修, "科学技術庁資源調査会・編〈五訂日本食品標準成分表〉による　五訂食品成分表", 女子栄養大学出版部 (2002)
11. 鈴木 修, 佐藤清隆, 和田 俊 監修, "機能性脂質の新展開", シーエムシー (2001)
12. 日髙 徹, "食品用乳化剤　第2版", 幸書房 (1991)
13. 泉屋信夫, 野田耕作, 下東康幸, "生物化学序説　第2版", 化学同人 (1998)
14. 宮川髙明, "脂質ときがたり", 幸書房 (2002)
15. 鹿山 光 編 (日本水産学会 監修), "水産動物の筋肉脂質", 恒星社厚生閣 (1985)
16. 日本水産学会 編, "白身の魚と赤身の魚－肉の特性", 恒星社厚生閣 (1976)
17. M. M. Bloomfield 著, 伊藤俊洋, 伊藤佑子, 岡本義久, 北山憲三, 清野 肇, 松野昂士 訳, "生命化学のための基礎化学　有機・生化学編", 丸善 (1995)
18. H.-D. Belitz, W. Grosch, "Food Chemistry", 2nd ed., Springer (1999)

第2章～第4章

19. 文献番号5～9
20. 武藤泰敏, "消化・吸収－消化管機能の調節と適応", 第一出版 (1988)
21. 泉屋信夫, 野田耕作, 下東康幸, "生物化学序説　第2版", 化学同人 (1998)
22. 文献番号14

参考文献 217

23. 日本脂質栄養学会 監修，奥山治美，菊川清見 編，"脂質栄養学シリーズ2 脂質栄養と脂質過酸化―生体脂質過酸化は傷害か防御か―"，学会センター関西（1998）
24. 日本脂質栄養学会 監修，奥山治美，市川祐子，孫 月吉，浜崎智仁，W. E. M. ランズ編，"ブックレット（図解）心疾患予防―コレステロール仮説から脂肪酸の n-6/n-3 バランスへ―"，学会センター関西（2002）
25. 松尾 登，長谷川恭子 編，"油脂：栄養・文化そして健康"，女子栄養大学出版部（1984）
26. 糸川嘉則，"栄養の生理学"，裳華房（1999）
27. 原 健次，"生理活性脂質の生化学と応用"，幸書房（1993）
28. 原 健次，"生理活性脂質 EPA・DHA の生化学と応用"，幸書房（1996）
29. 黒木登志夫，別冊日経サイエンス，細胞のシグナル伝達，日経サイエンス（1996）
30. 早石 修，"酸素と生命"，東京大学出版会（1984）
31. 高木 徹，油化学，**27**，123（1978）
32. 文献番号 17
33. 文献番号 18
34. K. Lu, M. Lee, S. Hazard, A. Brooks-Wilson, H. Hidaka, H. Kojima, L. Ose, A.F.H. Stalenhoef, T. Mietinnen, I. Bjorkhem, E. Bruckert, A. Pandya, H. B.Brewer Jr., G. Salen, M. Dean, A. Srivastava, S. B. Patel, *Am J. Hum Genet*., **69**, 278-290（2001）
35. M. Igarashi, T. Miyazawa, *Cancer Letters*, **148**, 173-179（2000）
36. L. Lauritzen, H. S. Hansen, *Lipids*, **38**(8), 889-891（2003）

第5章

37. 日本ビタミン学会 編，"ビタミン研究のブレークスルー―発見から最新研究まで―"，学進出版（2002）
38. 八木國夫，中野 稔 監修，二木鋭雄，島崎弘幸 編，"活性酸素―化学・生物学・医学―"，医歯薬出版（1987）
39. 五十嵐 脩，"ビタミン"，丸善（1991）
40. 加藤茂明，"核内レセプターと情報伝達"，羊土社（1994）
41. 田中千賀子，加藤隆一 編，"NEW 薬理学 改訂第2版"，南江堂（1993）
42. ビタミンE研究会 編，"ビタミンE研究の進歩3"，共立出版（1993）
43. 尾形悦郎，須田立雄，小椋陽介 編，"ビタミンDのすべて"，講談社サイエンティフィック（1993）
44. 文献番号 18
45. Yamamoto Y., Fujisawa A., Hara A., Dunlop W. C., *P. Natl. Acad. Sci.* USA, **98**, 13144（2001）

第6章〜第8章

46. 藤田　哲，"食用油脂—その利用と油脂食品"，幸書房（2000）
47. 文献番号23
48. B. Halliwell, J. M. C. Gutteridge 著，松尾光芳，嵯峨井勝，吉川敏一 訳，"フリーラジカルと生体"，学会出版センター（1988）
49. Edwin N. Frankel, "Lipid oxidation", Oily Press（1998）
50. 文献番号18
51. 稲垣尚起，食品衛生研究，**16**, 370（1966）
52. 宮下和夫，日本食品科学工学会誌，**43**, 1079-1085（1996）
53. Moore W. J. 著，藤代亮一 訳，"ムーア物理化学—上—第4版"，東京化学同人（1974）
54. H. Esterbauer, H. Zollner, R. J. Schaur, (Edited by Vigo-Pelfrey, C.), "Membrane Lipid Oxidation", vol. 1, 239-268, CRC Press（1990）

第9章

55. 藤田　哲，"食用油脂—その利用と油脂食品"，幸書房（2000）
56. 小野哲夫，太田静行，"食用油脂製造技術"，ビジネスセンター社（1991）
57. 菰田　衛，"レシチン—その基礎と応用"，幸書房（1991）
58. 山下道大，小山文裕，油脂，**50**(3), 60-68；**50**(4), 44-52（1997）
59. 横溝和久，油脂，**50**(3), 46-51（1997）
60. 小原淳志，鈴木俊久，油脂，**50**(6), 70-78；**50**(7), 50-56；**50**(8), 40-44（1997）
61. 星野昭男，油脂，**51**(12), 70-79（1998）
62. 笠井亘弘，油脂，**52**(10), 42-47；**52**(11), 44-49；**52**(12), 53-61（1999）
63. 横山和明，井山大士，油脂，**53**(12), 63-69（2000）；**54**(1), 72-89；**54**(2), 48-58（2001）

第10章

64. Xu X., *Eur. J. Lipid Sci. Technol.*, 287（2000）
65. C. C. Akoh, B. G. Swanson, "Carbohydrate Polyesters as Fat Substitutes", Marcel Dekker, Inc.（1994）
66. P. A. Lucca, B. J. Tepper, *Trends in Food Science & Technology*, **5**(1), 12（1994）
67. 文献番号11
68. 長島正明，高橋禮治，食品と開発，**25**(4), 18（1990）
69. 食品と開発，**28**(4), 20（1993）
70. 武藤泰敏，"消化・吸収"，第一出版（1988）
71. 原　健次，油脂，**45**(6), 84（1992）

72. C. E. Gentry, 月刊フードケミカル, **5**, 68 (1992)
73. J. R. Hayes, D. H. Pence, S. Scheinbach, R. P. D'Amelia, L. P. Klemann, N.H. Wilson, J. W. Finley, *J. Agric. Food Chem.*, **42**, 474 (1994)
74. J. W. Finley, L P. Klemann, G. A. Leveille, M. S. Otterburn, C. G. Walchak, *J. Agric. Food Chem.*, **42**, 495 (1994)
75. *INFORM*, **7**, 244 (1996)
76. *Federal Register*, **61**(20), 3117 (1996) ; **68**(150), 46364 (2003)
77. Agency Response Letter, GRAS Notice No. GRN000056 ; No. GRN000115
78. 渡邊浩幸, 長尾知紀, 後藤直宏, 福島陽子, 鬼沢孝司, 田口浩之, 大町登志子, 安川拓次, 内藤幸雄, 島崎弘幸, 板倉弘重, 日本油化学会誌, **47**, 369 (1998)
79. 後藤直宏, "油脂代替物", 日本油化学会誌, **46**, 1299 (1997)

第11章

80. 文献番号7
81. 文献番号10
82. 細谷憲政, "知っておきたい加工食品の栄養成分表示―健康づくりと生活習慣病の一次予防のために―", 調理栄養教育公社 (1997)
83. 健康・栄養情報研究会 編, "国民栄養の現状―平成12年厚生労働省国民栄養調査結果", 第一出版 (2002)
84. 文献番号25
85. 健康・栄養情報研究会 編, "第六次改定 日本人の栄養所要量 食事摂取基準", 第一出版 (1999)
86. 橋本直樹, "食の健康科学", 第一出版 (2003)
87. 和田 俊 監修, 日本水産油脂協会 編, "―新しいNMR分析技術を応用して―食品中のn-3系・n-6系脂肪酸", 日本学会事務センター (2003)
88. 厚生省栄養課指導, 日本栄養士会 編, "第5版 〈解説〉健康づくりのための6つの基礎食品", 第一出版 (1999)
89. The Department of Health and Human Services and the Department of Agriculture, "Nutrition and Your Health : Dietary Guidelines for Americans 5th edition", Home and Garden Bulletin No. 232 (2000)

第12章

90. 宮澤陽夫, 藤野泰郎 編著, "生物化学実験法9 脂質・酸化脂質分析法入門", 学会出版センター (1978)
91. 蛋白質 核酸 酵素 編集部 編, "脂質実験法 生物化学実験法Ⅶ", 共立出版 (1967)

92. 文献番号 11
93. 文献番号 23
94. Jayashinghe C., Gotoh N., Tokairin, S., Ehara H ., Wada S., *Fish. Sci.*, **69**, 644 (2003)
95. C. Paquot, Hautfenne, "INTERNATIONAL UNION OF PURE AND APPLIED CHEMISTRY Standard Methods for the Analysis of Oils, Fats and Derivatives 7the Revised and Enlarged Edition", Blackwell Scientific Publications (1992)
96. D. Firestone, ed., "Official Methods and Recommended Practices of The AOCS" 5th ed, American Oil Chemists' Society, Champaign (1998)
97. 日本油化学会，"日本油化学会制定　基準油脂分析試験法"(1996)
98. V. Ruiz-Gutierrez, L. J. R. Barron, *J. Chromatgr. B*, **671**, 133-168 (1995)
99. J. J. Myher, A. Kuksis, *J. Chromatgr. B*, **671**, 3-33 (1995)
100. M. Pulfer, R. C. Murphy, *Mass Spectrom. Rev.*, **22**, 332-364 (2003)
101. W. C. Byrdwell, *Lipids*, **36**, 327-346 (2001)
102. H.-J. Fiebig, *inform*, **14**(10), 651-652 (2003)

索　引

■あ

IDL → 中間密度リポタンパク質	
IPA	5
IV → ヨウ素価	
悪玉コレステロール	30, 84
アシル CoA	34
アスコルビン酸	129
アセチル CoA	32, 34
アセト酢酸	43
アセトン	43
圧搾	134
圧搾法	137
圧抽法	137
アニシジン価	199
アポ C-II	28
アポタンパク質	27
アラキドン酸	40, 60
RAR → レチノイン酸レセプター	
Rf 値	178
アルカリ脱酸法	138
アルコキシラジカル	105, 110
R 体	87
RBP → 貯蔵型レチノール結合タンパク質	

■い

イアトロスキャン法	183
EFA → 必須脂肪酸	
ECN	190
異性体	87
位置異性体分析法	192
一次胆汁酸	22
一重項酸素	119
一重項酸素消去剤	125
EPA → エイコサペンタエン酸	
入り食品	169
胃リパーゼ	21

■う

ウインタリング	139

■え

AnV → アニシジン価	
エイコサノイド	50
エイコサペンタエン酸	41, 60
HPLC	188
――逆相系による TG 分子種の分析	191
ラット肝臓レシチンの――分離	197
ATP 生産	116
AV → 酸価	
栄養所要量	162
エコナクッキングオイル	157
SFA → 飽和脂肪酸	
SM → スフィンゴミエリン	
S 体	87
HSL → ホルモン感受性リパーゼ	
HDL → 高密度リポタンパク質	
HTGL → 肝性リパーゼ	
n-3 系列高度不飽和脂肪酸	4
n-3 系列脂肪酸	
――の摂取比	165
――の長鎖不飽和化反応	40
n-3 系列不飽和脂肪酸	7
n-6 系列高度不飽和脂肪酸	4
n-6 系列脂肪酸	
――の摂取比	165
――の長鎖不飽和化反応	38
n-6 系列不飽和脂肪酸	7
FID	183
FH → 家族性高コレステロール血症	
FFA → 遊離脂肪酸	
MG → モノアシルグリセロール	
MCT → 中鎖脂肪酸	24
MDA → マロンジアルデヒド	
MDT	82
MTP → ミクロソームトリアシルグリセロール輸送タンパク質	
MUFA → モノ不飽和脂肪酸	5
LOOH → 過酸化脂質	
エルカ酸	58

222　索　引

エルゴカルシフェロール	79
エルゴステロール	80
LCAT → レシチンコレステロールアシル転移酵素	
LC-MS のイオン化法	189
エルシン酸	58
LT → ロイコトリエン	
LDL → 低密度リポタンパク質	
LPL → リポタンパク質リパーゼ	
エレクトロンドナー	129
エンドペルオキシド	104
ene 反応	100, 125

■お

オキソ脂肪酸	8
オゾン	121
──と二重結合との反応	120
$\omega 3$ 脂肪酸	4
$\omega 3$ 油	4
$\omega 6$ 脂肪酸	4
$\omega 6$ 油	4
オリーブ油の製造	140
オレイン酸	58
──の生成	39
──-リノール酸型の脂肪酸組成	201
オレストラ	152

■か

カイロミクロン	28, 74
──の構成	27
カイロミクロンレムナント	29
過酸化	123
過酸化脂質	94, 143
過酸化水素	113, 116
過酸化物価	199
過剰症	161
ガスクロマトグラフィー	184
家族性高コレステロール血症	68
活性酸素	113, 120
活性酸素種	120
活性炭	137
活性白土	138
活性メチレン	94
カプレニン	150
ガム質	138
カラム法	
──による分画	178
──による抽出	177

カルジオリピン	14
カルボニル価	199
カロテン	72
β──の抗酸化機構	124
肝性リパーゼ	32
肝臓由来のリポタンパク質	32
カンペステロール	16, 66

■き

気化法によるイオン化	189
奇数鎖脂肪酸	8
──からの糖新生	37
──の β 酸化	34
Keys の実験式	57
基礎食品群	166
基礎代謝量	164
機能性食品	169
逆相系 HPLC による TG 分子種の分析	191
逆相系カラム	188
逆輸送	32
キャノラー油	58
キャピラリーカラム	185
牛脂の製造	142
共役リノール脂肪酸	61
魚油	143
許容上限摂取量	162
キラル HPLC による位置異性体分離	194
キレート剤	128
キロミクロン	28

■く

クエン酸	34
クエン酸リアーゼ	38
クエンチャー	125
グリース	142
グリセリン	2
グリセロ糖脂質	14
グリセロリン脂質	12
グリセロール	2
クロマトグラフィー	180
クロロホルム-メタノール混液	175

■け

蛍光ラベル化処理	195
ケイ酸カラムクロマトグラフィー	179
血液凝固因子	89
血中カルシウム濃度の調整	83
血中コレステロール値	30

索　引　223

欠乏症	161
ケトン体の生成	43
ケノデオキシコール酸	22, 50
原　油	138

■こ

抗酸化機構（β-カロテンの）	125
抗酸化剤の相乗効果	130
抗酸化作用	78
抗酸化能（α-トコフェロールの）	126
構造脂質	150
——の栄養指針	168
高速液体クロマトグラフィー	188
高度不飽和脂肪酸	143
高密度リポタンパク質	29
国際食品規格	141
骨格筋	42
骨吸収	82
骨形成	82
CODEX（コーデックス）	141
ゴマ油の製造	140
コリパーゼ	21
コール酸	22, 50
コレカルシフェロール	80
コレステロール	16, 165
——の吸収	25
——の消化	25
——の生体内合成	46
——の生理機能	66
——の代謝	46
——の体内合成	46
コレステロールエステル	66
コレステロール輸送タンパク質	31

■さ

細胞内結合型タンパク質	75
酢酸—イソオクタン法	198
サラダ油	133
サラトリムの構造	151
酸　価	199
酸化防止剤	131
酸化誘導時間	126
酸素分子	114
酸分解抽出法	176

■し

ジアシルグリセロール	11
——の位置異性体分離	196
——の構造	154
——の消化・吸収	155
——の分子種分析	195
CETP → コレステロール輸送タンパク質	
GSC	184
ChE → コレステロールエステル	
CM → カイロロミクロン	
CL → カルジオリピン	14
CLA → 共役リノール脂肪酸	
GLC	184
COV → カルボニル価	
ジグリセリド → ジアシルグリセロール	
GC	184
GC-MS	185
GC カラム液層（脂質分析での）	184
脂　質	
——の吸収	19
——の構造	2
——の消化	19
——の精製	177
——の存在	2
——の体内輸送	28
——の定義	1
——の二次酸化生成物	101
——の分画	177
——の分類	1
脂質アルコキシラジカル	121, 128
脂質過酸化物	165
脂質機能の表示	169
脂質酸化	103
脂質代謝関連の特定保用食品	206
脂質定量の公定法	173
脂質定量法（食品群別の）	175
脂質ハイドロパーオキサイド	94
脂質ヒドロペルオキシド	94, 120, 123
脂質分析でのGCカラム液層	186
脂質ペルオキシラジカル	121
質量分析器	183
自動酸化（食用油の）	106
β-シトスタノール脂肪酸エステル	67
シトステロール	66
CV → カルボニル価	
脂肪エネルギー比率	163
脂肪酸	
——の体内合成	36
——の β 酸化	36, 43
脂肪酸構造	2
——の表し方	2

――をもつ油脂代替物	149	製 油	134
脂肪酸摂取比率	163	舌下リパーゼ	21
脂肪酸分析	185	遷移金属イオン	128
ナタネ油の――	185	善玉コレステロール	31
ジメチルエーテル抽出法	174		
JAS（ジャス）	141	■そ	
重合（油脂の）	108	相乗効果（抗酸化剤の）	129
充填カラム	185	速度定数	126
十二指腸	20	粗脂肪酸	139
純正ラード	143		
順相系カラム	188	■た	
小腸由来のリポタンパク質	28	体脂肪の利用	42
食事摂取基準	162	代謝（トリアシルグリセロールの）	33
食品摂取	166	大豆油のクロマトグラム	191
植物性ステロール	16, 66, 145	大豆レシチン	145
植物油	133	体内合成	
――の採油工程	135	脂肪酸の――	36
――の脂肪酸組成	203	トリアシルグリセロールの――	33
――の製造	134	体内貯蔵型エネルギー	38
――の前処理工程	134	多価不飽和脂肪酸	5, 58, 123
食用油の自動酸化	108	――の摂取比率	165
ショ糖ポリ脂肪酸エステル	152	脱ガム	137
シリカゲルクロマトグラフィー	179	脱 酸	138
		脱臭工程	139
■す		脱 色	138
水産油脂の製造	143	脱離法によるイオン化	189
水素炎イオン化検出法	183	脱ろう	139
水素添加	144	多糖類	149
膵リパーゼ	20, 152	タロー	142
スカム	139	炭水化物ベースの油脂代替物	148
スチグマステロール	16, 66	短鎖脂肪酸	150
ステアリン酸		――のβ酸化	34
――からのオレイン酸の生成	39	炭酸イオン	20
――のβ酸化	36	胆汁酸	22
ステリン	145	――の合成	46
ステロイドの合成	46	単純脂質	1
ステロイドホルモン	46	――の薄層クロマトグラム	181
ステロール	16, 67	――の溶解性	174
スーパーオキシド	113	タンパク質ベースの油脂代替物	149
スフィンゴ糖脂質	16		
スフィンゴミエリン	16, 65	■ち	
スフィンゴリン脂質	16, 65	中間密度リポタンパク質	32
		中鎖脂肪酸	24, 150
■せ		――の栄養指針	168
生活活動強度	164	――のβ酸化	34
精製工程	137	――の吸収・消化	25
精製油脂の溶解性	174	抽 出	173
精製ラード	143	中性脂肪	9

索引　225

長鎖脂肪酸	150	——の栄養指針	168
——のβ酸化	34	トランス脂肪酸	5
調製ラード	143	トランスレチン	72
貯蔵型レチノール結合タンパク質	72	トリアシルグリセロール	9
超低密度リポタンパク質	32	——の加水分解	20, 149
貯蔵トリアシルグリセロールの利用	42	——の吸収	19, 154
		——の再合成	23
■て		——の再合成経路	24
TX → トロンボキサン		——の消化	19, 152
DHA → ドコサヘキサエン酸		——の代謝	33
7-DHC → 7-デヒドロコレステロール		——の体内合成	33, 36
TLC	178	——の分子種分析	190
TLC-FID 分析法	181	トロンボキサン	50
低カロリー油脂	150	豚　脂	143
DG → ジアシルグリセロール（ジグリセリド）			
1,2-DG	154	■な	
1,3-DG	154	内臓脂肪	36
TG → トリアシルグリセロール		ナタネ油	58
TCA 回路	116	——の採油工程	137
TCN → 理論炭素数		——の脂肪酸分析	187
低蓄積性油脂	150		
TTR → トランスレチン		■に	
低密度リポタンパク質	32, 86	二次酸化生成物	112, 121, 143
——の変性	31	二次反応速度定数	126
——の泡沫細胞の生成	31	二重結合	5
7-デヒドロコレステロール	80	日本農林規格	141
電子供与物質	129	乳　酸	9
電子伝達系	37	乳脂肪の脂肪酸組成	205
電子配置	114		
		■は	
■と		白色脂肪細胞の体内合成	36
糖脂質の溶解性	174	薄層クロマトグラフィー	180
糖　質	147	バージンオリーブ油	142
糖質ベースの油脂代替物	147	パーティションナンバー	191
透析法による抽出	177	ハーバー-ワイス反応	118
同族体	85		
動物性ステロール	16	■ひ	
動物油脂	133	PI → ホスファチジルイノシトール	
——の脂肪酸組成	204	PE → ホスファチジルエタノールアミン	
——の製造	142	PA → ホスファチジン酸	
陸産——の脂肪酸組成	205	PS → ホスファチジルセリン	
動脈硬化	30	PN → パーティションナンバー	
特定保健用食品	169	皮下脂肪	36
ドコサヘキサエン酸	41, 60	非吸収性油脂代替物	152
トコフェロール	70, 84, 145	PKC → プロテインカイネース C	
α-——の抗酸化能	126	PC → ホスファチジルコリン	
α-——ラジカルの還元反応	130	PG → ホスファチジルグリセロール	
トランス酸	8, 61, 144	PG → プロスタグランジン	

微絨毛膜	22
ビスアリル位水素	95
ビタミンA	70, 71, 75
——の代謝	72
ビタミンD	70, 79
ビタミンF	70
ビタミンK	70, 88
ビタミンE	123
必須脂肪酸	41
PTH → 副甲状腺ホルモン	
ヒドロキシ酸	8
3-ヒドロキシ酪酸	43
ヒドロキシラジカル	113, 117
PV → 過酸化物価	
ヒマシ油	8
PUFA → 多価不飽和脂肪酸	
ピラジカル	113
■ふ	
VLDL → 超低密度リポタンパク質	
Fisherの投影式	9
複合脂質	1
——のTLC	183
副甲状腺ホルモン	82
副腎皮質	32
腹部脂肪量変化	156
部分硬化油	144
部分水素添加油	144
不飽和結合	5
不飽和脂肪酸	5
——の系列	4
——の合成	38
——のβ酸化	34
Blight-Dyer法	175
ブラシカステロール	80
フラン脂肪酸	8
プロスタグランジン	50
プロテインカイネースC	64
プロトロンビン生合成経路	90
プロビタミンA	74
分画	173
分配法による抽出	177
噴霧法によるイオン化	189
■へ	
平均必要量	162
ヘキサナール	109
ヘキサナール生成	109
β開裂	104, 110
β酸化	28, 33
ヘテロ型の家族性高コレステロール血症	30
ペルオキシラジカル	119
ヘルシーリセッタ	151
1,4-ペンタジエン構造	5
■ほ	
飽和脂肪酸	3, 57
保健機能表示	170
ホスファチジルイノシトール	13, 65
ホスファチジルエタノールアミン	13, 65
ホスファチジルグリセロール	14
ホスファチジルコリン	13
——の加水分解	26
——の再合成	26
——の分解	26
ホスファチジルセリン	13, 65
ホスファチジン酸	12
ホスホリパーゼ	26
——の分析	196
ポリオール多価脂肪酸エステル	152
ポリ不飽和脂肪酸	3
Folch法	175
ホルモン感受性リパーゼ	42
■ま	
前処理工程	136
マクガバンレポート	160
膜ホスホリパーゼ	50
マロンジアルデヒド	104
■み	
ミセラ	137
ミトコンドリア	34
■め	
メチルエステル化法	187
メナジオン	88
■も	
戻り	109
戻り臭	109
モノアシルグリセロール	11, 19
2——	42
1——	156
——の分子種分析	195
モノエン酸	6

モノグリセリド	11	ジホモ-γ-——	59
モノ不飽和脂肪酸	3, 5, 58	リノール酸	40, 58
門脈	32	——の水素引き抜き	96
		α-リノレン酸	40, 60
■ゆ		γ-リノレン酸	59
誘導脂質	1	リパーゼ	19
遊離脂肪酸	19, 34, 41	リポキシゲナーゼ	100
油脂	9	リポタンパク質	30
——の規格基準	198	肝臓由来の——	29
——の重合	109	小腸由来の——	28
油脂代替物	147	リポタンパク質リパーゼ	28, 33
輸送タンパク質	27	硫酸法（TLC）	181
UVラベル化処理	195	硫脂質	16
		理論炭素数	192
■よ		リン脂質	145
溶解性（精製油脂の）	172	——の吸収	25
溶剤抽出法	137	——の消化	25
ヨウ素価	107	——の体内合成	43
ヨウ素法（TLC）	182	——の分子種分析	195
溶存酸素	123	——の溶解性	174
溶媒分画	178	リンモリブデン酸法（TLC）	182
ヨードプシン	76		
		■れ	
■ら		レシチン	145
ラジカル	94	レシチンコレステロールアシル転移酵素	31
ラジカル捕捉剤（ラジカルスカベンジャー）	123	レチノイド	72
ラジカル連鎖反応	99, 119, 123	レチノイン酸レセプター	77
脂質の——	94	レチノール	71, 72
ラッセル反応	99, 119	レチノールエステル	74
ラット肝臓レシチンのHPLC分離	195	劣化指標の分析	198
ラード	143	レンダードポークファット	143
■り		■ろ	
リグナン	140	ロイコトリエン	50
リシノール酸	8	ロドプシン	75
リシノレイン酸	8		

食品機能学—脂質—

平成16年 3月30日　発　　行
令和 5 年 5月15日　第15刷発行

著作者　　和　田　　　俊
　　　　　後　藤　直　宏

発行者　　池　田　和　博

発行所　　丸善出版株式会社

〒101-0051　東京都千代田区神田神保町二丁目17番
編集・電話(03)3512-3263／FAX(03)3512-3272
営業・電話(03)3512-3256／FAX(03)3512-3270
https://www.maruzen-publishing.co.jp

Ⓒ Shun Wada, Naohiro Gotoh, 2004

組版／株式会社精興社
印刷・製本／大日本印刷株式会社

ISBN 978-4-621-07417-6　C 3043　　　　　Printed in Japan

本書の無断複写は著作権法上での例外を除き禁じられています．